Kohlhammer

Störungsspezifische Psychotherapie

Herausgegeben von
Anil Batra und Alexandra Philipsen

Weitergeführt von
Anil Batra und Fritz Hohagen

Begründet von
Anil Batra und Gerhard Buchkremer

Eine Übersicht aller lieferbaren und im Buchhandel angekündigten Bände der Reihe finden Sie unter:

 https://shop.kohlhammer.de/stoerungsspezifische-psychotherapie

Die Autorin

Dr. phil. Katharina Bey ist Psychologin und widmete sich bereits in ihrer Promotion den Endophänotypen der Zwangsstörung. Seit 2017 hat sie die psychologische Leitung der Spezialambulanz für Zwangsstörungen am Universitätsklinikum Bonn inne.

Katharina Bey

Zwangsstörungen

Ein evidenzbasiertes Behandlungsmanual

Verlag W. Kohlhammer

Dieses Werk einschließlich aller seiner Teile ist urheberrechtlich geschützt. Jede Verwendung außerhalb der engen Grenzen des Urheberrechts ist ohne Zustimmung des Verlags unzulässig und strafbar. Das gilt insbesondere für Vervielfältigungen, Übersetzungen und für die Einspeicherung und Verarbeitung in elektronischen Systemen.

Pharmakologische Daten verändern sich ständig. Verlag und Autoren tragen dafür Sorge, dass alle gemachten Angaben dem derzeitigen Wissensstand entsprechen. Eine Haftung hierfür kann jedoch nicht übernommen werden. Es empfiehlt sich, die Angaben anhand des Beipackzettels und der entsprechenden Fachinformationen zu überprüfen. Aufgrund der Auswahl häufig angewendeter Arzneimittel besteht kein Anspruch auf Vollständigkeit.

Die Wiedergabe von Warenbezeichnungen, Handelsnamen und sonstigen Kennzeichen berechtigt nicht zu der Annahme, dass diese frei benutzt werden dürfen. Vielmehr kann es sich auch dann um eingetragene Warenzeichen oder sonstige geschützte Kennzeichen handeln, wenn sie nicht eigens als solche gekennzeichnet sind.

Es konnten nicht alle Rechtsinhaber von Abbildungen ermittelt werden. Sollte dem Verlag gegenüber der Nachweis der Rechtsinhaberschaft geführt werden, wird das branchenübliche Honorar nachträglich gezahlt.

Dieses Werk enthält Hinweise/Links zu externen Websites Dritter, auf deren Inhalt der Verlag keinen Einfluss hat und die der Haftung der jeweiligen Seitenanbieter oder -betreiber unterliegen. Zum Zeitpunkt der Verlinkung wurden die externen Websites auf mögliche Rechtsverstöße überprüft und dabei keine Rechtsverletzung festgestellt. Ohne konkrete Hinweise auf eine solche Rechtsverletzung ist eine permanente inhaltliche Kontrolle der verlinkten Seiten nicht zumutbar. Sollten jedoch Rechtsverletzungen bekannt werden, werden die betroffenen externen Links soweit möglich unverzüglich entfernt.

1. Auflage 2024

Alle Rechte vorbehalten
© W. Kohlhammer GmbH, Stuttgart
Gesamtherstellung: W. Kohlhammer GmbH, Stuttgart

Print:
ISBN 978-3-17-041785-4

E-Book-Formate:
pdf: ISBN 978-3-17-041786-1
epub: ISBN 978-3-17-041787-8

Geleitwort zur Buchreihe

Wer in die Vergangenheit blickt, stellt fest: Psychotherapie ist immer im Wandel.

Nach einer Phase der methodenspezifischen Diversifizierung spielen in der heutigen ambulanten und stationären Versorgung von Patientinnen und Patienten mit psychischen Erkrankungen störungsspezifische Behandlungsansätze eine zunehmende Rolle. In vielen Fällen sind diese verhaltenstherapeutisch geprägt und multimodal aufgebaut. Dabei werden nicht nur schulenübergreifend wirksame Behandlungskomponenten, sondern auch Erkenntnisse zu Basisvariablen der psychotherapeutischen Arbeit verwendet und integriert.

Die Reihe »Störungsspezifische Psychotherapie« hat die störungsspezifische Entwicklung bereits im Jahr 2004 aufgegriffen und bietet mittlerweile für über 20 Störungsbilder evidenzbasierte Manuale an. Klassische Themen wie die Therapie von Angst- oder Essstörungen, Suchterkrankungen oder Psychosen wurden um störungsspezifische Anleitungen für die Behandlung von Symptomen, Syndromen oder speziellen Fragestellungen (Tourettesyndrom, Adipositasbehandlung, Insomnie, stationäre Behandlungsbesonderheiten u.v.m.) ergänzt und durch einzelne Manuale zu Techniken und verwandten Methoden in der Psychotherapie (Achtsamkeitstraining, Hypnotherapie, Interpersonelle Therapie) erweitert.

Die Reihe »Störungsspezifische Psychotherapie« wurde 2004 begründet von Anil Batra und Gerhard Buchkremer, in der Folge weitergeführt von Anil Batra und Fritz Hohagen und mittlerweile herausgeben von Anil Batra und Alexandra Philippsen. Die Buchreihe wird fortlaufend erweitert und aktualisiert, wobei neue Techniken, alternative Vorgehensweisen und die aktuelle Studienlage berücksichtigt werden. Damit sollen die Bände psychotherapeutisch arbeitenden Ärztinnen und Ärzten, Psychologinnen und Psychologen in der praktischen Arbeit neben einer Einführung in die besondere Problematik verschiedener Erkrankungen auch konkrete Anleitungen, online abrufbare praxisnahe Tools sowie Techniken und Vorgehensweisen auch in therapeutisch herausfordernden Situationen zur Verfügung stellen.

Wir hoffen, Ihnen mit dieser Reihe hilfreiche Anregungen für die klinische Praxis geben zu können.

Anil Batra, Tübingen
Alexandra Philipsen, Bonn

Inhalt

Geleitwort zur Buchreihe 5

1 **Einleitung** 11
   1.1 Aufbau und Nutzung des Manuals 12

2 **Grundlagen der Erkrankung** 13
   2.1 Erscheinungsbild und Diagnosekriterien 13
      2.1.1 Diagnostische Einordnung 14
      2.1.2 Symptomdimensionen der Zwangsstörung 14
   2.2 Differenzialdiagnostische Abgrenzung 16
      2.2.1 Zwanghafte Persönlichkeitsstörung 16
      2.2.2 Generalisierte Angststörung 16
      2.2.3 Depression 17
      2.2.4 Anorexia nervosa 17
      2.2.5 Hypochondrie 18
      2.2.6 Psychose 18
      2.2.7 Spezifische Phobien 19
      2.2.8 Impulskontrollstörungen 19
      2.2.9 Ticstörungen und Tourette-Syndrom 19
      2.2.10 Autismusspektrumsstörung 20
   2.3 Ätiologie 20
      2.3.1 Genetik 20
      2.3.2 Persönlichkeitsmerkmale 21
      2.3.3 Neurobiologie 22
      2.3.4 Umweltfaktoren und das Vulnerabilitäts-Stress-Modell 23
   2.4 Aufrechterhaltende Mechanismen – das kognitiv-behaviorale Modell 26
      2.4.1 Motivdimensionen und Erweiterung des kognitiv-behavioralen Modells 27
      2.4.2 Dysfunktionale zwangsassoziierte Überzeugungen ... 31
   2.5 Funktionalitäten der Zwangsstörung – das Zwei-Bühnen-Modell 32

3 **Diagnostische Maßnahmen** 34
   3.1 Screening und Checklisten 34

	3.2	Strukturierte und standardisierte Interviews	35
	3.3	Schweregraderfassung	35
	3.4	Erfassung der Symptomdimensionen	36
	3.5	Erfassung weiterer zwangsassoziierter Merkmale	37
		3.5.1 Erfassung von Motivdimensionen	37
		3.5.2 Erfassung von Funktionalitäten	38
		3.5.3 Erfassung von dysfunktionalen zwangsassoziierten Überzeugungen	38
		3.5.4 Erfassung von Erlebensvermeidung	38
4	**Grundsätzliche Behandlungsmöglichkeiten und evidenzbasierte Empfehlungen**		**39**
	4.1	Übersicht über Therapieverfahren und Behandlungssettings	39
	4.2	Empfehlungen der aktuellen Behandlungsleitlinie	40
	4.3	Berücksichtigung spezifischer Patientenmerkmale	42
5	**Entscheidungen im Kontext der Behandlungsplanung**		**45**
	5.1	Entscheidung über ambulante oder stationäre Therapie	45
	5.2	Entscheidung über Einzel- oder Gruppenformat	46
	5.3	Entscheidungen hinsichtlich Behandlungsintensität, -frequenz und -dauer	47
	5.4	Endscheidungen hinsichtlich Psychotherapie und Medikation	48
	5.5	Medienbasierte Behandlungsoptionen	49
6	**Praktisches therapeutisches Vorgehen**		**51**
	6.1	Allgemeine therapeutische Maximen	51
	6.2	Beziehungsgestaltung	52
	6.3	Psychoedukation	53
		6.3.1 Grundwissen zum Zwang	53
		6.3.2 Protokollierung der Zwangsgedanken und -handlungen	56
		6.3.3 Vermittlung möglicher Ursachen und Erstellung eines individuellen Störungsmodells anhand der persönlichen Biographie	57
		6.3.4 Erläuterung der aufrechterhaltenden Mechanismen	60
		6.3.5 Erläuterung und Exploration der Funktionalitäten des Zwangs	64
		6.3.6 Vermittlung des Expositionsrationals	64
		6.3.7 Bedeutung von Hausaufgaben	71
	6.4	Therapieziele	71
		6.4.1 Distale Ziele als Motivatoren	72
		6.4.2 Proximale Verhaltensziele für konkrete Situationen	73
	6.5	Erstellung einer Zwangshierarchie	76

	6.6	Planung und Umsetzung der Exposition mit Reaktionsmanagement	77
		6.6.1 Expositionsplanung	78
		6.6.2 Umsetzung der Exposition	81
		6.6.3 Nachbesprechung	83
	6.7	Der Heterogenität begegnen................................	83
		6.7.1 Berücksichtigung von Komorbiditäten	84
		6.7.2 Berücksichtigung von Motivdimensionen – Exposition mit biographischer Exploration	87
		6.7.3 Berücksichtigung von Funktionalitäten..............	89
		6.7.4 Berücksichtigung von Symptomdimensionen	90
	6.8	Ergänzende Interventionen	108
		6.8.1 Einbeziehung von Angehörigen und Bezugspersonen	109
		6.8.2 Interventionen zur Bearbeitung von dysfunktionalen zwangsassoziierten Überzeugungen	111
		6.8.3 Assoziationsspaltung	120
		6.8.4 Achtsamkeitstechniken	123
	6.9	Rückfallprophylaxe und Nachsorge.........................	126
		6.9.1 Abschiedsbrief an den Zwang	128
7	**Mögliche Schwierigkeiten und Fehler in der Behandlung**		**129**
	7.1	Fehlende Einsicht und überwertige Ideen	129
	7.2	Der Zwang kann identitätsstiftend sein	130
	7.3	Alltägliche Situationen für Expositionen wählen	130
	7.4	Patienten nicht überfordern	131
	7.5	Experimentierhaltung statt verhaltenstherapeutischer Alles-oder-nichts-Haltung	131
8	**Umsetzung des Behandlungsplans im Gruppensetting**		**132**
9	**Statt eines Schlusswortes ...**		**136**
Danksagung			**137**
Weiterführende Literatur			**138**
Literatur			**139**
Stichwortverzeichnis			**147**

Anhang

Handout 1 – Entstehungsfaktoren der Zwangsstörung **153**

Handout 2 – Auffälligkeiten im Gehirn bei Menschen mit Zwangsstörung 155

Handout 3 – Selbstbeobachtungsprotokoll 157

Handout 4 – Individuelles Entstehungsmodell der Zwangsstörung.. 159

Handout 5 – Mögliche Funktionalitäten des Zwangs 160

Handout 6 – Beobachtungsprotokoll während der Exposition mit Reaktionsmanagement 162

Handout 7 – Defusionstechniken 163

Handout 8 – Achtsames Beobachten der Gedanken 165

Handout 9 – Spür- und Steuerungsübung 167

Zusatzmaterial 1 – Y-BOCS Interview 168

Zusatzmaterial 2 – Y-BOCS Symptom-Checkliste 180

1 Einleitung

Die Zwangsstörung ist eine komplexe psychische Erkrankung, die weltweit eine Prävalenz von 1–3 % aufweist (Fawcett et al. 2020; Kessler et al. 2012; Ruscio et al. 2010). Sie ist durch intrusive, als höchst aversiv erlebte Zwangsgedanken sowie repetitive Zwangshandlungen gekennzeichnet. Die meisten Betroffenen[1] weisen bereits im Kindes- und Jugendalter erste Symptome auf; das mittlere Erkrankungsalter liegt bei etwa 17 Jahren (Brakoulias et al. 2017). Unbehandelt geht die Zwangsstörung zumeist mit ausgeprägten Beeinträchtigungen im Alltag und einem progredienten Verlauf einher. Aus Scham neigen viele Betroffene dazu, die Symptomatik zu verheimlichen, und nehmen die Erkrankung oft erst dann als solche wahr, wenn sie einen deutlichen Belastungsgrad erreicht hat. Entsprechend liegt die Latenz, bis eine zwangserkrankte Person sich an einen Behandelnden wendet, bei durchschnittlich fast acht Jahren (da Conceição Costa et al. 2022). Angesichts der hohen Symptombelastung vieler Zwangserkrankter fühlen sich unerfahrene Ärztinnen und Ärzte sowie Therapeutinnen und Therapeuten oft unsicher im Umgang mit dem Störungsbild. Mitunter wird Betroffenen gar vermittelt, die Zwangsstörung sei grundsätzlich unheilbar. Dabei gilt die Wirksamkeit kognitiv-verhaltenstherapeutischer Behandlungsansätze bei Zwängen als gut belegt – vorausgesetzt, sie werden leitliniengemäß umgesetzt (Voderholzer et al. 2022a). Als Therapie der ersten Wahl gilt die Exposition mit Reaktionsmanagement, in deren Rahmen sich Betroffene ihren Zwangsgedanken und aversiven Gefühlen aktiv stellen, ohne diese durch Zwangshandlungen zu neutralisieren. Die Heterogenität der Zwangsstörung stellt Behandelnde bei der Umsetzung der Expositionstherapie allerdings vor besondere Herausforderungen. Verschiedene Symptomdimensionen formen unterschiedliche Erscheinungsbilder und machen angepasste Interventionen notwendig. Weitere individuelle Patientenmerkmale wie dysfunktionale Überzeugungen, Motivdimensionen und Funktionalitäten der Zwänge sind ebenfalls zu berücksichtigen, um optimale Behandlungserfolge zu erzielen. Gleichwohl gibt es grundlegende gemeinsame Störungsmechanismen der verschiedenen Erscheinungsformen der Zwangsstörung. Das vorliegende Manual bietet eine Zusammenstellung wesentlicher Therapiemaßnahmen und leitet Behandelnde dazu an, indikationsspezifisch aus globalen Techniken, symptomdimensionsbezogenen Interventionen und individuell-personenorientierten Maßnahmen zur Behandlung

---

1 In diesem Buch wurde stets versucht, eine geschlechtsneutrale Formulierung zu wählen. Wenn dies jedoch nicht möglich war, wurde aus Gründen der besseren Lesbarkeit das generische Maskulinum verwendet. Hiermit sind selbstverständlich Menschen aller Geschlechtsidentitäten gemeint.

von Zwängen auszuwählen. Insbesondere zielt das Manual darauf ab, Behandelnden mehr Expertise und Selbstsicherheit im Umgang mit der Vielgestaltigkeit der Zwangsstörung zu vermitteln, um langfristig zu einer verbesserten Versorgungssituation und Entstigmatisierung der Erkrankung beizutragen.

1.1 Aufbau und Nutzung des Manuals

Gemäß der Intention, ein sowohl evidenzbasiertes als auch benutzerfreundliches Manual zur Therapie der Zwangsstörung zur Verfügung zu stellen, ist das Buch wie folgt aufgebaut: Im ersten Teil werden grundlegende Informationen hinsichtlich Erscheinungsbild, Ätiologie und Störungsmodellen kompakt vermittelt. Anschließend werden diagnostische Maßnahmen sowie evidenzbasierte Behandlungsempfehlungen dargestellt. Im zweiten Teil liegt der Fokus auf der Vermittlung konkreter therapeutischer Strategien. Es werden globale störungsbezogene Interventionen sowie spezifische Behandlungsmethoden und Besonderheiten dargestellt, die im Hinblick auf heterogene Patientenmerkmale, wie z.B. Symptom- und Motivdimensionen, zu berücksichtigen sind. Zur individualisierten Therapieplanung ist eine detaillierte Exploration der Symptomatik essenziell, bezüglich derer an entsprechenden Stellen praktische Hinweise gegeben werden. Patientenbeispiele veranschaulichen die Umsetzung konkreter Interventionen, und Querverweise zwischen den einzelnen Kapiteln ermöglichen ein modulares Lesen sowie zielorientiertes Arbeiten mit dem Manual. Das Gros der dargestellten Inhalte eignet sich sowohl für die Behandlung im Einzel- als auch im Gruppensetting. Anmerkungen im Text geben konkrete Hinweise für die Durchführung im jeweiligen Behandlungskontext. Am Ende ist zudem ein strukturierter Ablaufplan für die Umsetzung einer zwangsstörungsspezifischen Gruppentherapie abgedruckt.

2 Grundlagen der Erkrankung

Nachfolgend wird das klinische Erscheinungsbild der Zwangsstörung anhand der geltenden Diagnosekriterien dargestellt sowie differenzialdiagnostisch abgegrenzt. Eine vertiefende Beschreibung der verschiedenen Erscheinungsformen des Zwangs mit zahlreichen Symptombeispielen findet sich in ▶ Kap. 6.3.1. Anschließend werden ätiologische und aufrechterhaltende Mechanismen der Zwangsstörung erläutert.

2.1 Erscheinungsbild und Diagnosekriterien

Die Diagnosekriterien der Zwangsstörung weisen gemäß ICD-11 (WHO 2019) und DSM-5 (Falkai et al. 2015; First 2013) weitflächige Überschneidungen auf. Beide Diagnosemanuale benennen das Vorhandensein von *Zwangsgedanken* und/oder *Zwangshandlungen* als Kernmerkmale der Störung. Zwangsgedanken werden als wiederkehrende, anhaltende Gedanken, Bilder und Impulse beschrieben, die als aufdringlich sowie unerwünscht (aversiv) empfunden werden und zumeist mit Ängsten und Unterdrückungsversuchen einhergehen. Zwangshandlungen werden definiert als sich wiederholende Verhaltensweisen, einschließlich sich wiederholender geistiger Handlungen, die der Betroffene in Reaktion auf einen Zwangsgedanken nach starren Regeln mit dem Ziel ausführt, das durch die Zwangsgedanken hervorgerufene aversive Gefühl zu neutralisieren. Damit eine Zwangsstörung diagnostiziert werden kann, müssen die Zwänge zeitaufwendig sein (z. B. mehr als eine Stunde pro Tag in Anspruch nehmen), zu erheblichem Leidensdruck oder zu erheblichen Beeinträchtigungen in persönlichen, familiären, sozialen, schulischen, beruflichen oder anderen wichtigen Funktionsbereichen führen. Im Gegensatz zur ICD-10 wird zur Diagnosestellung kein Mindestzeitraum mehr gefordert, über den die Symptome bestehen müssen.

Während in der ICD-10 noch zwischen Zwangsstörungen mit vorwiegend Zwangsgedanken (F42.0), vorwiegend Zwangshandlungen (F42.1) oder mit einer Kombination aus beidem (F42.2) differenziert wurde, wird in ICD-11 und DSM-5 auf diese Einteilung verzichtet, da bei sorgfältiger Exploration fast immer sowohl Zwangsgedanken als auch -handlungen vorliegen. Neu gegenüber der ICD-10 ist außerdem der Qualifier »Einsichtsfähigkeit«. So wird in der ICD-11 zwischen »Zwangsstörungen mit mittelmäßiger bis guter Krankheitseinsicht« (6B20.0) und

»Zwangsstörungen mit schlechter bis fehlender Krankheitseinsicht« (6B20.1) unterschieden. Das DSM-5 weist eine dreigliedrige Unterteilung von Zwangsstörungen mit »guter oder angemessener Einsicht«, »wenig Einsicht« sowie »fehlender Einsicht/wahnhaften Überzeugungen« auf. Im DSM-5 kann zudem codiert werden, ob die Zwänge Tic-bezogen sind (d. h., der Betroffene weist gegenwärtig oder in der Vorgeschichte eine Ticstörung auf) oder nicht.

2.1.1 Diagnostische Einordnung

In den gängigen Diagnosemanualen wurde die Zwangsstörung lange Zeit den neurotischen bzw. Angststörungen zugeordnet, da Zwangsgedanken oftmals Angst auslösen und Zwangshandlungen zumeist mit dem Ziel ausgeführt werden, die durch die Zwangsgedanken hervorgerufene Angst zu neutralisieren. Eine wachsende Zahl von klinischen Beobachtungen und Forschungsbefunden weist jedoch darauf hin, dass bei vielen Betroffenen andere Empfindungen mit den Zwangssymptomen einhergehen, wie z. B. Anspannung, Ekel oder ein Gefühl von Unvollständigkeit. Zudem unterscheidet sich die für Zwangsstörungen charakteristische aktive und ritualisierte Umgangsform mit den auslösenden Reizen deutlich von den Beruhigungs- und Vermeidungsstrategien, die das Erscheinungsbild klassischer Angsterkrankungen prägen. Vor diesem Hintergrund wurde die Klassifikation der Zwangsstörung als eine Form der Angststörungen zu Recht aufgegeben (Voderholzer et al. 2022a).

Sowohl in der ICD-11 als auch im DSM-5 wird die Zwangsstörung nun dem Kapitel der »Zwangsstörungen und verwandten Störungen« zugeordnet, welches u. a. auch die körperdysmorphe Störung, pathologisches Horten (engl. hoarding) sowie die körperbezogene repetitive Verhaltensstörung (ICD-11) umfasst. Letztere Diagnose gliedert sich im DSM-5 in die beiden Erscheinungsformen Trichotillomanie (pathologisches Haareausreißen) und Dermatillomanie (engl. skin picking; pathologisches Hautzupfen) auf. In der ICD-11 werden darüber hinaus die Hypochondrie sowie der Eigengeruchswahn als zwangsverwandte Störungen gelistet. Hinzu kommen in beiden Manualen noch Diagnosen für substanzinduzierte Zwangs- oder verwandte Störungen sowie für sekundäre Zwangsstörungen (ICD-11) bzw. Zwangsstörung und verwandte Störungen aufgrund eines anderen medizinischen Krankheitsfaktors (DSM-5).

2.1.2 Symptomdimensionen der Zwangsstörung

Die Erscheinungsformen der Zwangsstörung sind äußerst vielfältig. Tatsächlich können sich zwei Patienten, die beide die Diagnose Zwangsstörung erhalten haben, hinsichtlich ihrer Symptome stark voneinander unterscheiden. Während die eine Person beispielsweise exzessive Waschrituale ausführt, um ihre Wohnung frei von Schimmelsporen zu halten, kontrolliert die andere Person minutenlang, ob kein Wasser mehr aus dem Wasserhahn austritt. Trotz der großen Heterogenität der Erkrankung weisen faktorenanalytische Untersuchungen von Symptomlisten darauf hin, dass sich die Symptome der Zwangsstörung relativ reliabel in vier bis sechs

2.1 Erscheinungsbild und Diagnosekriterien

Symptomdimensionen einteilen lassen. In einer Metaanalyse von 21 Primärstudien mit insgesamt 5.124 Patienten ergaben sich die vier Faktoren »Symmetrie« (Zwangsgedanken zu Symmetrie sowie Zwangshandlungen in Form von Wiederholen, Ordnen und Zählen), »Verbotene Gedanken« (sexuelle, aggressive, religiöse und körperbezogene Zwangsgedanken sowie Kontrollzwänge), »Waschen« (Kontaminationsgedanken und Waschzwänge) und »Pathologisches Horten« (Bloch et al. 2008). Eine weitere große Faktorenanalyse über gepoolte Symptomdaten von 1.224 Patienten resultierte in einer Fünffaktorenlösung: »Tabu«, »Kontamination/Waschen«, »Zweifel«, »Aberglaube/Rituale« und »Symmetrie/Pathologisches Horten« (Katerberg et al. 2010). Hingegen berichten Abramowitz et al. (2010) im Kontext der Entwicklung eines dimensionalen Fragebogens zur Erfassung der Zwangssymptomatik, für den sie Primärdaten von 1.557 Patienten auswerteten, die höchste Reliabilität für folgende vier Faktoren: »Kontamination« (kontaminationsbezogene Zwangsgedanken sowie Wasch- und Reinigungszwänge), »Verantwortung« (Zwangsgedanken, für Schäden oder Fehler verantwortlich zu sein, sowie Kontrollzwänge), »Inakzeptable Gedanken« (abstoßende Zwangsgedanken bezogen auf Sex, Religion oder Gewalt mit kognitiven Ritualen) und »Symmetrie« (auf Ordnung und Symmetrie bezogene Zwangsgedanken sowie Ordnungszwänge). Zwar unterscheiden sich die dargestellten Gruppierungen von Zwangssymptomen nur geringfügig, dennoch beeinträchtigt die fehlende methodische Konsistenz die Erforschung der klinischen und biologischen Korrelate einzelner Symptomdimensionen. Patienten mit Symmetrie-, Wiederholungs- und Zählzwängen sind in der Forschung beispielsweise deutlich unterrepräsentiert (Calamari et al. 2004). Gleichwohl weisen einige Befunde darauf hin, dass die verschiedenen Symptomdimensionen mit unterschiedlichen Komorbiditätsmustern, genetischen Faktoren, hirnphysiologischen Auffälligkeiten sowie Therapieerfolgsraten assoziiert sind (Mataix-Cols et al. 2005; Thorsen et al. 2018). Dabei ist allerdings zu beachten, dass viele Zwangserkrankte Symptome in mehreren Kategorien berichten. Mit Hinblick auf die therapeutischen Implikationen, die sich aus der Einteilung in verschiedene Symptomdimensionen ergeben, wird im vorliegenden Manual zwischen *Waschzwängen, Kontrollzwängen, Ordnungs- und Symmetriezwängen, tabuisierten Gedanken* sowie *magischem Denken und Handeln* differenziert. Die Dimension »Verantwortung« nach Abramowitz et al. (2010) wird hier aus Gründen der Übersichtlichkeit also in Kontrollzwänge sowie magisches Denken und Handeln gegliedert, was in etwa auch der Faktorisierung nach Katerberg et al. (2010) entspricht. Pathologisches Horten, das ehemals auch als Symptomdimension der Zwangsstörung gewertet wurde, wird in der ICD-11 und im DSM-5 allerdings als gesonderte, zwangsverwandte Diagnose aufgeführt und hier entsprechend nicht näher berücksichtigt.

2.2 Differenzialdiagnostische Abgrenzung

Im Rahmen der Differenzialdiagnostik ist zu entscheiden, ob die geschilderten Symptome aufgrund einer Zwangsstörung oder aufgrund einer anderen Störung bestehen. Unter sorgfältiger Berücksichtigung der ICD-11- und DSM-5-Kriterien ist die Diagnostik der Zwangsstörung in den meisten Fällen unproblematisch. Die Abgrenzung gegenüber einzelnen Störungsbildern mit überlappenden Merkmalen erfordert mitunter jedoch eine genaue Exploration differenzialdiagnostischer Kriterien, die nachfolgend kurz erläutert werden. Eine adäquate Diagnostik bedarf dabei sowohl der Kenntnis der Symptomatik der Zwangsstörung als auch eines hinreichenden Wissens bezüglich der Symptome möglicher Alternativdiagnosen.

2.2.1 Zwanghafte Persönlichkeitsstörung

Patienten mit zwanghafter Persönlichkeitsstörung oder -akzentuierung zeichnen sich in sämtlichen Lebensbereichen durch ein hohes Maß an Rigidität, Perfektionismus und Konformismus hinsichtlich idiosynkratischer Normen aus. Die damit assoziierten Gedanken und Verhaltensweisen werden als ich-synton (d. h. zum eigenen Ich gehörend) erlebt, sodass Betroffene keinen Widerstand dagegen leisten und oftmals kaum veränderungsmotiviert sind. Hingegen zeigen Zwangserkrankte zumeist ein höheres Maß an Einsicht in die Unsinnigkeit ihrer Zwangshandlungen und erleben die zwangsassoziierten Gedanken als intrusiv, unerwünscht und aversiv, was sie dazu veranlasst, Widerstand gegen sie zu leisten. Beide Störungsbilder können jedoch auch komorbid auftreten.

2.2.2 Generalisierte Angststörung

Im Rahmen einer generalisierten Angststörung (GAS) treten generalisierte und frei flottierende Ängste auf, die sich vornehmlich auf zukünftige eigene Unglücke oder die eines Angehörigen beziehen und nicht auf bestimmte Umgebungsbedingungen beschränkt sind. Im Gegensatz zu Zwangserkrankten fühlen sich GAS-Betroffene weniger verantwortlich für die Verhinderung des befürchteten Unglücks und führen entsprechend keine aktiven Neutralisierungsrituale aus. Vermeidungsverhalten spielt hingegen eine größere Rolle, um generalisierte Ängste im Alltag zu reduzieren. Ferner werden die Sorgen im Rahmen einer GAS als weniger intrusiv und stärker ich-synton erlebt.

> **Unterscheidungsbeispiel**
>
> - GAS: Frau S. hat große Angst, dass ihrem Mann ein Autounfall widerfahren könnte. Während er unterwegs ist, verstrickt sie sich in Sorgen, blickt ununterbrochen auf ihr Handy und wartet gebannt darauf, dass er ihr schreibt, sicher am Zielort angekommen zu sein.

- Zwangsstörung: Herr W. hat ebenfalls große Angst, dass seinem Partner bei einer Autofahrt etwas Schlimmes zustoßen könnte. Um einen möglichen Unfall zu verhindern, küsst er ihn bei der Verabschiedung dreimal und darf dabei nur positive Gedanken im Kopf haben. Ansonsten muss er das Kussritual wiederholen.

2.2.3 Depression

Depressive Erkrankungen zählen zu den häufigsten Komorbiditäten der Zwangsstörung. Im Hinblick auf die Behandlungsplanung ist zu klären, ob die Depression der Zwangssymptomatik vorausging oder aber aus der Belastung durch die Zwänge resultierte (▶ Kap. 6.7.1). Zudem stellt die Abgrenzung intensiver Grübelgedanken im Rahmen einer Depression von Zwangsgedanken eine wichtige differenzialdiagnostische Fragestellung dar. Während Zwangsgedanken zumeist auf potenzielle Bedrohungen in der Zukunft gerichtet sind, kreisen die Grübelgedanken und Schuldgefühle eines depressiv Erkrankten vornehmlich um die Vergangenheit. Zwangsgedanken werden zudem als intrusiv erlebt und mit (teils gedanklichen) Neutralisierungsversuchen beantwortet. Verglichen mit dem aktiven Denken von Gegengedanken sind Grübelschleifen deutlich weniger zielgerichtet und gehen mit einem geringeren Anspannungsniveau einher.

2.2.4 Anorexia nervosa

Sowohl die Zwangsstörung als auch die Anorexia nervosa sind durch Rigidität und Kontrollverhalten gekennzeichnet. Bei der Anorexie sind die störungsassoziierten Gedanken allerdings eindeutig auf das Körpergewicht und das Aussehen fokussiert. Sie gehen nicht mit Sorgen bzgl. z. B. der Nutzung von Küchengeräten oder einer potenziellen Infektion durch die Nahrungsaufnahme einher. Beide Erkrankungen zeigen allerdings eine hohe genetische Korrelation und treten nicht selten komorbid auf.

Unterscheidungsbeispiel

- Anorexie: Frau D. hat bereits ein sehr geringes Körpergewicht und große Angst davor, zuzunehmen. Trotz ihrer hervorstehenden Beckenknochen empfindet sie ihre Hüften als »speckig«. Von Montag bis Samstag isst sie nur »sichere« Lebensmittel wie Äpfel oder Magerquark. Wenn sie es geschafft hat, die Woche ohne Essanfälle durchzuhalten, gönnt sie sich am Sonntag ein kleines Joghurteis mit Erdbeeren aus ihrer Lieblingseisdiele.
- Zwangsstörung: Frau N. ist ebenfalls sehr schlank. Da sie große Angst hat, den Herd nicht richtig ausgeschaltet oder den Kühlschrank nicht korrekt verschlossen zu haben, nutzt sie ihre Küche mittlerweile gar nicht mehr. Ihre Nahrungsaufnahme beschränkt sich auf wenige ausgewählte Lebensmittel, die

> nicht gekocht werden müssen und außerhalb des Kühlschranks gelagert werden können, wie z. B. Äpfel. Wenn ihre finanziellen Mittel es erlauben, gönnt sie sich ein Take-Away-Essen.

2.2.5 Hypochondrie

Hypochondrische Patienten haben zumeist ein starkes Bedürfnis danach, sich anderen Menschen bezüglich ihres Leidens mitzuteilen. Krankheitsbezogene Zwangsgedanken sind hingegen oft schambehaftet und werden von den Betroffenen verheimlicht. Beide Störungsbilder gehen mit angstreduzierenden Verhaltensweisen einher. Während sich diese bei hypochondrischen Patienten auf Arztbesuche, Selbstbeobachtungen und Recherchetätigkeiten bzgl. der vermeintlichen Erkrankung beschränken, nehmen sie im Rahmen von Zwangsstörungen meist komplexere, ritualisiertere und bizarrere Formen an. Zwangserkrankte versuchen durch neutralisierende Verhaltensweisen zu *verhindern*, selbst eine spezifische Krankheit zu bekommen oder diese an Dritte (oftmals besonders schutzbedürftige Menschen) weiterzugeben; hypochondrische Patienten prüfen durch ihr Verhalten hingegen die Hypothese, dass eine Erkrankung *bereits vorliegt*.

2.2.6 Psychose

Insbesondere bizarre Zwangsgedanken sind für Laien schwer von psychotischem Erleben abzugrenzen. Ein häufig herangezogenes Unterscheidungsmerkmal betrifft die Einsichtsfähigkeit in die Irrationalität der sich aufdrängenden Gedankeninhalte. Tatsächlich kann diese Einsichtsfähigkeit aber auch bei Zwangserkrankten deutlich reduziert sein, was bei der Überarbeitung der Diagnosekriterien in ICD-11 und DSM-5 Berücksichtigung fand. Trennschärfer ist die Frage nach dem wahrgenommenen Urheber der aufdringlichen Gedanken. Während Zwangserkrankte diese als Produkt des eigenen Geistes erkennen, beschreiben psychotische Patienten ihre Gedanken häufig als von außen eingegeben. Darüber hinaus gehen Zwangsgedanken üblicherweise mit Unterdrückungsversuchen bzw. einer ritualisierten Form der Neutralisierung einher, psychotische Kognitionen nicht. Ein nicht selten auftretender Zwangsgedanke ist übrigens »Ich könnte verrückt werden bzw. eine Psychose entwickeln«. Bei Betrachtung der absoluten Risiken findet diese Sorge jedoch kaum Bestätigung. Während 12–14 % der an Schizophrenie erkrankten Personen eine komorbide Zwangsstörung aufweisen (Achim et al. 2011; Swets et al. 2014), liegt die Prävalenz von psychotischen Erkrankungen in der Grundgesamtheit aller Menschen mit Zwangserkrankung nur bei ca. 3 %. Die komorbiden Zwangssymptome bei Schizophreniepatienten lassen sich entweder als sekundäre, durch bestimmte Antipsychotika induzierte Symptome (Mahendran et al. 2007; Poyurovsky et al. 2004) oder als schwere Verlaufsform der psychotischen Grunderkrankung erklären (Bottas et al. 2005; Reznik et al. 2001). Das Risiko für eine Konversion von Zwang zu Psychose ist zwar durch Fallstudien belegt, insgesamt jedoch äußerst gering.

2.2.7 Spezifische Phobien

Während Zwangserkrankte befürchten, dass durch das eigene Verhalten ein schlimmer Schaden entstehen könnte oder bestimmte Gedanken und Vorstellungen als extrem tabuisiert bzw. Zustände und Handlungen als »nicht genau richtig« erlebt werden, und damit unerträglich sind, empfinden Patienten mit spezifischer Phobie konkrete Situationen oder Objekte für sich genommen als bedrohlich und stark angstauslösend. Vermeidungsverhalten steht bei Angststörungen stärker im Vordergrund, da es oft die einzige Strategie zur Reduktion bzw. Prävention der Angst darstellt. Zwangserkrankte bewältigen die aversiven Gefühle hingegen auch durch Neutralisation mittels ritualisierter Zwangshandlungen.

> **Unterscheidungsbeispiel**
>
> - Arachnophobie: Frau K. hat seit ihrer Kindheit große Angst vor Spinnen, weshalb sie schon seit vielen Jahren nicht mehr auf den Dachboden gestiegen ist. Begegnet sie dennoch einmal einer Spinne, verfällt sie in Panik und ruft laut nach ihrem Mann, damit er die Spinne beseitigt.
> - Zwangsstörung: Frau H. empfindet Spinnen ebenfalls als sehr bedrohlich. Für sie stellen sie »Tiere des Todes« dar, die Unglück bringen. Daher hat Frau H. diverse Vorkehrungen getroffen, damit keine Spinne in ihre Wohnung eindringen kann. Wenn ihr auf der Straße eine Spinne über den Weg läuft, muss sie die Kleidung, die sie getragen hat, beim Nachhausekommen umgehend ausziehen und sich heiß duschen, damit sie das »Unglück« nicht in ihrer Wohnung verteilt.

2.2.8 Impulskontrollstörungen

Sowohl die Zwangsstörung als auch Impulskontrollstörungen wie z. B. die Kleptomanie oder pathologisches Spielen sind durch ein subjektives Dranggefühl und ein kurzzeitiges Erleichterungserleben nach Handlungsausführung gekennzeichnet. Im Gegensatz zu Zwängen werden die Handlungen bei Impulskontrollstörungen jedoch als per se befriedigend erlebt. Zumindest initial handelt es sich also um einen positiven Verstärkungsmechanismus (Evozieren eines angenehmen Gefühls), während bei der Ausführung von Zwangshandlungen lerntheoretisch eine negative Verstärkung (Reduktion eines aversiven Gefühls) vorliegt.

2.2.9 Ticstörungen und Tourette-Syndrom

Wie die Zwangsstörung können auch Ticstörungen mit stereotypen Verhaltensweisen einhergehen. Bei Tics fehlt jedoch die Intentionalität des Verhaltens: Im Gegensatz zu Zwangshandlungen werden sie nicht ausgeführt, um ein aversives Gefühl zu neutralisieren. Bei sorgfältiger Exploration ist die diagnostische Abgrenzung daher meist unproblematisch. Allerdings treten Zwänge und Tics nicht selten komorbide auf.

2.2.10 Autismusspektrumsstörung

Autismusspektrumsstörungen gehen mit stereotypen Verhaltensmustern und einem hohen Bedürfnis nach Struktur einher. Im Vergleich zur Zwangsstörung liegen zusätzlich tiefgreifende Defizite in der Interaktions- und Kommunikationsfähigkeit vor, die seit der Kindheit bestehen. Bei Autisten stellen Zwangssymptome jedoch eine häufige Komorbidität dar.

2.3 Ätiologie

Das ätiologische Modell der Zwangsstörung umfasst sowohl genetische als auch neurobiologische und umweltbezogene Faktoren, die interaktiv zusammenwirken. Der Beitrag der verschiedenen Faktoren wird nachfolgend auf mittlerem Komplexitätsniveau erläutert. Patientengerechte Zusammenfassungen, die für die Psychoedukation genutzt werden können, finden sich in ▶ Handout 1 und 2.

2.3.1 Genetik

Wie die meisten psychischen Erkrankungen weist auch die Zwangsstörung eine signifikante genetische Komponente auf. Familienstudien zeigen, dass das Risiko, an einer Zwangsstörung zu erkranken, für erstgradig Verwandte von Zwangserkrankten, d. h. Kinder, Eltern oder Geschwister, im Vergleich zu Personen aus der Allgemeinbevölkerung etwa 5-fach erhöht ist (Grabe et al. 2006; Nestadt et al. 2000). Auf Basis von Zwillingsstudien lässt sich eine Erblichkeit von ca. 40 % berechnen (van Grootheest et al. 2005). Welche konkreten Gene einen Beitrag zur Entstehung der Zwangsstörung leisten, ist jedoch noch weitgehend unbekannt. Als sicher gilt nur, dass es sich nicht um eine einzige Risikogenvariante handelt, sondern dass eine Vielzahl von häufig vorkommenden Variationen im Erbgut das Erkrankungsrisiko kumulativ erhöht. Die bisher einzige Genvariante, für die mit hoher statistischer Sicherheit ein Zusammenhang mit der Zwangsstörung gezeigt werden konnte, ist auf Chromosom 3 lokalisiert und wurde zuvor bereits mit verschiedenen anderen psychischen Erkrankungen sowie einer Subfacette der Persönlichkeitseigenschaft Neurotizismus (▶ Kap. 2.3.2) in Verbindung gebracht (Strom et al. 2021). Wichtig bleibt dabei zu betonen, dass eine genetische Vorbelastung das Risiko für die Entstehung einer Zwangsstörung zwar erhöht, jedoch keinesfalls deterministisch bedingt. Sind hinreichend viele protektive Umweltfaktoren vorhanden, kommt die genetische Belastung nicht zwingend zum Tragen. Dies lässt sich unter anderem durch die sogenannte *Epigenetik* erklären. Wenngleich unser Erbgut von der Zeugung an festgelegt und unveränderlich ist, können epigenetische Mechanismen beeinflussen, mit welcher Rate einzelne Erbinformationen abgelesen und in Proteine umgewandelt werden. Die Epigenetik trägt also zu Änderungen in der Genfunktion bei, ohne dass die DNA selbst verändert wird. Zwar liegen bisher erst wenige Studien dazu vor, ihre Befunde deuten jedoch darauf hin, dass auch epigenetische Mechanismen, wie die sogenannte DNA-Methylierung, eine Rolle in der Entstehung der Zwangsstörung spielen könnten. So weisen Zwangserkrankte verglichen mit gesunden Kontrollprobanden beispielsweise eine erhöhte DNA-Methylierung im Oxytocinrezeptorgen auf, welches eine wichtige Rolle für soziale Interaktionsfähigkeiten spielt (Bey et al. 2022; Schiele et al. 2021). Die Veränderlichkeit der genetischen Belastung durch Epigenetik kann gezielt betont werden, um Betroffenen Hoffnung zu schenken, da sie auf eine potenzielle Beeinflussbarkeit durch äußere Faktoren, wie z. B. Psychotherapie, hindeutet.

2.3.2 Persönlichkeitsmerkmale

Ein Teil des genetischen Risikos für die Entstehung einer Zwangsstörung scheint sich in spezifischen Persönlichkeitsmerkmalen niederzuschlagen, in denen sich viele Zwangserkrankte sowie auch ihre Familienangehörigen ähneln. Dazu zählen insbesondere eine ausgeprägte Neigung, potenzielle Schäden oder Gefahren vermeiden zu wollen (*Schadensvermeidung*, ▶ Kap. 2.4.1), sowie ein erhöhter *Neurotizismus* (Ettelt et al. 2008; Fullana et al. 2004). Als eine der fünf Hauptdimensionen der Persönlichkeit (Big Five; Costa und McCrae 1985) zeichnet sich Neurotizismus durch emotionale Labilität, Reizbarkeit, Unsicherheit und Stresssensibilität aus. Zudem sind viele Zwangserkrankte sehr perfektionistisch, gewissenhaft und harmoniebedürftig. Dies äußert sich beispielsweise darin, dass sie

- sich selbst keinerlei Fehler zugestehen,
- ihren Selbstwert von ihrer Leistung abhängig machen,
- an selbst auferlegten rigiden Vorgaben oder Regeln festhalten,
- gegenüber anderen nicht für die eigenen Bedürfnisse einstehen und
- möglichst keinerlei zwischenmenschliche Konflikte eingehen wollen.

Darüber hinaus weisen einige Zwangserkrankte eine ausgeprägte *Erlebensvermeidung* (engl. experiential avoidance) auf (Angelakis und Pseftogianni 2021; Xiong et al. 2021). Hierunter wird das Trait-ähnliche Streben danach verstanden, sämtliche unangenehmen inneren Zustände inklusive Gedanken, Gefühlen und Körperempfindungen unterdrücken bzw. vermeiden zu wollen. Eine starke Erlebensvermeidung kann die Therapiemotivation für Expositionsübungen negativ beeinflussen und sollte daher bei der Behandlungsplanung unbedingt Berücksichtigung finden (▶ Kap. 6.8).

2.3.3 Neurobiologie

Auf neurophysiologischer Ebene ist die Zwangsstörung insbesondere durch Dysfunktionen der sogenannten *cortico-striato-thalamo-corticalen (CSTC) Schleifen* gekennzeichnet, welche frontale Areale wie den orbitofrontalen und den anterioren cingulären Cortex (OFC bzw. ACC), die Basalganglien und den Thalamus verbinden (Pauls et al. 2014). Ein Ungleichgewicht zwischen dem direkten und dem indirekten Pfad innerhalb der Basalganglien führt dabei zu einer reduzierten Hemmung des Thalamus, welche über Feedbackschleifen wiederum in einer Überaktivierung des OFC und ACC resultiert (▶ Abb. 2.1). Während der direkte Pfad von den frontalen Arealen über das Striatum, den Globus pallidus internus (GPi) und die Pars reticulata der Substantia nigra (SNr) zum Thalamus führt, verläuft der indirekte Pfad vom Striatum aus zunächst über den Globus pallidus externus (GPe) und den Nucleus subthalamicus (STN), bevor er über den GPi und die SNr zum Thalamus führt. Der direkte Pfad fungiert als selbstverstärkender positiver Feedbackkreis, der zur Initiierung und Aufrechterhaltung von Verhalten beiträgt. Der indirekte Pfad stellt hingegen einen negativen Feedbackkreis dar, der eine zentrale Rolle in der Verhaltenshemmung und beim adaptiven Wechsel zwischen Verhaltensmustern spielt (Göttlich et al. 2014; van den Heuvel et al. 2010).

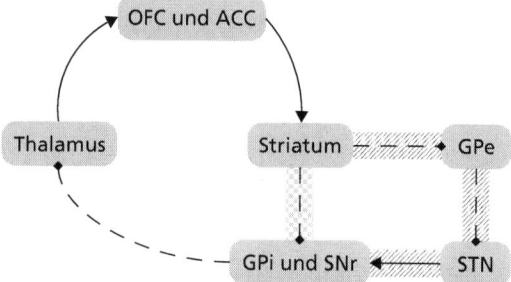

Abb. 2.1: Hirnphysiologische Verbindungen innerhalb der cortico-striato-thalamo-corticalen Schleifen. Durchgezogene Linien mit Pfeilen indizieren aktivierende Verbindungen, unterbrochene Linien mit Rauten indizieren hemmende Verbindungen. Der direkte Pfad ist mit einer Kreuzschraffur hinterlegt, der indirekte Pfad mit einer Parallelschraffur (modifiziert nach Pauls et al. 2014).
ACC = anteriorer cingulärer Cortex; GPe = Globus pallidus externus; GPi = Globus pallidus internus; OFC = orbitofrontaler Cortex; SNr = Substantia nigra pars reticulata; STN = Nucleus subthalamicus.

Es wird angenommen, dass die primären pathophysiologischen Veränderungen im Nucleus caudatus (CN) innerhalb des Striatums lokalisiert sind, woraus ein ineffizientes Gating auf der Ebene des Thalamus und schließlich eine Hyperaktivierung des OFC und des ACC resultieren. Auf der Verhaltensebene äußern sich diese neurophysiologischen Veränderungen in Zwangssymptomen sowie Defiziten in der exekutiven Kontrolle. Die Überaktivierung des OFC ist mit intrusiven Gedanken und die Hyperaktivität des ACC mit einer unspezifischen Angst assoziiert. Zwangshandlungen werden hingegen als Versuch verstanden, das Striatum trotz dessen Ineffizienz zu rekrutieren, um thalamisches Gating zu erzielen, sodass die Zwangsgedanken und Ängste neutralisiert werden können (Del Casale et al. 2011). Darüber hinaus spielen die CSTC-Schleifen eine wichtige Rolle in der Verarbeitung von Belohnungsreizen, der Detektion von verhaltensrelevanten Stimuli und Fehlern, bei der Handlungsauswahl, Gewohnheitsbildung und motorischen Kontrolle (Arnsten et al. 2011; Fineberg et al. 2017; Lovinger 2010; Robbins et al. 2012). Neuere Untersuchungen legen allerdings nahe, dass die Pathophysiologie der Zwangsstörung nicht ausschließlich auf CSTC-Systeme beschränkt ist, sondern auch andere Hirnregionen wie den dorsolateralen präfrontalen Cortex (DLPFC) und den Patietallappen betrifft (Rotge et al. 2010).

Auf Neurotransmitterebene scheint die Zwangsstörung insbesondere mit Auffälligkeiten im serotonergen, dopaminergen und das glutamatergen System assoziiert zu sein (Pauls et al. 2014), wobei auch komplexe Interaktionen zwischen den einzelnen Systemen zu berücksichtigen sind. Die wesentliche Beteiligung von Serotonin wird insbesondere aus der Beobachtung abgeleitet, dass die Medikation mit *selektiven Serotonin-Wiederaufnahmehemmern* (engl. serotonin reuptake inhibitors, SSRIs) zu einer empirisch belegten Reduktion der Zwangssymptomatik beiträgt (Del Casale et al. 2019). SSRIs hemmen die Wiederaufnahme von Serotonin in das präsynaptische Neuron durch Blockade der Wiederaufnahmepumpe, sodass (zumindest initial) mehr Serotonin im synaptischen Spalt verbleibt. Üblicherweise setzt die gewünschte Wirkung dieser Psychopharmaka aber nicht sofort, sondern erst nach sechs bis acht Wochen ein, was darauf hinweist, dass die erhöhte Menge des Serotonins im synaptischen Spalt allein nicht ausschlaggebend für die Symptomverbesserung durch die SSRIs ist. Vielmehr scheint die Medikation zu einer Anpassung des gesamten neuronalen Systems zu führen.

Die Relevanz hirnphysiologischer Prozesse für die Entstehung und Aufrechterhaltung der Zwangsstörung wird ferner dadurch belegt, dass organische Schädigungen der Basalganglien Zwangssymptome auslösen können (Murphy et al. 2015), während die Tiefe Hirnstimulation zwangsassoziierter Hirnregionen bei therapierefraktären Patienten zu einer deutlichen Symptomverbesserung beitragen kann (Alonso et al. 2015).

2.3.4 Umweltfaktoren und das Vulnerabilitäts-Stress-Modell

Die Studienlage zum Einfluss von Umweltfaktoren auf die Entstehung der Zwangsstörung ist dadurch limitiert, dass fast ausschließlich retrospektive Untersuchungen vorliegen, in denen bereits erkrankte Personen rückblickend zu potenziellen Risikofaktoren befragt werden. Dies kann zu verzerrten Ergebnissen beitragen und erlaubt (ohne die Untersuchung adäquater Vergleichsgruppen) keine Rückschlüsse darüber, ob ein beobachteter Zusammenhang spezifisch für die Zwangsstörung ist. Unter Berücksichtigung dieser Einschränkungen zählen sowohl Belastungsfaktoren in der Kindheit als auch stressvolle Ereignisse im späteren Lebensverlauf zu den Umweltfaktoren, die einen Einfluss auf die Entstehung der Zwangsstörung haben können.

Die Eltern bzw. Erziehungspersonen übernehmen (insbesondere in den frühen Entwicklungsjahren des Kindes) einerseits eine wichtige Modellfunktion, andererseits prägt ihr *Erziehungsstil* maßgeblich die Entwicklung von sozialen Kompetenzen, Emotionsregulationsfähigkeiten und des Selbstbilds. Das Verhalten der Eltern wird vom Kind als Norm empfunden, nachgeahmt und übernommen. Beobachtet ein Kind beispielsweise immer wieder, dass sich seine Mutter sehr vorsichtig und ängstlich verhält, steigt die Wahrscheinlichkeit, dass es dieses Verhaltensmuster durch Modelllernen übernimmt. Leidet eine Erziehungsperson selbst unter Zwängen und bezieht das Kind in diese mit ein, z. B. indem es komplexe Waschrituale ausführen muss, kann dies das Risiko für die Entstehung einer Zwangsstörung ebenfalls erhöhen. Auch die Vermittlung von strengen Regeln und Normen, eine Überbetonung von Ordnung, Sauberkeit und sozialer Anpassung sowie perfektionistische Leistungsansprüche können die Entwicklung von Zwängen begünstigen (Oelkers et al. 2007). Ein ängstlicher, stark kontrollierender oder überbehütender Erziehungsstil kann dabei auf Seiten des Kindes zu einer reduzierten Autonomieentwicklung und einem fehlenden Aufbau von Vertrauen in die eigenen Fähigkeiten beitragen, was wiederum einen guten Nährboden für den Zwang bildet (Lakatos-Witt und Schneider 2014). Auch eine Überbetonung von Harmonie und die Vermeidung von Auseinandersetzungen in der Herkunftsfamilie stellen Risikofaktoren dar. Ebenso kann ein besonders wertender und strafender Erziehungsstil mit Überbetonung von Schuld und Verantwortung das Risiko für die Entstehung einer Zwangsstörung begünstigen. Insgesamt zeichnet sich das Erziehungsverhalten, das viele Zwangserkrankte in der Kindheit erfahren haben, durch ein hohes Maß an formaler Besorgheit – z. B. hinsichtlich Gesundheit und Schulleistungen –, aber eine fehlende emotionale Zuwendung und Wärme aus (Ecker 2015).

Weiterhin haben zahlreiche Studien gezeigt, dass sowohl körperliche und sexuelle als auch emotionale kindheitliche *Traumata* von Zwangserkrankten signifikant häufiger berichtet werden als von Personen aus der Allgemeinbevölkerung (Destrée et al. 2021). Diese Traumata stellen einerseits ein massives Kontrollverlusterlebnis, andererseits eine drastische Gefährdung für das Vertrauen in zwischenmenschliche Bindungen dar. Darüber hinaus machen Betroffene dabei die Erfahrung, dass die von ihnen gesetzten Grenzen gänzlich missachtet werden, wodurch das Selbstwirksamkeitserleben bzgl. der eigenen Abgrenzungsfähigkeit sinkt. Ein Waschzwang kann in diesem Falle die kompensatorische Funktion übernehmen, andere Menschen auf Abstand zu halten sowie mit Gefühlen von Scham, Schuld und Ekel umzugehen.

Neben diesen frühen biographischen Lernerfahrungen wurden auch Komplikationen bei der Geburt (Geller et al. 2008) sowie Infektionen mit Streptokokken und anderen Erregern im Kindesalter als mögliche Risikofaktoren für die Entstehung einer Zwangsstörung identifiziert. Im Rahmen des sogenannten PANS (Pediatric Acute-onset Neuropsychiatric Syndrome) wirken durch eine Infektion ausgelöste immunologische Prozesse auf bestimmte Hirnbereiche, insbesondere die Basalganglien, ein und können so relativ plötzlich einsetzende Zwangssymptome hervorrufen (Murphy et al. 2015).

Die bisher genannten frühkindlichen Faktoren bilden zusammen mit der genetischen Prädisposition (▶ Kap. 2.3.1) die individuelle Vulnerabilität, also die Anfälligkeit für die Entstehung einer Zwangsstörung, ab. Kritische Lebensereignisse, die in einem engeren zeitlichen Kontext zum Ausbruch der Erkrankung stehen, können hingegen als Stressoren oder auslösende Ereignisse bezeichnet werden. Zu diesen stressvollen Lebensereignissen zählen sowohl negative (z. B. Trennung, Tod oder gravierende Erkrankung eines Angehörigen, Kündigung) als auch positiv bewertete Ereignisse (z. B. Hochzeit, Umzug, Geburt eines Kindes). Übersteigen die emotionalen Anforderungen, die diese Ereignisse stellen, die aktuellen Bewältigungsfähigkeiten der betroffenen Person, können sie – in Kombination mit den zuvor genannten prädisponierenden Faktoren – Zwänge mitbedingen. Dieses Zusammenwirken von aktuellen und früher erworbenen Bedingungen ist die Kernthese des sogenannten *Vulnerabilitäts-Stress-Modells* (▶ Abb. 2.2).

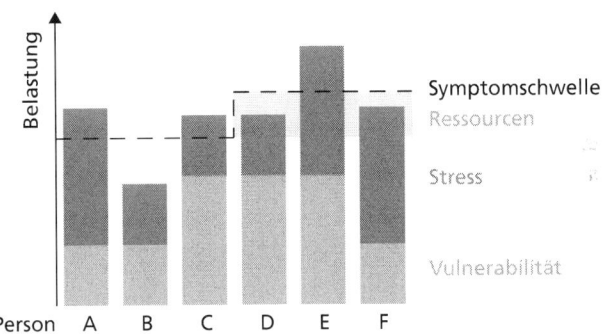

Abb. 2.2: Das Vulnerabilitäts-Stress-Modell der Zwangsstörung. Aus der Summe von Vulnerabilitätsfaktoren (mittelgrau) und Stressoren (dunkelgrau) ergibt sich die Gesamtbelastung einer individuellen Person. Wird die Symptomschwelle (schwarz) überschritten, kommt es zur Ausbildung einer Zwangsstörung. Die Schwelle kann sich in Abhängigkeit von Ressourcen (hellgrau) nach oben verschieben.

Wie in ▶ Abb. 2.2 modellhaft dargestellt, kommt es zum Ausbruch einer psychischen Erkrankung, wenn die Belastung, die sich aus der Summe von Vulnerabilitätsfaktoren und Stressoren ergibt, so groß ist, dass eine individuelle Schwelle überschritten wird. Betrachtet man zwei Personen, die eine ähnlich hohe Vulnerabilität aufweisen, z. B. Zwillinge, kann es vorkommen, dass der eine Zwilling eine Zwangsstörung entwickelt, der andere hingegen nicht, da dieser (im Kontext der nichtgeteilten Umwelt) weniger Stressoren ausgesetzt ist. Umgekehrt kommt es oft vor, dass unter Personen, die ähnlich große Stressoren zu bewältigen haben, wie z. B. ein anspruchsvolles Jurastudium, nur diejenigen eine Zwangsstörung entwickeln, die eine hohe Vulnerabilität für diese Erkrankung aufweisen. Darüber hinaus kann das Vorhandensein vieler Ressourcen (z. B. positive Sozialkontakte, persönliche Stärken, eine hohe Selbstwirksamkeitserwartung) dazu beitragen, dass sich die individuelle Krankheitsschwelle nach oben verschiebt, sodass es trotz hoher Belastung durch Vulnerabilität und Stressoren nicht zur Symptombildung kommt. Liegt hingegen bereits eine Zwangsstörung vor, kommt es häufig vor, dass sich die Symptomatik verschlechtert, wenn die Betroffenen akutem Stress ausgesetzt sind.

2.4 Aufrechterhaltende Mechanismen – das kognitiv-behaviorale Modell

Die Erarbeitung des individuellen Ursprungs ihrer Zwangserkrankung ist für viele Betroffene aufschlussreich. Neben dem Verständnis der Entstehung spielt das Verständnis der aufrechterhaltenden Mechanismen des Zwangs jedoch eine noch zentralere Rolle in der Therapie. Hierzu wird das kognitiv-behaviorale Modell nach Salkovskis herangezogen, welches vier wesentliche Schritte umfasst (▶ Abb. 2.3; Salkovskis 1985; Lakatos und Reinecker 2007). Es stellt ein vereinfachtes Schema dar, das sich nicht für alle Patienten gleichermaßen gut eignet; gehen die Zwänge jedoch mit einem starken Angstgefühl einher, erweist sich das Salkovskis-Modell als hilfreiches psychoedukatives Tool.

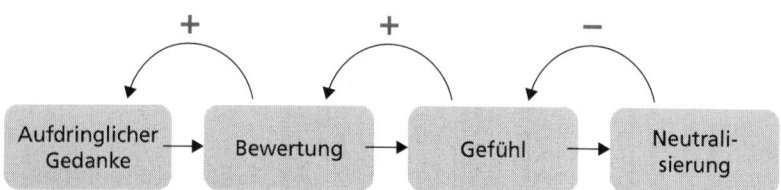

Abb. 2.3: Das kognitiv-behaviorale Modell zur Aufrechterhaltung der Zwangsstörung.

An erster Position des Schemas steht ein aufdringlicher Gedanke, wie z. B. »Ich könnte den Herd nicht ausgeschaltet haben« oder »Ich könnte einer schwangeren Frau in den Bauch treten«. Der Gedanke allein ist zunächst nicht pathologisch. Tatsächlich berichten ca. 90 % aller Personen aus der Allgemeinbevölkerung, hin und wieder ähnliche intrusive Gedanken zu haben. Kennzeichnend für die Zwangserkrankung ist der darauffolgende Schritt – die Bewertung des aufdringlichen Gedankens. Während gesunde Personen dem Gedanken nur wenig oder nur kurzfristig Aufmerksamkeit schenken und er im alltäglichen Bewusstseinsstrom kaum heraussticht, löst ein intrusiver Gedanken in einer für Zwangserkrankungen vulnerablen Person mannigfaltige negative Bewertungsprozesse aus, wie z. B. »Es wäre furchtbar, wenn ich den Herd nicht ausgeschaltet hätte, da ich dann für einen Brand verantwortlich sein könnte« oder »Wenn ich den Gedanken habe, dass ich schützenswerten Personen etwas antun könnte, bin ich ein verabscheuungswürdiger Mensch«. Die Bewertung basiert einerseits auf Persönlichkeitsmerkmalen, andererseits auf prägenden Lernerfahrungen, und erfolgt oft automatisiert und unbewusst. Im dritten Schritt des Modells entsteht in Reaktion auf die negative Bewertung ein intensives aversives Gefühl, dessen Intensität auch noch weiter ansteigen kann. An vierter Stelle werden schließlich Neutralisierungshandlungen durchgeführt – im Beispielfall das wiederholte Kontrollieren des Herdes oder das Denken positiver Gegengedanken –, die eingesetzt werden, um das aversive Gefühl kurzfristig zu reduzieren. Lerntheoretisch betrachtet liegt eine negativ verstärkende Wirkung (d. h. der Wegfall eines unangenehmen Reizes) vor, welche die Auftretenswahrscheinlichkeit des Neutralisierungsverhaltens in zukünftigen Situationen deutlich erhöht. Die Betroffenen machen die Erfahrung, dass im Anschluss an die Neutralisierungshandlung erst einmal nichts Schlimmes passiert; das drohende Schreckensszenario also vermeintlich abgewendet werden konnte. Dabei sitzen Zwangserkrankte einem – auch in der Allgemeinbevölkerung weit verbreiteten – kognitiven Fehlschluss auf. Sie schließen von der zeitlichen Korrelation auf einen kausalen Zusammenhang (lat.: post hoc ergo propter hoc; dt.: danach, also deswegen): »Ich habe mehrfach kontrolliert und daraufhin ist nichts passiert; also ist nichts passiert, weil ich mehrfach kontrolliert habe.« Die korrigierende Erfahrung, dass in den allermeisten Fällen auch nichts Schlimmes passiert wäre, wenn keine Kontrollhandlungen durchgeführt worden wären, machen die Betroffenen jedoch nicht. Folglich bestärkt die Neutralisierung, wie in ▶ Abb. 2.3 durch die Rückkopplungspfeile dargestellt, die negative Bewertung des aufdringlichen Gedankens (»Wer weiß schon, was Schlimmes passieren würde, wenn ich nicht kontrolliere!«) und steigert langfristig die Aufmerksamkeit, die ihm geschenkt wird. Der durch die negative Bewertung des aufdringlichen Gedankens motivierte Versuch, den Gedanken zu unterdrücken, schlägt fehl, da die Funktionsweise des Gehirns nicht darauf ausgelegt ist, Negationen zu repräsentieren. Im Gegenteil führt der Versuch, einen Gedanken explizit nicht zu denken, genau dazu, dass dieser Gedanke im Gehirn aktiviert wird (*Unterdrückungsparadox*). Durch die zunehmende Häufigkeit der Zwangshandlungen und die aversive Valenz des Gefühls bilden sich zudem immer differenziertere Assoziationsnetzwerke, in denen zunehmend mehr Situationen und Reize mit dem ursprünglichen aufdringlichen Gedanken verknüpft werden, wodurch er immer mehr Raum einnimmt und die Betroffenen immer häufiger überfällt (▶ Kap. 6.8.3).

2.4.1 Motivdimensionen und Erweiterung des kognitiv-behavioralen Modells

Bereits seit mehreren Jahren wird in der wissenschaftlichen Literatur kritisch hinterfragt, inwiefern Angst die zentrale und alleinige Emotion im Kontext von Zwängen darstellt. Dieser Diskurs mündete hinsichtlich der Erstellung der ICD-11 und des DSM-5 in der Loslösung der Zwangsstörung aus dem Kapitel »Angststörungen« und der Einordnung in das neue Kapitel »Zwangsstörungen und verwandte Störungen« (▶ Kap. 2.1.1). Zwar wird der Angst weiterhin eine wesentliche Rolle zugesprochen, neben ihr werden jedoch auch weitere zwangsassoziierte Emotionen diskutiert. Tatsächlich können sich zwei Personen, die augenscheinlich unter denselben Zwangshandlungen leiden, bzgl. der Gefühle, die diese motivieren, grundlegend unterscheiden. Während Patientin A die Tür wiederholt auf- und zuschließt, da sie befürchtet, dass jemand in ihre Wohnung eindringen könnte, wenn die Tür nicht abgeschlossen ist, schließt Patient B seine Haustür immer wieder auf und zu, bis sich seine Handbewegung, das Gefühl des Widerstands und das Klicken im Schloss »ganz genau richtig« anfühlen, ohne sich dabei Sorgen um einen möglichen Einbruch zu machen. Eine Kombination beider Motive kommt in der Praxis ebenfalls häufig vor. Das »Modell der Kerndimensionen der Zwangsstörung«

(Summerfeldt 2004) unterscheidet zwischen den beiden Motivdimensionen *Schadensvermeidung* (engl. harm avoidance; das analoge Motiv zur Emotion Angst) und *Unvollständigkeit* (engl. incompleteness). Während der Begriff Schadensvermeidung beschreibt, dass Zwangshandlungen eingesetzt werden, um das Eintreten einer Befürchtung zu verhindern, versteht man unter dem Begriff Unvollständigkeit, dass Zwänge ausgeführt werden, weil sich ein Zustand bzw. eine Handlung ansonsten »unvollständig« oder »einfach nicht richtig« anfühlt. Unvollständigkeit umfasst entsprechend die beiden Facetten *selbstbezogenes Unvollständigkeitserleben* und *Nicht-genau-richtig-Erleben* (engl. not just right experience; Ecker und Gönner 2017). Das Erleben von selbstbezogener Unvollständigkeit zeichnet sich durch einen trance-ähnlichen Zustand im Kontext einer Zwangshandlung aus, der mit dem Empfinden einhergeht, »nicht richtig da« zu sein (Depersonalisation) oder die Umwelt als irreal wahrzunehmen (Derealisation). Die Betroffenen beschreiben zudem, dass sie wie automatisiert handeln und sich dabei selbst nicht richtig spüren können (Ecker et al. 2013), wodurch es zum Verlust des Empfindens, selbst aktiver Urheber der ausgeführten Handlung zu sein, kommt. Nicht-genau-richtig-Erleben bezeichnet hingegen eine quälende innere Unzufriedenheit mit den eigenen Handlungen oder Wahrnehmungen, wodurch Betroffene nur schwer einen Abschluss finden und den Drang verspüren, Handlungen so lange zu wiederholen, bis sie sich endlich »richtig« anfühlen. In der englischsprachigen Forschung lag der Fokus lange Zeit ausschließlich auf dieser zweiten Facette der Unvollständigkeit; erst seit wenigen Jahren wird auch das selbstbezogene Unvollständigkeitserleben vermehrt empirisch untersucht (Ecker und Gönner 2017). Tatsächlich zeigen sich dabei differenzielle klinische Korrelate der beiden Facetten: Während selbstbezogenes Unvollständigkeitserleben beispielsweise in einem stärkeren Zusammenhang mit dissoziativen Merkmalen (Depersonalisation/Derealisation) steht, weist Nicht-genau-richtig-Erleben eine höhere Korrerlation mit zwanghaften Persönlichkeitszügen und Ticstörungen auf (Ecker et al. 2013).

In der Konzeption nach Summerfeldt (2004) ist Unvollständigkeit ausschließlich im Sinne von Nicht-genau-richtig-Erleben definiert und stellt eine sensorisch-affektive Dysfunktion dar, die mutmaßlich auf das Fehlen eines internalen neuronalen Signals, das eine aktuelle Handlung beendet, zurückzuführen ist. Dieses Defizit besteht voraussichtlich auf Ebene der fronto-striatalen Schleifen (▶ Kap. 2.3.3). Entsprechend unterscheidet sich das Unvollständigkeitsempfinden insofern von der Emotion Angst, als es nicht aus der Bewertung eines intrusiven Gedankens resultiert, sondern aus einem »aufdringlichen« neuronalen Feedback-Signal, das von OFC und ACC als »nicht richtig« bewertet wird. Bei Zwängen, die vorrangig durch das Empfinden von Unvollständigkeit motiviert sind, lassen sich die ersten drei Schritte des Salkovskis-Modells also kaum voneinander trennen bzw. erwächst aus einer kleinteiligen Differenzierung der neuronalen Prozesse kein bedeutsamer therapeutischer Mehrwert. Allerdings kann das Empfinden von Unvollständigkeit – ähnlich wie das Empfinden von Angst oder anderen negativen Emotionen – mit weiteren dysfunktionalen (und therapeutisch adressierbaren) Kognitionen einhergehen, wie z. B. »Wenn ich die Handlung nicht so oft wiederhole, bis sie sich richtig/vollständig anfühlt, wird das unangenehme Gefühl nie mehr verschwinden/kann ich mich auf nichts Anderes mehr konzentrieren/drehe ich durch!«. Diese impliziten Bewertungen können wiederum in einem sekundären Gefühl von Angst oder Anspannung resultieren, das durch die Zwangshandlung ebenfalls neutralisiert wird (▶ Abb. 6.4 C). Entgegen früheren Vermutungen gehen Unvollständigkeitsgefühle nicht mit perfektionistischen Kognitionen wie z. B. »Die Teller, Gläser und das Besteck müssen perfekt gerade auf dem Tisch ausgerichtet sein, um zu zeigen, dass ich ein guter Gastgeber bin« einher (Coles et al. 2003). Vielmehr repräsentieren sie einen empfindungsbasierten bzw. sensorischen Perfektionismus (Ecker 2014): »Es muss sich einfach ganz genau richtig anfühlen, ansonsten kann ich nicht aufhören.«

Schadensvermeidung und Unvollständigkeit stellen sowohl akute Motivatoren von Zwangshandlungen als auch relativ stabile, Trait-ähnliche Merkmale dar. Zwar wurden sie ursprünglich als voneinander unabhängige Faktoren konzipiert (Summerfeldt 2004), empirisch weisen sie jedoch eine moderate positive Korrelation auf, sodass Zwangserkrankte und auch Personen aus der Allgemeinbevölkerung, die hohe Schadensvermeidungswerte berichten, tendenziell auch eine erhöhte Ausprägung von (Trait-)Unvollständigkeit aufweisen (Taylor et al. 2014). Gleichwohl unterscheiden sich Schadensvermeidung und Unvollständigkeit hinsichtlich ihrer Zusammenhänge mit spezifischen Symptomdimensionen der Zwangsstörung. Ordnungs- und Symmetriezwänge gehen z. B. primär mit dem Empfinden von Unvollständigkeit einher, während magisches Denken und Handeln definitionsgemäß durch Schadensvermeidung motiviert ist (Cervin et al. 2020; Ecker und Gönner 2017; Taylor et al. 2014). Darüber hinaus ist Unvollständigkeit mit einem früheren Erkrankungsbeginn, einer größeren Gesamtschwere der Zwangsstörung, höheren Komorbiditätsraten, einem geringeren psychosozialen Funktionsniveau und einer geringeren Lebensqualität assoziiert (Sibrava et al. 2016). Aus diesen klinischen Korrelaten lässt sich ableiten, dass die Behandlung von Zwangserkrankten maßgeblich von der Berücksichtigung der beiden Kerndimensionen profitieren kann.

Neben Schadensvermeidung und Unvollständigkeit wird auch Ekel als potenziell zwangsauslösendes Motiv diskutiert (Cervin et al. 2020). Beispielsweise befürchten nicht alle Waschzwangspatienten, sich selbst oder andere Personen mit einer Krankheit infizieren zu können, sondern führen ihre Zwänge mitunter auch aus, um ein starkes Gefühl von Ekel zu neutralisieren. Erste empirische Befunde weisen darauf hin, dass eine höhere Ausprägung von Ekel oder Unvollständigkeit mit einem schlechteren Ansprechen auf eine standardisierte Expositionsbehandlung assoziiert ist (Cervin und Perrin 2021; Mathes et al. 2019). Um diesem Effekt entgegenzuwirken, sollte die Expositionstherapie in Abhängigkeit davon, welche Emotionen im Kontext eines bestimmten Zwangs vorliegen, individuell angepasst werden (▶ Kap. 6.7.2 und ▶ Kap. 6.7.4). Entsprechend sollte bereits zu Beginn der Therapie exploriert werden, ob ein Zwangserkrankter vor dem Ausführen einer Zwangshandlung eher Angst, Ekel, ein Unvollständigkeitsgefühl oder eine Kombination dieser Emotionen empfindet. Um die verschiedenen Motivdimensionen adäquat abzubilden und den psychoedukativen Nutzen des Salkovskis-Modells zu erhöhen, werden folgende Modifikationen des ursprünglichen Schemas vorgeschlagen (▶ Abb. 2.4):

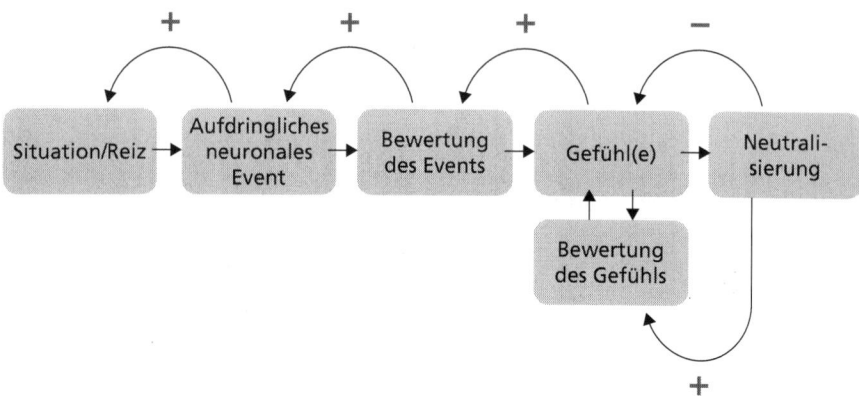

Abb. 2.4: Erweitertes kognitiv-behaviorales Modell zur Aufrechterhaltung der Zwangsstörung. (Siehe ▶ Abb. 6.4 für konkrete Beispiele.)

- Der Punkt »aufdringlicher Gedanke« wird zu »aufdringliches neuronales Event« ausgeweitet, das sowohl intrusive Gedanken als auch neuronale Signale, die im Unvollständigkeitserleben resultieren können, umfasst.
- Um zu verdeutlichen, dass diese »aufdringlichen neuronalen Events« selten ohne erkennbaren Auslöser (außer ggf. zu Beginn der Erkrankung) über den Betroffenen hereinbrechen, sondern zumeist an spezifische innere und äußere Reize sowie Situationen geknüpft sind, wurde dem ursprünglichen Modell der Schritt »Reiz/Situation« vorangestellt. Dies vereinfacht insbesondere die Erläuterung des situativen Entstehens von Unvollständigkeitsgefühlen. Ein zusätzlicher positiver Rückkopplungspfeil zum Punkt »Reiz/Situation« soll verdeutlichen, dass es durch die Neutralisierungshandlungen zur zunehmenden Generalisierung von Trigger-Reizen und -Situationen sowie zum Aufbau eines zwangsbezogenen Assoziationsnetzwerks kommt, in dem spezifische Reize immer stärker mit dem Zwang und dem aversiven Gefühl verknüpft werden (▶ Kap. 6.8.3).
- Der Punkt »Gefühl« wird zu »Gefühl(e)« sowie um die jeweilige »Bewertung des Gefühls« erweitert. Denn nicht das Gefühl an sich motiviert die Neutralisierungshandlung, sondern implizite Bewertungen des Gefühls, wie z. B. »Die Angst übermannt mich völlig« oder »Die Angst ist ein Beweis dafür, dass eine rasche Reaktion erforderlich ist«. Stellen Ekel oder Unvollständigkeitserleben die primären Gefühle dar, folgt oftmals die Bewertung »Ich kann dieses Gefühl einfach nicht aushalten«, was wiederum in einem sekundären Empfinden von Angst oder Anspannung resultiert. Die Zwangshandlung zielt dann darauf ab, sowohl das primäre als auch das sekundäre Gefühl zu neutralisieren. Sie führt in der Konsequenz ebenfalls zu einer Stabilisierung der Bewertung des Gefühls, da die Neutralisierung dem Betroffenen die korrigierende Erfahrung verwehrt, dass er das Gefühl bewältigen kann.

Auch andere Gefühle, wie z. B. Wut, Trauer oder das Empfinden von Einsamkeit, können im Kontext von Zwangssymptomen auftreten. Allerdings repräsentieren diese eher die Aktualisierung eines intrapsychischen oder interpersonellen Konflikts, welcher im biographischen Zusammenhang mit der Entstehung des Zwangs steht, als jene Gefühle von Angst, Ekel und Unvollständigkeit, die durch Zwangshandlungen neutralisiert werden sollen.

2.4.2 Dysfunktionale zwangsassoziierte Überzeugungen

Sowohl im klassischen als auch im erweiterten kognitiv-behavioralen Modell spielen Bewertungen von Gedanken eine wesentliche Rolle. Sie resultieren aus den Persönlichkeitsmerkmalen und Lebenserfahrungen einer Person und sind bei vielen Zwangserkrankten in ein Netz von dysfunktionalen Überzeugungen eingebettet. Diese fasst die Obsessive Compulsive Cognitions Working Group (OCCWG 1997) systematisch in sechs Domänen zusammen (Meißner et al. 2020):

- *Überschätzung der eigenen Verantwortlichkeit:* Eine Person beeinflusst entscheidend, ob ein negatives und zu vermeidendes Ereignis (realer oder moralischer Art) eintritt oder verhindert werden kann.
- *Überschätzung der Bedeutsamkeit von Gedanken:* Allein das Auftreten eines Gedankens belegt seine Bedeutsamkeit.
- *Überschätzung der Wichtigkeit, die eigenen Gedanken kontrollieren zu können:* Gedanken müssen der willentlichen Kontrolle unterliegen, ansonsten folgen negative Konsequenzen auf moralischer, psychologischer oder Verhaltensebene.
- *Überschätzung von Gefahr:* Wahrscheinlichkeit und Schwere von Gefahren und negativen Ereignissen werden überschätzt.
- *Unsicherheitsintoleranz:* Sicherheit zu erlangen ist essenziell. Es wird befürchtet, in mehrdeutigen Situationen zu scheitern und unvorhersehbare Veränderungen nicht bewältigen zu können.
- *Perfektionismus:* Es ist notwendig, für jedes Problem eine perfekte Lösung zu finden und fehlerfrei zu handeln. Geringe Fehler führen zu schwerwiegenden Konsequenzen.

Die Ausprägung dysfunktionaler Überzeugungen kann sowohl die Entstehung als auch die Aufrechterhaltung der Zwangsstörung mitbedingen. Eine wachsende Datenbasis weist zudem darauf hin, dass zwangsassoziierte Überzeugungen mit spezifischen Symptomdimensionen korreliert sind (Fergus und Carmin 2014; Wheaton et al. 2010) und einen moderierenden Effekt auf die Therapie-Response haben können (Adams et al. 2012; Katz et al. 2019), weshalb ihre Erfassung im Rahmen der individualisierten Diagnostik einen wesentlichen Beitrag zur Behandlungsplanung leistet (Rector et al. 2019). Als zentraler Angriffspunkt der Kognitiven Therapie der Zwangsstörung können sie mittels kognitiver Interventionen sowie Verhaltensexperimenten modifiziert werden, worauf insbesondere in ▶ Kap. 6.8.2 eingegangen wird.

2.5 Funktionalitäten der Zwangsstörung – das Zwei-Bühnen-Modell

Neben den kognitiv-behavioralen Mechanismen, die im Salkovskis-Modell beschrieben werden, tragen oftmals auch spezifische intrapsychische und interpersonelle Funktionalitäten zur Entstehung und Aufrechterhaltung der Zwangsstörung bei, die im Rahmen einer erfolgreichen Psychotherapie Berücksichtigung finden sollten (Külz et al. 2010; Lakatos und Reinecker 2007). In einer inhaltsanalytischen Auswertung von Behandlungsberichten aus dem stationären Setting wurden insgesamt elf verschiedene Funktionalitäten von Zwängen extrahiert. Am häufigsten berichtet wurden dabei: Emotionsregulation (53,7 %; z. B. Umgang mit Trauer und Wut), Abgrenzung, Ablösung und Autonomie (42,1 %), Erlangen von Sicherheit und Kontrolle (21,3 %), Selbstwertstabilisierung (18,3 %), Umgang mit hohen Leistungsanforderungen und hohen moralischen Vorstellungen (12,8 %), Herstellen von Nähe und Geborgenheit (12,8 %; ▶ Tab. 6.1 für eine vollständige Liste). Keine der identifizierten Funktionalitäten war mit einer längeren Erkrankungsdauer oder häufigeren Behandlungsabbrüchen assoziiert. Allerdings ließen sich Zusammenhänge zwischen spezifischen Funktionalitäten und einzelnen Symptomdimensionen der Zwangsstörung feststellen (Külz et al. 2010).

Die möglichen Funktionalitäten der Zwangssymptome spiegeln sich auch im sogenannten *Zwei-Bühnen-Modell* wider (Hoffmann und Hofmann 2018). Es illustriert, dass bei Zwangserkrankten häufig ein zwischenmenschlicher oder innerpsychischer Konflikt auf der »realen Lebensbühne« besteht, der mittels der zum Erkrankungszeitpunkt vorhandenen Ressourcen und Fähigkeiten nur unzureichend lösbar erscheint. Als Bewältigungsversuch wird der Konflikt auf einer Nebenbühne, der sogenannten »Zwangsbühne«, symbolisch und puppentheaterhaft nachgespielt. So wird das reale Problem der Unausweichlichkeit des Todes oder die unverarbeitete Trauer über den Verlust eines nahen Angehörigen z. B. dadurch »gelöst«, dass sämtliche Gegenstände, die magisch mit dem Tod verknüpft sind, gemieden oder durch Zwangshandlungen »unschädlich« gemacht werden (▶ Abb. 2.5).

Beispiel

Seit dem Tod seiner Großmutter, den Herr A. als Jugendlicher erlebt hat, vermeidet er es, auf den Friedhof zu gehen. Um nicht beim Bestatter vorbeizukommen, fährt und geht er in seinem Heimatort immer einen weitläufigen Umweg. Wenn er trotz aller Vorsicht doch einmal einen Leichenwagen oder Grablichter zu Gesicht bekommt, schnellt sein Puls in die Höhe und der Zwang befiehlt ihm, dreimal das Vater Unser zu beten. Die Kleidung, die er bei der Begegnung getragen hat, kommt umgehend in die Waschmaschine und Herr A. muss sich einem aufwendigen Duschritual unterziehen.

2.5 Funktionalitäten der Zwangsstörung – das Zwei-Bühnen-Modell

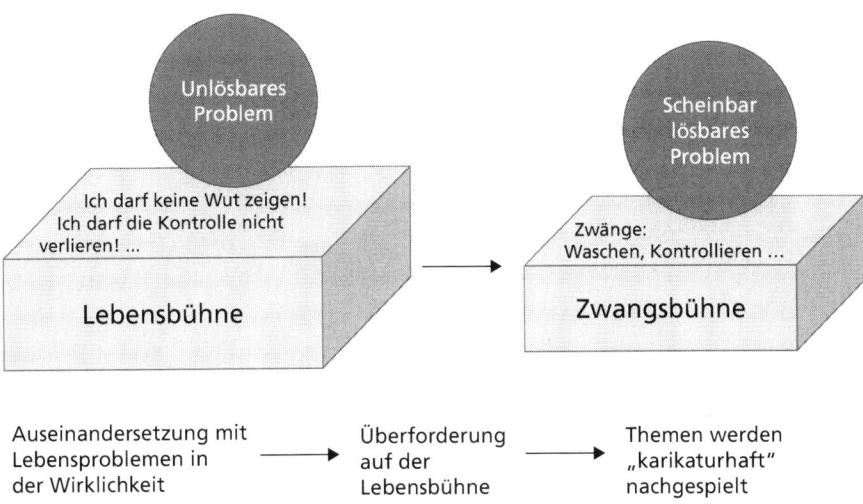

Abb. 2.5: Das Zwei-Bühnen-Modell der Zwangsstörung.

3 Diagnostische Maßnahmen

Grundlage der Diagnostik der Zwangsstörung ist das klinische Interview, das möglichst durch Verhaltensbeobachtungen, idealerweise auch in der natürlichen Umgebung des Patienten, ergänzt werden sollte (Reinecker 2005). Darüber hinaus ist es sinnvoll, die Erstellung von Selbstbeobachtungsprotokollen anzuregen (▶ Kap. 6.3.2). Zur Validierung des klinischen Eindrucks können Screenings und Checklisten sowie strukturierte und standardisierte Interviews herangezogen werden. Instrumente zur Messung des Schweregrades der Erkrankung (▶ Kap. 3.3) sind erst relevant, wenn die Diagnose gesichert ist (Voderholzer et al. 2022a). Sie können zur Verlaufsbeobachtung eingesetzt werden, sollten jedoch nie die alleinige Grundlage einer Diagnosestellung darstellen.

3.1 Screening und Checklisten

Um eine schnelle initiale Einschätzung bzgl. des Vorliegens einer Zwangserkrankung zu erhalten, können folgende fünf Screening-Fragen des *Zohar-Fineberg Obsessive Compulsive Screen* (ZF-OCS; Fineberg und Roberts 2001) herangezogen werden:

- Waschen und putzen Sie sehr viel?
- Kontrollieren Sie sehr viel?
- Haben Sie quälende Gedanken, die Sie loswerden möchten, aber nicht können?
- Brauchen Sie für Alltagstätigkeiten sehr lange?
- Machen Sie sich Gedanken um Ordnung und Symmetrie?

Wenn mindestens eine der Fragen bejaht wird und die vermeintlichen Zwänge zudem das Alltagsleben beeinträchtigen, ist das Vorliegen einer Zwangserkrankung wahrscheinlich. In der englischen Originalversion weist der ZF-OCS eine Sensitivität von 94 % und eine Spezifität von 85 % auf. Wenngleich die Spezifität im deutschsprachigen Raum deutlich geringer auszufallen scheint, überwiegt der Nutzen dieses Screening-Verfahrens, da das Instrument ohne großen Aufwand in allen denkbaren Beratungs- und Behandlungskontexten einsetzbar ist. Ein positives Screening kann eine ausführliche Diagnostik veranlassen. Damit kann eventuell eine verzögerte Diagnosestellung vermieden werden, die zur Chronifizierung von

Zwängen beitragen könnte (Voderholzer et al. 2022a). Bei der ausführlicheren Diagnostik nach positivem Screening werden weitere Messinstrumente verwendet, um die Diagnose zu validieren. Hierzu zählen beispielsweise die Internationalen Diagnosen Checklisten (IDCL; Hiller et al. 1995) sowie strukturierte Interviews.

3.2 Strukturierte und standardisierte Interviews

Bei strukturierten oder standardisierten Interviews sind Reihenfolge und Inhalte der Fragen zu diagnoserelevanten Merkmalen vorgegeben, was in einer hohen Durchführungsobjektivität resultiert. Trotz Sprunganweisungen, die das Auslassen einzelner Fragen erlauben, sofern die entsprechende Diagnose bereits auszuschließen ist, ist der zeitliche Aufwand für die Durchführung allerdings relativ hoch. Sofern das gesamte Interview durchgeführt wird, ist die gleichzeitige Überprüfung von Differentialdiagnosen und komorbiden Störungen möglich. Die am häufigsten verwendeten strukturierten bzw. standardisierten Interviews sind das SKID-I (Strukturiertes Interview für DSM-5 Achse I Störungen), das DIPS (Diagnostisches Interview für Psychische Störungen; Margraf et al. 2017; 2021) sowie das CIDI (Composite International Diagnostic Interview; Wittchen und Semmler 1990). SKID-I und DIPS basieren auf dem DSM-5. Während das SKID vor allem im Forschungskontext eingesetzt wird, wurde das DIPS für verhaltenstherapeutische Zwecke, allerdings zu Lasten des Umfangs der zu prüfenden Störungen, ausdifferenziert (Voderholzer et al. 2022a). Es folgt im Wesentlichen der Struktur des SKID-I und erlaubt eine sehr reliable Diagnostik der Zwangsstörung (Suppiger et al. 2009). Das CIDI weist einen weitgehend standardisierten Ablauf auf und ermöglicht Diagnosestellungen sowohl nach ICD-10 als auch nach DSM-5. Die Retest-Reliabilität wird als sehr hoch bewertet (Wittchen et al. 1998). Ein strukturiertes Interview auf Basis der ICD-11 liegt zum aktuellen Zeitpunkt noch nicht vor.

3.3 Schweregraderfassung

Sowohl in der Forschung als auch in der klinischen Praxis stellt die *Yale-Brown Obsessive-Compulsive Scale* (Y-BOCS; Goodman et al. 1989; deutsche Version: Hand und Büttner-Westphal 1991) den internationalen Goldstandard zur Erfassung der Symptomschwere bei Zwängen dar. Die Y-BOCS ist ein halbstrukturiertes Interview, das den Ausprägungsgrad von Zwangsgedanken und Zwangshandlungen in den letzten sieben Tagen anhand von Fragen zu Zeitaufwand und Häufigkeit, Beeinträchtigung im sozialen und beruflichen Bereich, Leidensdruck, Widerstand und anhand der wahrgenommenen Kontrolle über die Symptome jeweils auf einer

5-stufigen Skala erfasst. Darauf basierend werden zwei Subskalenwerte für Zwangsgedanken und für Zwangshandlungen sowie ein Gesamtwert gebildet, die sich durch gute psychometrische Eigenschaften auszeichnen (Goodman et al. 1989; Woody et al. 1995). Anhand weiterer Interviewfragen kann der Ausprägungsgrad von Einsicht in die Zwangssymptomatik, Vermeidung, Entscheidungsschwierigkeiten, einem übertriebenem Verantwortungsgefühl, Langsamkeit sowie pathologischem Zweifeln bestimmt werden. Die Gesamtdauer des Interviews beträgt etwa 30–60 Minuten (▶ Zusatzmaterial 1).

Ferner steht im Rahmen des AMDP-Systems zur Erhebung des psychopathologischen Befunds ein Modul zur Erfassung von Zwangssymptomen (Grabe et al. 2002) zur Verfügung, das insgesamt 57 Differenzierungen der Symptomatik ermöglicht. Die drei Dimensionen des Moduls umfassen inhaltliche, formale und kognitiv-emotionale Aspekte der Zwangssymptomatik.

3.4   Erfassung der Symptomdimensionen

Die verschiedenen Symptomdimensionen der Zwangsstörung lassen sich neben der freien anamnestischen Exploration gut anhand von Selbstbeurteilungsfragebögen erfassen. Um einen detaillierten Überblick über das aktuelle sowie frühere Vorliegen einzelner Symptome zu erhalten, eignet sich insbesondere die *Y-BOCS Symptom-Checkliste*, welche einen langen Katalog diverser potenzieller Zwangshandlungen und -gedanken umfasst. Insgesamt enthält die Checkliste 70 Items, die in 15 Kategorien eingeteilt sind (▶ Zusatzmaterial 2).

Eine strukturierte Schweregraderfassung verschiedener Dimensionen ermöglicht die *Dimensionale Skala für Zwangsstörungen* (Dimensional Obsessive-Compulsive Scale; DOCS; Abramowitz et al. 2010; Fink-Lamotte et al. 2021). Ihr Auflösungsgrad ist weniger feinkörnig, erlaubt dafür aber eine über das dichotome Antwortformat der Y-BOCS Symptom-Checkliste hinausgehende Beurteilung der Ausprägungsstärke einzelner Symptombereiche. Die vier Skalen der DOCS sind faktorenanalytisch validiert und bilden folgende Dimensionen ab: »Verantwortung«, »Symmetrie«, »Inakzeptable Gedanken« und »Kontamination«. Der Fragebogen ist frei zugänglich und kann in verschiedenen Sprachen von der Homepage der Autoren heruntergeladen werden: https://docs.web.unc.edu/downloads-and-translations/

Das Zwangsinventar *Obsessive-Compulsive Inventory Revised* (OCI-R; Foa et al. 2002; Gönner et al. 2007) ist eines der international gängigsten Selbstbeurteilungsinstrumente der Zwangsstörung, das die Ausprägung der sechs Symptomdimensionen »Kontrollieren«, »Waschen«, »Ordnen«, »Horten«, »Mentales Neutralisieren« und »Zwangsgedanken« mittels 18 Items erfasst (je drei Items pro Skala). Wenngleich der Summenwert über alle Skalen oftmals zur Schweregradmessung der Zwangssymptomatik herangezogen wird, eignet er sich nur bedingt zum Vergleich zwischen verschiedenen Personen, da der Summenwert nicht nur von der Schwere der Störung, sondern maßgeblich auch von der Anzahl der vorliegenden

Symptomdimensionen abhängig ist. Ein Zwangserkrankter, der auf allen Skalen eine leichte Beeinträchtigung angibt, kann so z. B. einen höheren Gesamtwert erzielen als ein anderer, der unter extremen Waschzwängen leidet, dafür aber keine Beeinträchtigung auf den anderen Symptomdimensionen aufweist. Entsprechend sollte bei der Auswertung des OCI-R immer auch die Ausprägung der sechs Subskalen berücksichtigt werden. Dann bietet das Inventar aufgrund seiner Kürze ein effizientes Maß zur dimensionalen Beurteilung der Zwangssymptomatik.

Auch die Kurzform des *Hamburger Zwangsinventars* (HZI-K; Klepsch et al. 1993) erfasst die erlebte Zwangssymptomatik anhand verschiedener Subskalen: »Kontrollhandlungen«, »Reinigung«, »Ordnung«, »Zählen«, »Berühren«, »Sprechen«, »Gedankliche Rituale« sowie »Gedanken, sich oder anderen Leid zuzufügen«. Das HZI-K umfasst 72 Items und weist zufriedenstellende psychometrische Eigenschaften auf. Es liegen Vergleichswerte von Gruppen von Zwangskranken und von Gesunden aus dem deutschen Sprachraum vor. Durch die Abstufung der Items nach Schwierigkeit differenziert das HZI-K auch bei Betroffenen mit leichterer Zwangssymptomatik gut, was jedoch auf Kosten der Diskriminationskraft im hochpathologischen Bereich geschieht (Voderholzer et al. 2022a).

3.5 Erfassung weiterer zwangsassoziierter Merkmale

Neben den Symptomdimensionen stellen die Motivdimensionen sowie die verschiedenen Funktionalitäten der Zwangsstörung wesentliche Merkmale der Erkrankung dar. Manche Patienten zeichnen sich zudem durch eine ausgeprägte Erlebensvermeidung aus, die die Motivation zur Expositionsbehandlung negativ beeinflussen kann. Ebenso spielt auch die Ausprägung dysfunktionaler Überzeugungen eine wichtige Rolle in der Entstehung und Aufrechterhaltung der Zwangsstörung (OCCWG 1997). Da eine erfolgreiche Behandlung die Anpassung von Interventionen an individuelle Patientenmerkmale erforderlich macht, ist es wichtig, diese Merkmale im Rahmen des diagnostischen Gesprächs detailliert zu explorieren. Darüber hinaus können Fragebögen verwendet werden, um den klinischen Eindruck zu validieren und zu vertiefen.

3.5.1 Erfassung von Motivdimensionen

Um die Ausprägung der Motivdimensionen Schadensvermeidung und Unvollständigkeit zu erheben, kann die 10 Items umfassende deutsche Kurzversion des *Obsessive-Compulsive Trait Core Dimensions Questionnaire* (OCTCDQ-R; Ecker et al. 2011) herangezogen werden. Etwas ausführlicher kann Schadensvermeidung im Sinne einer stabilen Persönlichkeitseigenschaft auch mittels des *Temperament and Character Inventory* (TCI; Cloninger et al. 1993; Richter et al. 2000) erhoben werden.

Dieser bildet zudem die vier Subfacetten »Vorausschauende Sorge«, »Angst vor Unsicherheit«, »Schüchternheit« sowie »Ermüdbarkeit« ab. Weitere Fragebögen zur Erhebung der beiden Facetten von Unvollständigkeit sind der *Not Just Right Experiences Questionnaire-Revised* (NJRE-QR; Coles et al. 2003; Ecker und Gönner 2005) sowie der *Fragebogen zum Unvollständigkeitserleben* (FSU-12; Ecker et al. 2013). Zur Messung von Sensitivität für Ekel kann die 7 Items umfassende *Skala zur Erfassung der Ekelsensitivität* (SEE; Schienle et al. 2010) verwendet werden. Eine detailliertere Auswertung ermöglicht der aus 37 Items und fünf Subskalen bestehende *Fragebogen zur Erfassung der Ekelempfindlichkeit* (FEE; Schienle et al. 2002).

3.5.2 Erfassung von Funktionalitäten

Auch bei der Erfassung der individuellen Funktionalitäten des Zwangs ist das diagnostische Gespräch essenziell. Zusätzlich kann der *Fragebogen zu Funktionalitäten bei Zwangsstörungen* (FFZ; Kulla et al. 2015) herangezogen werden, der 21 Items umfasst und eine gute Reliabilität aufweist. Er steht inklusive Normwerten unter https://www.thieme-connect.de/media/ppmp/201506/supmat/10-1055-s-0034-1394459-925-0001.pdf frei zum Download verfügbar. Neben dem Gesamtscore bildet er Werte für die interpersonelle Regulation und die intrapsychische Funktion ab, die sich wiederum aus den Subskalen »Bestätigung« und »Schutz vor Verantwortung« bzw. »Beschäftigung« und »Emotionsregulation« zusammensetzen.

3.5.3 Erfassung von dysfunktionalen zwangsassoziierten Überzeugungen

Zur Erhebung dysfunktionaler Überzeugungen, die mit dem Zwang einhergehen, kann die deutsche Adaption des *Obsessive Beliefs Questionnaire* (OBQ-D; Ertle et al. 2008) herangezogen werden, der die drei Subskalen »Bedeutsamkeit von Gedanken/Notwendigkeit, Gedanken zu kontrollieren«, »Perfektionismus/Unsicherheitsintoleranz« sowie »Gefahrenüberschätzung/Überhöhte subjektive Verantwortlichkeit« umfasst. Eine Alternative hierzu stellt der *Metakognitionsfragebogen* (MKF-30; Arndt et al. 2011; engl. Metacognitions Questionnaire) dar, der aus folgenden fünf Subskalen besteht: »Unkontrollierbarkeit/Gefährlichkeit«, »Positive Überzeugungen«, »Vertrauen in das Gedächtnis«, »Kognitive Selbstaufmerksamkeit« sowie »Bedürfnis nach Kontrolle«. Beide Fragebögen zeichnen sich durch eine hinreichend gute Validität und Reliabilität aus.

3.5.4 Erfassung von Erlebensvermeidung

Das Ausmaß der Erlebensvermeidung kann ökonomisch mittels des 7 Items umfassenden *Fragebogens zu Akzeptanz und Handeln* (FAH-II; Hoyer und Gloster 2013; engl. Acceptance and Action Questionnaire, AAQ-II) erfasst werden, der frei zum Download verfügbar steht: https://doi.org/10.1159/000347040

4 Grundsätzliche Behandlungsmöglichkeiten und evidenzbasierte Empfehlungen

Eine seit nunmehr sechs Jahrzehnten wachsende Datenbasis belegt, dass die Zwangsstörung durch (kognitiv-)verhaltenstherapeutische Ansätze mit Exposition und Reaktionsmanagement gut behandelbar ist. Darüber hinaus weist eine zunehmende Anzahl von Studien auf den Nutzen von neu hinzugekommenen Verfahren der Dritten Welle in der Behandlung von Zwangsstörungen hin. Wenngleich seit langem auch tiefenpsychologisch begründete Verfahren sowie Gesprächspsychotherapie zum Einsatz kommen, ist deren Wirksamkeit bisher leider kaum erforscht. Das vorliegende Manual bietet eine Zusammenstellung wesentlicher evidenzbasierter Psychotherapiemaßnahmen zur Behandlung der Zwangsstörung, in deren Fokus Methoden der *Kognitiven Verhaltenstherapie* (KVT) stehen, die durch Techniken aus der Dritten Welle ergänzt werden. Sie können sowohl im ambulanten als auch im (teil-)stationären Setting sowie im Einzel- und Gruppenformat Anwendung finden. Nachfolgend werden die Grundsätze dieser Verfahren kompakt dargestellt und die aktuellen Behandlungsleitlinien zusammengefasst, bevor hergeleitet wird, inwiefern spezifische Patientenmerkmale im Sinne einer individuell angepassten Therapie Berücksichtigung finden sollten.

4.1 Übersicht über Therapieverfahren und Behandlungssettings

Die kognitiv-verhaltenstherapeutische Behandlung der Zwangsstörung verbindet Methoden auf kognitiver Ebene mit Interventionen auf der Verhaltensebene. Erstere zielen darauf ab, die verzerrten, nicht realitätsgerechten Kognitionen und Bewertungen, die mit Zwängen einhergehen, in Richtung einer unverzerrteren Wahrnehmung und Interpretation der Realität zu verändern. Auch die Metakognitive Therapie (▶ Kap. 6.8.2) und die Assoziationsspaltung (▶ Kap. 6.8.3) lassen sich den kognitiven Verfahren zuordnen. Verhaltensorientierte Techniken wirken hingegen auf eine Symptomverbesserung durch eine Änderung des Verhaltens hin. Zu diesen Interventionen zählt insbesondere die Exposition mit Reaktionsmanagement, in deren Rahmen sich Betroffene aktiv in zwangsassoziierte Situationen begeben, ohne die aufkommenden aversiven Gefühle durch Zwangshandlungen zu neutralisieren (▶ Kap. 6.6).

Die sogenannte Dritte Welle der Verhaltenstherapie legt einen stärkeren Fokus auf Emotionsregulation, Achtsamkeit sowie die Akzeptanz negativer Gedanken und Gefühle anstelle deren Veränderung bzw. Umstrukturierung. Spezifische Dritte-Welle-Verfahren, deren Nutzen für die Behandlung der Zwangsstörung empirisch untersucht wurde, sind beispielsweise die Akzeptanz- und Commitment-Therapie (ACT) und die Mindfulness Based Cognitive Therapy (MBCT).

Die genannten Verfahren kommen sowohl in der ambulanten als auch in der (teil-)stationären Behandlung zum Einsatz. Stationäre kognitiv-verhaltenstherapeutische Programme für Zwangsstörungen verfolgen üblicherweise ein multimodales Konzept. Im Rahmen der Einzeltherapie werden Expositionen mit Reaktionsmanagement unter therapeutischer Anleitung sowie in Eigenregie durchgeführt. Hinzu kommen eine Reihe weiterer Maßnahmen wie störungsspezifische Gruppentherapien, Selbstsicherheitstraining, Achtsamkeitsgruppen, kunst-, ergo- und tanztherapeutische Angebote, Sport sowie weitere begleitende Therapieelemente. Das stationäre Setting bietet die Möglichkeit, sich durch die Reduktion von alltäglichen Anforderungen und häuslichen Belastungsfaktoren intensiv auf die Therapie fokussieren zu können.

4.2 Empfehlungen der aktuellen Behandlungsleitlinie

Die erste revidierte Fassung der S3-Leitlinie Zwangsstörungen, die unter Federführung der Deutschen Gesellschaft für Psychiatrie und Psychotherapie, Psychosomatik und Nervenheilkunde (DGPPN) erstellt wurde, verfolgt das Ziel, die Versorgung der betroffenen Patienten durch evidenz- und konsensusbasierte Behandlungsempfehlungen zu verbessern. Uneingeschränkt und nachhaltig empfiehlt die Leitlinie als Therapie der ersten Wahl eine störungsspezifische KVT einschließlich Exposition mit Reaktionsmanagement. Sie ist effektiv bei einem breiten Spektrum von Zwangspatienten und sollte daher unabhängig von Schweregrad und Chronizität der Symptomatik, Komorbiditäten, Vorbehandlungen, soziodemografischen und psychologischen Faktoren angeboten werden (Voderholzer et al. 2022b). Die Effektstärken der Expositionstherapie gehören dabei zu den höchsten im Bereich psychotherapeutischer Behandlungen (Hunsley et al. 2014). Das Behandlungssetting erweist sich als weniger einflussreich für den Therapieerfolg. Sofern die Behandlung KVT mit Exposition und Reaktionsmanagement im Rahmen multimodaler, für Zwangsstörungen spezialisierter Therapieprogramme umfasst, erzielt sie im stationären Setting hohe Effektstärken. Ebenso erweist sich eine KVT-basierte Behandlung im Gruppenformat als wirksam, wenngleich die Datenlage hierzu noch dünn ist (Voderholzer et al. 2022b). Sofern ein persönlicher Kontakt nicht möglich ist, kann die gesamte Therapie per Videokonferenz durchgeführt werden. Alternativ kann bei begrenztem Angebot von Präsenztherapie oder zur

Wartezeitüberbrückung auch ein internetbasiertes Programm in Erwägung gezogen werden. Die Leitlinie empfiehlt darüber hinaus, die Sitzungen nach Möglichkeit mit hoher Frequenz, z. B. im Blockformat, darzubieten und enge Bezugspersonen in die Behandlung mit einzubeziehen. Für den Veränderungsprozess wurde als wichtig erkannt, dass die Expositionsübungen einerseits unter Therapeutenbegleitung durchgeführt werden, und die Patienten andererseits regelmäßig im häuslichen Umfeld üben. Schließlich sollte die Behandlung bei grundsätzlichem Ansprechen bis zur Remission fortgeführt werden, da der Remissionsstatus ein wichtiges Ziel zur Minimierung von Rückfällen darstellt (Braga et al. 2005; Eisen et al. 2013; Elsner et al. 2020).

Einige psychotherapeutische Weiterentwicklungen der Dritten Welle, wie die ACT, achtsamkeitsbasierte sowie metakognitive Verfahren, wurden inzwischen ebenfalls auf ihre Wirksamkeit in der Behandlung von Zwangsstörungen untersucht. Zusammenfassend zeigt sich, dass diese Ansätze wirksam sind, ihre Effektgrößen im Durchschnitt jedoch nicht an die der KVT heranreichen und sie als Add-on zur KVT keine signifikante Wirksamkeitssteigerung erzielen (Strauss et al. 2018; Twohig et al. 2018). Daher werden sie primär als Behandlungsalternativen oder -ergänzungen für Patienten empfohlen, die expositionsbasierte KVT (noch) nicht akzeptieren oder unzureichend auf sie ansprechen.

In die Empfehlungen wurde zudem der klinische Konsenspunkt neu mit aufgenommen, dass sport- und bewegungstherapeutische Interventionen, wie z. B. Ausdauertraining, eine wertvolle Ergänzung zur leitliniengerechten Therapie sein können. Eine klinische Konsensempfehlung für Ergotherapie wurde nach Eingang in die erste Fassung der S3-Leitlinie (Hohagen et al. 2014) auch in der revidierten Version übernommen (Voderholzer et al. 2022b). Demnach kann Ergotherapie durch konkretes Training von Alltagstätigkeiten und Übungen im häuslichen Umfeld eine sinnvolle Erweiterung leitliniengerechter Psychotherapie darstellen.

Bezüglich einer psychopharmakologischen Behandlung der Zwangsstörung sind SSRIs die Medikamente mit dem höchsten Empfehlungsgrad. Ihre Wirksamkeit ist durch eine Vielzahl an kontrollierten randomisierten Studien belegt (Skapinakis et al. 2016; Soomro et al. 2008). SSRIs sind dann indiziert, wenn KVT mit Exposition nicht verfügbar ist, nicht wirksam war, vom Patienten abgelehnt wird oder um die Bereitschaft für KVT mit Exposition zu erhöhen. Als Medikament zweiter Wahl wird das trizyklische Antidepressivum Clomipramin empfohlen, da kein wesentlicher Vorteil gegenüber SSRIs besteht, die Behandlung jedoch mit einer schlechteren Verträglichkeit sowie höheren Abbruchquoten einhergeht (Voderholzer et al. 2022b). Bei Nichtansprechen auf eine Monotherapie mit SSRIs oder Clomipramin kann eine Augmentation mit den atypischen Neuroleptika Aripiprazol oder Risperidon erwogen werden, deren Wirksamkeit ebenfalls metaanalytisch belegt ist (Dold et al. 2015; Zhou et al. 2019). Für vertiefende Hinweise und Empfehlungen zur Anwendung der Psychopharmakotherapie bei Zwängen wird auf die Langversion der revidierten S3-Leitlinie Zwangsstörungen verwiesen, die unter https://register.awmf.org/assets/guidelines/038_017l_S3_Zwangsst%C3%B6rungen_2022-07.pdf zum Download verfügbar ist. Begrüßenswerterweise befindet sich auch eine Version für Patienten und Angehörige in der Entwicklung, welche die Leitlinienempfehlungen in laienverständlicher Sprache wiedergeben und so zur nachhaltigen

Implementierung und Verbreitung des leitlinienorientierten Wissens beitragen soll (Voderholzer et al. 2022b).

4.3 Berücksichtigung spezifischer Patientenmerkmale

Trotz der grundsätzlich gut belegten Effektivität von KVT und Pharmakotherapie mit SSRIs weisen 40–60 % der behandelten Patienten mit Zwangsstörung eine unzureichende Therapie-Response auf (Hirschtritt et al. 2017). Um die Behandlungserfolgsrate zu erhöhen, stellt die Berücksichtigung spezifischer Patientenmerkmale ein wesentliches Optimierungspotenzial dar (Sookman et al. 2005). Wenngleich die Datenlage hierzu noch relativ dünn ist, da die Vielgestaltigkeit der Zwangsstörung die Untersuchung großer bzw. segregierter Stichproben erforderlich macht, weisen empirische Befunde darauf hin, dass die verschiedenen Symptomdimensionen mit unterschiedlichen Response-Raten auf KVT assoziiert sein können (Mataix-Cols et al. 2005; Thorsen et al. 2018). So ist eine stärkere Ausprägung von tabuisierten Zwangsgedanken in einigen Studien mit schlechteren Therapieerfolgen assoziiert. Zudem hängen einzelne Symptomdimensionen verstärkt mit spezifischen Motivdimensionen zusammen (Cervin et al. 2020; Ecker und Gönner 2017; Taylor et al. 2014), deren Einfluss auf den Therapieerfolg wiederum durch eine wachsende Datengrundlage gestützt wird. In einer Stichprobe von zwangserkrankten Kindern und Jugendlichen zeigte sich beispielsweise, dass eine höhere Ausprägung von Ekel oder Unvollständigkeit mit einem schlechteren Ansprechen auf eine standardisierte Expositionsbehandlung assoziiert war, während die Ausprägung von Angst den Therapieerfolg nicht signifikant vorhersagte (Cervin und Perrin 2021). Eine höhere Ekelsensitivität zu Beginn der Expositionsbehandlung war ebenfalls mit einer schlechteren Therapie-Response assoziiert (Mathes et al. 2019). Erfahrene Experten betonen entsprechend, dass symptom- und motivdimensionsspezifische Besonderheiten bei der Expositionstherapie zu beachten sind, um optimale Behandlungserfolge zu erzielen (z.B. Ecker 2014; Fricke 2016; Hoffmann und Hofmann 2018; Thayer et al. 2021). Daneben stellen die Funktionalitäten der Zwangsstörung sowie ggf. vorliegende Komorbiditäten weitere wesentliche patientenspezifische Merkmale dar, an die die Behandlung angepasst werden sollte (Külz 2010).

▶ Abb. 4.1 veranschaulicht, wie Symptomebene, Motivebene und ausgewählte Funktionalitäten bei einem Großteil von Zwangserkrankten miteinander zusammenhängen. Die Funktionalitäten können vielfältig sein und stellen jeweils typische Beispiele dar.

Hinsichtlich weiterer potenzieller Prädiktoren des Therapieerfolgs zeichnet die Befundlage ein inkonsistentes Bild. Verschiedene Studien ergaben, dass ein höherer Schweregrad der Zwangssymptomatik vor Therapiebeginn einerseits geringere Remissionsraten vorhersagt, andererseits aber auch eine stärkere Symptomreduktion

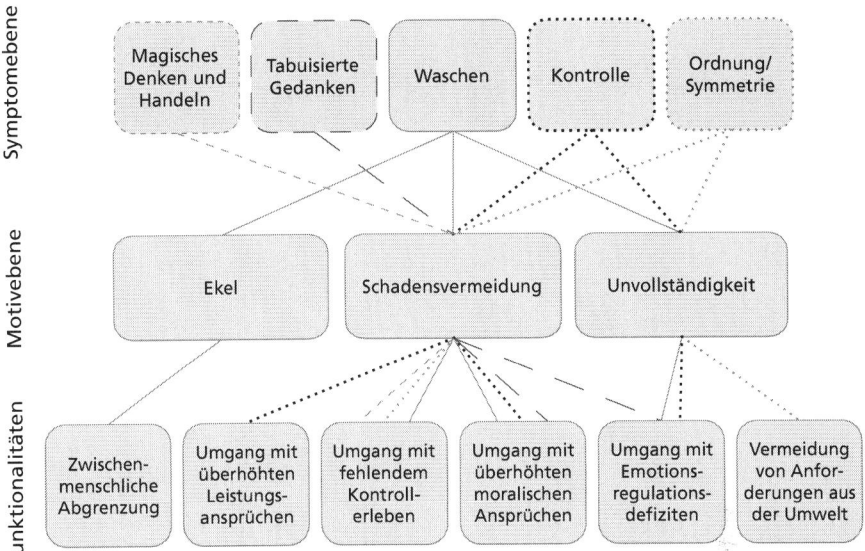

Abb. 4.1: Zusammenhänge zwischen Symptomebene, Motivebene und beispielhaften Funktionalitäten, die bei vielen Zwangserkrankten zu beobachten sind.

(Hilbert et al. 2021; Kathmann et al. 2022; Siwiec et al. 2019) – was teils dadurch erklärbar ist, dass ein höherer Baseline-Schweregrad rein statistisch mit einem größeren Verbesserungspotential einhergeht als ein geringer. In einer Metaanalyse von 16 randomisierten kontrollierten Studien zeigte sich hingegen kein signifikanter Zusammenhang zwischen dem Schweregrad der Zwangssymptomatik und der Effektstärke der Behandlung (Olatunji et al. 2013). Auch hinsichtlich der Erkrankungsdauer wurde in einer Übersichtsarbeit kein signifikanter Zusammenhang mit dem Therapieerfolg gefunden (Knopp et al. 2013). Die Studienergebnisse zum Einfluss von Komorbiditätsraten werden als inkonsistent bewertet und erlauben keine klare Schlussfolgerung (Voderholzer et al. 2022a). Zwar kann es bei Patienten mit komorbider Depression zu einer höheren Therapieabbruchquote kommen (Kyrios et al. 2015), metaanalytisch zeigt sich jedoch kein signifikanter Zusammenhang zwischen dem Therapieergebnis und der Schwere der depressiven Symptomatik vor der Therapie (Olatunji et al. 2013). Zum Einfluss soziodemografischer Faktoren wie Alter, Geschlecht, Bildungsgrad, Familienstand und Beschäftigungsstatus fand das Gros der Studien keine signifikanten Zusammenhänge mit dem Therapieergebnis (Kyrios et al. 2015; Raffin et al. 2009; Siwiec et al. 2019). Allerdings lassen metaanalytische Befunde darauf schließen, dass bei Kindern im Mittel größere Therapieerfolge zu erzielen sind als bei Erwachsenen (Olatunji et al. 2013; Reid et al. 2021). Zusammenfassend ist festzuhalten, dass sich zwar in einigen Studien Zusammenhänge zwischen spezifischen Patientenmerkmalen und einer höheren Restsymptomatik zeigen, jedoch weitere Untersuchungen notwendig sind, um verlässlichere Vorhersagen treffen zu können (Voderholzer et al. 2022a). Expositionsbasierte KVT sollte entsprechend unabhängig von Schweregrad und

Chronizität der Symptomatik, Komorbiditäten und soziodemografischen Variablen angeboten werden.

Während eine große empirische Datenbasis belegt, dass die Exposition mit Reaktionsmanagement gute Erfolge in der Behandlung der Zwangsstörung aufweist, fehlen bislang leider Studien zur motivdimensionsbezogenen Anpassung des Expositionsprocederes, wie z. B. dem aktiven Einsatz von subjektkonstituierenden Hilfen (▶ Kap. 6.3.6) oder der Exposition mit biographischer Exploration (▶ Kap. 6.7.2). Da sich diese Modifikationen in der Praxis jedoch klar bewährt haben (Hofmann und Hoffmann 2014), finden sie im vorliegenden Manual ebenfalls Berücksichtigung.

5 Entscheidungen im Kontext der Behandlungsplanung

Wenngleich das Behandlungssetting bei leitliniengerechter zwangsstörungsspezifischer KVT keinen bedeutsamen Einfluss auf die Wirksamkeit der Behandlung hat (▶ Kap. 4.2), ist in Abhängigkeit von individuellen Patientenmerkmalen sowie des Behandlungsangebotes abzuwägen, ob eine Therapie ambulant oder stationär, im Einzel- oder Gruppensetting durchgeführt werden sollte. Ebenso sind Entscheidungen hinsichtlich der Behandlungsintensität, -frequenz und -dauer zu treffen. Schließlich sollte unter Berücksichtigung der individuellen Symptombelastung auch die Möglichkeit einer medikamentösen Begleittherapie erwogen werden. Als Option zur Überbrückung langer Wartezeiten steht eine wachsende Anzahl internetbasierter Therapieangebote zur Verfügung.

5.1 Entscheidung über ambulante oder stationäre Therapie

Bisher liegen für die Zwangsstörung keine kontrollierten Studien vor, in denen die Wirksamkeit einer Behandlung in unterschiedlichen Settings (ambulant, teilstationär oder stationär) mit randomisierter Zuteilung untersucht wurde. Daher sollten hinsichtlich der Auswahl einer Therapieform immer auch ökonomische Aspekte berücksichtigt werden und entsprechend eine kostengünstigere ambulante Behandlung der teureren stationären Behandlung vorgezogen werden – sofern eine adäquate ambulante Psychotherapie verfügbar ist und keine zwingenden Indikationen für eine stationäre Therapie vorliegen (Voderholzer et al. 2022a). Eine nicht ausreichende ambulante Behandelbarkeit kann aufgrund verschiedener Faktoren bestehen, z. B. bei einer sehr schweren Form der Zwangsstörung, die den Tagesablauf massiv beeinträchtigt und das regelmäßige Wahrnehmen von Terminen außer Haus unmöglich macht. Weitere Kriterien, bei denen eine störungsspezifische stationäre Therapie indiziert ist, sind akute Suizidalität, schwerwiegende Verwahrlosung oder Vernachlässigung der eigenen Person oder abhängiger Dritter (z. B. Kindern), ein hoher Leidensdruck bei starker Beeinträchtigung der psychosozialen Funktionsfähigkeit, das Vorliegen psychischer oder somatischer Komorbiditäten, die eine ambulante Behandlung erheblich erschweren, sowie ein ausgeprägtes, krankheitsförderndes häusliches Umfeld. Auch bei Nicht-Ansprechen auf eine leitliniengerechte störungsspezifische ambulante Therapie wird eine stationäre Behandlung, die ein spezialisiertes Konzept mit KVT und Exposition für Zwangsstörungen umfasst, empfohlen. Kliniken, die nur störungsübergreifende Gruppen und keine therapeutenbegleiteten Expositionsübungen anbieten, sind nicht adäquat auf die Behandlung von Zwangsstörungen ausgerichtet und erhalten entsprechend keine uneingeschränkte Empfehlung.

5.2 Entscheidung über Einzel- oder Gruppenformat

Sowohl expositionsbasierte Einzel- als auch Gruppentherapie hat sich als wirksam in der Behandlung der Zwangsstörung erwiesen (Voderholzer et al. 2022a). Eine Metaanalyse von 13 Primärstudien, in denen eine kognitiv-behaviorale Gruppentherapie mit verschiedenen aktiven und passiven Kontrollbedingungen (Warteliste, Entspannungstraining und medikamentöse Behandlung) verglichen wurde, ergab eine signifikant größere Besserung der Zwangssymptomatik durch die Gruppentherapie als durch die Kontrollbedingungen (Jónsson und Hougaard 2009). Weitere Studienergebnisse weisen darauf hin, dass sich die Effektstärken von Einzel- und Gruppentherapie nicht bedeutsam voneinander unterscheiden (Anderson und Rees 2007; Cabedo et al. 2010). Dennoch bieten beide Formate jeweils spezifische Vorteile, die in der individuellen Behandlungsplanung Berücksichtigung finden sollten (▶ Tab. 5.1).

Tab. 5.1: Vorteile von Einzel- bzw. Gruppentherapie.

Einzeltherapie	Gruppentherapie
• Stabilisierung bei massiver Belastung • Behandlung von Komorbiditäten (insb. PTBS, schwere Depression …) • Tiefergehende Berücksichtigung der individuellen Biographie	• Entlastung durch Normalisierung • Enttabuisierung stark schambehafteter Zwangsgedanken • Förderung der Verbalisierung von eigenen Bedürfnissen und Grenzen • Erlernen sozialer Kompetenzen • Erhöhte Motivation, sich zu exponieren • Modelllernen • Aufbau sozialer Kontakte

Im Hinblick auf das Versorgungssystem bietet die Gruppentherapie zudem den großen Vorteil, dass mehrere Patienten gleichzeitig behandelt werden können — die Effizienz der Behandlung im Vergleich zur Einzeltherapie also deutlich erhöht ist.

5.3 Entscheidungen hinsichtlich Behandlungsintensität, -frequenz und -dauer

Konfrontationsbasierte Verfahren wie die Exposition mit Reaktionsmanagement können entweder in graduierter oder massierter Form umgesetzt werden. Bei der massierten Konfrontation wird direkt mit einem der vom Patienten als am schwierigsten eingestuften Expositionszenarien begonnen. Im Rahmen der graduierten Exposition wird hingegen Schritt für Schritt mit immer schwierigeren Situationen konfrontiert (Teismann und Margraf 2017). Lerntheoretische Befunde weisen darauf hin, dass ein massiertes Expositionsvorgehen zu einer schnelleren Symptomreduktion beiträgt als eine graduierte Therapie. Die Patientenakzeptanz für eine Konfrontation mit dem schlimmstmöglichen Zwangsszenario ist jedoch äußerst gering. In den allermeisten Fällen empfiehlt sich daher ein graduiertes Vorgehen, bei dem der Patient zunächst eine Zwangshierarchie erstellt und dann gemeinsam mit dem Therapeuten überlegt, auf welcher Schwierigkeitsstufe er bei seiner ersten Expositionsübung einsteigen möchte (▶ Kap. 6.5). Idealerweise sollte die erste Exposition den Patienten herausfordern, aber nicht überfordern. Er darf dabei selbst entscheiden, was er sich zutraut, und was ihm zum aktuellen Zeitpunkt noch zu schwierig erscheint. Jede bewältigte Exposition stellt eine korrigierende Erfahrung dar, die Lernprozesse anregt, das Selbstwirksamkeitserleben steigert und die Motivation des Patienten erhöht. Reine Mutproben, die keinen Bezug zur Lebensrealität des Patienten haben, sind wenig erfolgversprechend, da sie schlecht generalisieren. Grundsätzlich gilt, dass jede scheinbar noch so kleine Exposition besser ist als ein wochenlanges Hinauszögern der Konfrontation.

> **Merke:** Im Hinblick auf den Schwierigkeitsgrad ist die beste Exposition diejenige, die der Patient auch (planmäßig und selbstgesteuert) umsetzen kann.

Hinsichtlich der Frage nach der optimalen Behandlungsfrequenz der Therapiesitzungen weisen neurobiologische Befunde darauf hin, dass der Lernerfolg bei Expositionsübungen besonders hoch ist, wenn diese eng getaktet sind und mehrfach wöchentlich stattfinden (Moll et al. 1999). Entsprechend zeichnet sich das in Norwegen entwickelte Bergen 4-Day Treatment (B4DT), in dessen Rahmen Zwangspatienten vier Tage lang intensiv im Gruppen- und Einzelsetting Expositionsübungen durchführen, durch eine äußerst hohe Effektivität und Akzeptanz aus (Hansen et al. 2018; 2019). Beim B4DT wird mit einem 1:1-Schlüssel von Therapeuten und Patienten in kleinen Gruppen von 3–6 Patienten gearbeitet. Am ersten Tag erfolgen Psychoedukation und Vorbereitung der Expositionsübungen in der Gruppe. An den Tagen 2 und 3 werden ganztägig Expositionsübungen in Begleitung sowie in Eigenregie durchgeführt. Am vierten Tag werden die Ergebnisse in der Gruppe zusammengefasst und weitere Expositionsübungen für die Zeit nach der Behandlung erarbeitet. Leider wird das B4DT aufgrund des vergleichsweise hohen organisatorischen Aufwands weltweit bisher nur an wenigen Standorten angeboten. Basierend auf der bemerkenswerten Effektivität des B4DT empfiehlt die revidierte S3-Leitlinie Zwangsstörungen die Durchführung hochfrequenter Exposition mit Reaktionsmanagement (Blockexposition an unmittelbar aufeinanderfolgenden Therapietagen, mindestens aber zwei lange Expositionseinheiten pro Woche), sofern die Möglichkeit dazu besteht (Voderholzer et al. 2022a).

Weiterhin ist zu berücksichtigen, dass die Anzahl der Therapiestunden pro Patient positiv mit der Wirksamkeit der Intervention korreliert (NICE-Leitlinie 2006). Demnach erzielen Therapien, die mehr als 30 Stunden umfassen, bessere Ergebnisse als kürzere Therapien – wenngleich adäquat umgesetzte Behandlungen mit weniger als zehn Stunden ebenfalls effektiv sein können. In einer Studie von Simpson et al. (2021) zeigt sich zudem, dass ca. die Hälfte jener Patienten, die während der ersten 34 Stunden einer KVT nicht remittiert waren, durch eine Verlängerung um weitere 16 Stunden den Remissionsstatus (Kriterium Y-BOCS < 12) erreichen konnten. Dies kann als direkter Hinweis dafür gewertet werden, dass eine verlängerte KVT zu einer verbesserten Erfolgsrate beitragen kann (Voderholzer et al. 2022a).

5.4 Endscheidungen hinsichtlich Psychotherapie und Medikation

Grundsätzlich stellt KVT mit Exposition und Reaktionsmanagement die Behandlung erster Wahl dar. Über verschiedene Studien hinweg erzielt sie im Vergleich zur Pharmakotherapie gleichwertige, eher bessere Ergebnisse (Öst et al. 2015; Skapinakis et al. 2016). Entsprechend lässt die Ergänzung einer Pharmakotherapie (mit SSRIs oder Clomipramin) durch KVT eine Wirksamkeitssteigerung erwarten, während eine zusätzliche Pharmakotherapie im Rahmen einer KVT keine nachweisbare Überlegenheit gegenüber der KVT-Monotherapie besitzt. Wenngleich in der Praxis oftmals angenommen wird, dass die Kombination zweier nachweislich wirksamer Behandlungsansätze additive Erfolge erzielen sollte, kann nicht ausgeschlossen werden, dass die Einnahme von Medikamenten die Motivation zur Durchführung von Expositionsübungen bzw. die Selbstwirksamkeitsüberzeugung verringern kann, was schlechtere Lernerfolge zur Folge haben könnte (Voderholzer et al. 2022a). Gründe für eine Kombinationsbehandlung aus expositionsbasierter KVT und Pharmakotherapie können jedoch vorliegen, wenn ein schnellerer Wirkungseintritt erreicht werden soll, oder bei komorbider mittelgradiger bis schwerer Depression, wobei der Evidenzgrad für diese Empfehlung gering ist (Voderholzer et al. 2022a). Grundsätzlich ist eine Kombinationsbehandlung einer rein medikamentösen Therapie vorzuziehen.

Pharmakotherapie ist als Monotherapie indiziert, wenn KVT abgelehnt wird, wegen der Schwere der Symptomatik nicht durchführbar oder nicht verfügbar ist oder um die Bereitschaft für KVT zu erhöhen. Auch auf Wunsch des Patienten hin bzw. bei positiven Erfahrungen in der Vergangenheit kann eine medikamentöse

Monotherapie durchgeführt werden. Für die Behandlung der Zwangsstörung stellen SSRIs wie Citalopram,[2] Fluoxetin, Escitalopram, Paroxetin und Sertralin die Psychopharmaka mit dem besten Haupt-zu-Nebenwirkungsverhältnis dar und sollten in Abhängigkeit von Verlauf und Verträglichkeit bis zu den maximal zugelassenen therapeutischen Dosierungen eingesetzt werden, um bestmögliche Effekte zu erzielen. Da alle SSRIs eine vergleichbare Wirksamkeit aufweisen, sollte die Auswahl des Präparates anhand unerwünschter Wirkungen und möglicher Wechselwirkungen getroffen werden. Insbesondere sollten Patienten vor Beginn der medikamentösen Behandlung umfassend über mögliche unerwünschte Wirkungen aufgeklärt und partizipativ in die Entscheidungsfindung mit einbezogen werden. Die Behandlungsdauer mit einem SSRI sollte mindesten 12 Wochen betragen, wobei spätestens ab Woche 6–8 die maximal zugelassene Dosis erreicht werden sollte, sofern nicht bereits eine Remission eingetreten ist. Bei Ansprechen auf die Therapie sollte diese zur Vermeidung von Rückfällen für 1–2 Jahre mit der zuletzt wirksamen Dosis fortgeführt werden. Das Absetzen sollte schließlich über einen Zeitraum von mehreren Monaten unter kontinuierlicher Symptombeobachtung erfolgen (Voderholzer et al. 2022b).

Sollte durch die initiale SSRI-Behandlung keine mindesten 25 %ige Besserung der Symptomatik eintreten, wird der Wechsel zu einem anderen SSRI empfohlen. Nach zwei oder mehr erfolglosen Versuchen mit SSRIs kann eine Medikation mit Clomipramin erwogen werden. Tritt auch hierdurch keine hinreichende Besserung ein, sollte eine Augmentation der SSRI/Clomipramin-Behandlung mit atypischen Neuroleptika, insbesondere Aripiprazol und Risperidon, angeboten werden. Die zu erwartenden Effekte hierfür sind als moderat einzuschätzen und müssen mit den Nebenwirkungen abgewogen werden. Bei ausbleibender bzw. uneindeutiger Wirkung sollte das Neuroleptikum nach sechs Wochen wieder abgesetzt werden (Voderholzer et al. 2022a).

In der wissenschaftlichen Literatur der letzten Jahre wurde ferner diskutiert, inwiefern sich die im Rahmen von Expositionsübungen erzielten Lerneffekte medikamentös verstärken lassen. Verschiedene Studien fanden dabei keinen zusätzlichen Nutzen für die medikamentöse Augmentation einer Expositionstherapie mit D-Cycloserin (De Leeuw et al. 2017; Kvale et al. 2020), weshalb dieses Vorgehen nicht empfohlen wird (Voderholzer et al. 2022a).

5.5 Medienbasierte Behandlungsoptionen

Systematische Übersichtsarbeiten und Metaanalysen zeigen, dass auch internetbasierte KVT zur Reduktion von Zwangssymptomen wirksam sein kann (Dèttore et al. 2015; Pearcy et al. 2016). Allerdings scheint die Effektstärke dabei vom Ausmaß

---

2 Citalopram ist in Deutschland nicht zur Behandlung von Zwangsstörungen zugelassen, kommt jedoch als Off-Label-Medikation häufig zur Anwendung.

des Therapeutenkontakts abhängig zu sein. Eine durch direkten therapeutischen Kontakt unterstützte medienbasierte KVT ist entsprechend wirksamer als reine Selbsthilfeprogramme und ist letzteren daher vorzuziehen. Insgesamt werden medienbasierte KVT-Behandlungen bei begrenzter Verfügbarkeit von adäquater Präsenztherapie oder zur Wartezeitüberbrückung empfohlen (Voderholzer et al. 2022a). Exemplarisch sei das von Moritz et al. (2010) entwickelte Selbsthilfemanual myMCT (my metacognitive training) genannt, dessen Wirksamkeit durch vier Primärstudien und eine aggregierende Metaanalyse empirisch belegt ist (Philipp et al. 2019). Gegen einen Spendenbetrag ist es in verschiedenen Sprachen unter https://clinical-neuropsychology.de/metacognitive-training-for-ocd-mymct/ zum Download verfügbar.

6 Praktisches therapeutisches Vorgehen

Im Sinne der KVT mit Exposition und Reaktionsmanagement umfasst das therapeutische Vorgehen in der Behandlung von Zwangsstörungen in der Regel folgende inhaltliche Schritte, welche in den nachfolgenden Kapiteln genauer erläutert werden:

1. Psychoedukation, Selbstbeobachtung sowie Erstellung eines individuellen Störungsmodells (▶ Kap. 6.3)
2. Motivationsaufbau und Zieldefinition (▶ Kap. 6.4)
3. Erstellen einer Zwangshierarchie (▶ Kap. 6.5)
4. Gestufte Durchführung der Expositionsübungen sowie individuell angepasste ergänzende Interventionen (▶ Kap. 6.6, ▶ Kap. 6.7 und ▶ Kap. 6.8)
5. Rückfallprophylaxe (▶ Kap. 6.9)

Das Erarbeiten psychoedukativer Grundlagen in Kombination mit dem Erstellen von Selbstbeobachtungsprotokollen ist essenziell, bevor mit konkreten Expositionsübungen begonnen wird. Von höherrangigen Behandlungsstufen kann jedoch jederzeit flexibel auf vorherige Stufen rekurriert werden, wenn sich beispielsweise in der Expositionsphase zeigen sollte, dass die Ziele des Patienten nicht hinreichend klar definiert wurden oder sich im Behandlungsverlauf geändert haben. Das inhaltliche Vorgehen sollte dabei stets von einer komplementären Beziehungsgestaltung begleitet werden. Diese ist in ▶ Kap. 6.2 genauer beschrieben.

6.1 Allgemeine therapeutische Maximen

Hinsichtlich des allgemeinen Umgangs mit dem Zwang können folgenden Maximen formuliert werden, nach denen sich der Behandelnde von Sitzung 1 an richten sollte:

- Praktizieren Sie eine offene, interessierte Grundhaltung. Der Patient sollte keinesfalls den Eindruck gewinnen, dass es Ihnen unangenehm ist, über die genauen Inhalte des Zwangs zu sprechen.
- Brechen Sie Tabus. Die Scham stellt einen wesentlichen Nährboden des Zwangs dar, den sie ihm entziehen können, indem Sie z. B. von Erfahrungen mit ehe-

maligen Patienten berichten (selbstverständlich ohne deren Identität zu enthüllen).
- Stellen Sie Regeln und Normen des Patienten nicht konfrontativ in Frage, aber bestätigen Sie diese auch nicht.
- Lassen Sie sich per se nicht in Zwangsrituale und Vermeidungsverhalten miteinbinden. Aber: Ausnahmen bestätigen die Regel. Sofern es für das Schaffen einer Behandlungsbasis essenziell sein sollte, können Sie transparente Absprachen darüber treffen, bestimmte Regeln des Zwangs zeitlich begrenzt zu befolgen. Seien Sie dem Patienten ein Vorbild im Durchbrechen von Rigidität und praktizieren Sie keine verhaltenstherapeutische Alles-oder-nichts-Haltung (▶ Kap. 7.5).
- Treffen Sie Vereinbarungen bezüglich des Umgangs mit Zwängen während der Therapie.
- Verhalten Sie sich bzgl. der Planung und Durchführung von Expositionen so feinfühlig, dass den Vermeidungstendenzen des Patienten etwas entgegengesetzt wird, die Angst vor Fremdbestimmung jedoch nicht getriggert wird (▶ Kap. 6.2).
- Lassen Sie keinen Zweifel daran, dass letztendlich zur Erreichung einer wesentlichen Symptombesserung die Exposition gegenüber zwangsassoziierten Situationen und Gedanken einschließlich der Beendigung aller ritualisierten Neutralisierungen und Vermeidungsstrategien notwendig ist.
- Versuchen Sie den gesunden Anteilen des Patienten besondere Beachtung zu schenken und ihn darin gezielt zu bestärken.
- Differenzieren Sie in Ihrer Wortwahl stets zwischen dem Zwang und dem Menschen dahinter mit seinen eigentlichen Zielen, Bedürfnissen und Fähigkeiten (»Was will der Zwang? Und was wollen Sie?«).

6.2 Beziehungsgestaltung

Viele Zwangserkrankte berichten, dass ihre Kindheit von strikten Regeln und Normen, Rigidität sowie Perfektionismus geprägt war und die Eltern einen stark kontrollierenden bzw. überbehütenden Erziehungsstil verfolgten (▶ Kap. 2.3.4). Gleichzeitig fehlte es oft an Respekt und authentischer Anerkennung; persönliche Grenzen wurden missachtet und die Selbstständigkeit des Kindes kaum gefördert. Entsprechend besteht bei den Betroffenen ein ausgeprägtes Bedürfnis nach Sicherheit und Zugehörigkeit, aber auch nach Respekt und Autonomie (Lakatos-Witt und Schneider 2014). Zudem sind Zwangserkrankte aufgrund ihrer Lernerfahrungen oft skeptisch und vermeiden es, sich emotional zu öffnen. Durchschnittlich vergehen fast acht Jahre, bis ein Betroffener therapeutische Hilfe in Anspruch nimmt (da Conceição Costa et al. 2022). Bis zu 60 % der Betroffenen erhalten – einerseits aufgrund des mangelnden Angebots an wirklich kompetenten Therapeuten – nicht zuletzt aber auch aufgrund der hohen Scham sogar nie eine adäquate Therapie (Ruscio et al. 2010; Torres et al. 2007; Kohn et al. 2004). Dem Behandelnden sollte stets bewusst sein, dass es für die meisten Zwangserkrankten eine große Herausforderung darstellt, sich überhaupt vertrauensvoll auf ein Gegenüber einzulassen. Die therapeutische Beziehungsgestaltung sollte daher einerseits komplementär zu den Bedürfnissen nach Sicherheit und Zugehörigkeit ausgerichtet werden, andererseits aber auch die Autonomieentwicklung des Patienten fördern. Im Kontrast zu den Erfahrungen in der Herkunftsfamilie vermittelt der Therapeut: »Wenn du zustimmst, wende ich mich mit dir gemeinsam deinen wunden Punkten zu und lasse dich nicht hängen, wenn es unangenehm wird. Trotzdem muss dir bewusst sein, dass du selbst die Hauptarbeit leisten musst.« Dabei gilt zu beachten, dass sich das Sicherheitsempfinden aus der Kompetenz des Behandelnden speisen sollte und nicht aus mantraartigen Beruhigungen, wie sie der Zwang habituell einfordern wollen würde. Gleich in der ersten Therapiesitzung empfiehlt es sich beispielsweise, von den Symptomen anderer Betroffener zu berichten, um einerseits Fachkenntnis zu demonstrieren, andererseits zur Normalisierung und Reduktion der Scham beizutragen. Viele Zwangserkrankte befürchten, dass sie als vollkommen verrückt wahrgenommen werden. Um den Bedürfnissen nach Sicherheit und Respekt komplementär zu begegnen, sollte der Behandelnde den Schilderungen auch noch so absurd anmutender Zwänge stets empathisch, offen und abgeklärt gegenübertreten. Die psychoedukative Phase zu Beginn der Therapie dient neben der Vermittlung wichtiger Lerninhalte auch der Etablierung einer tragfesten Therapiebeziehung, indem der Behandelnde das Vorgehen kompetent und möglichst transparent erläutert, um dem Patienten die Kontrolle über den therapeutischen Prozess zu geben.

6.3 Psychoedukation

Der Psychoedukation kommt in der Behandlung von Zwängen eine wesentliche Bedeutung zu. Sie umfasst sowohl die Vermittlung von Grundwissen zum Zwang als auch die Erarbeitung individueller Faktoren zur Entstehung und zur Aufrechterhaltung der Symptomatik sowie die Erläuterung des Expositionsrationals. Viele Zwangserkrankte teilen den Wunsch, die Hintergründe ihres scheinbar irrationalen Verhaltens verstehen zu wollen, sodass sie die vermittelten Inhalte interessiert aufnehmen. Eine kompetente Psychoedukation bildet zudem die Basis für eine tragfähige Therapiebeziehung (▶ Kap. 6.2).

6.3.1 Grundwissen zum Zwang

Die Zwangsstörung ist mit einer Prävalenz von 1–3 % eine relativ häufige psychische Erkrankung. Sie ist durch *Zwangsgedanken* und *Zwangshandlungen* gekennzeichnet. Zwangsgedanken sind aufdringliche Gedanken in Form von Sätzen, Bildern oder Impulsen, die als aversiv erlebt werden und unangenehme Gefühl wie Angst, Ekel oder ein Unvollständigkeitserleben auslösen. Unter Zwangshandlungen verstehen wir alle gewohnheitsmäßigen Versuche, diese aufkommenden negativen Gefühle zu neutralisieren. Zwangshandlung umfassen folglich sowohl sichtbares Verhalten als auch gedankliche Handlungen, wie z. B. leises Zählen, gedankliches Rekapitulieren oder das Denken von positiven Gegengedanken. Wenngleich sich Zwangssymptome auf relativ wenige inhaltliche Bereiche eingrenzen lassen, sind der Vielfalt von möglichen Zwangsgedanken und -handlungen fast keine Grenzen gesetzt. Entsprechend können sie neben typischen Ritualen wie Waschen oder Kontrollieren auch bizarr wirkende Formen annehmen (z. B. bei einem schlechten Gedanken in die rechte obere Ecke des Raumes zu schauen). Zudem laufen Zwänge oftmals hochautomatisiert ab, sodass sich Patienten ihrer in manchen Situationen kaum bewusst sind. Daher ist eine umfassende Exploration der Zwangssymptomatik zu Beginn der Therapie unerlässlich.

Zwangsgedanken speisen sich überwiegend aus folgenden inhaltlichen Bereichen:

- Gedanken, unbeabsichtigt einen folgenschweren Fehler begangen haben und verantwortlich für dessen Konsequenzen sein zu können
- Gedanken, selbst ernsthaft erkranken oder eine andere Person mit Keimen oder potenziell gefährlichen Substanzen schädigen oder anstecken zu können
- Gedanken, sich selbst, die eigene Kleidung, persönliche Gegenstände oder den eigenen Rückzugsort mit etwas Ekelerregenden kontaminieren zu können
- Gedanken an tabuisiertes Verhalten (z. B. Gotteslästerung, auto- oder fremdaggressive Handlungen, sexuelle Handlungen, die der eigenen Präferenz widersprechen)
- Gedanken, sich (moralisch) falsch verhalten, etwas missverstanden haben oder missverstanden worden sein zu können
- Gedanken, etwas (physisch oder gedanklich) Wichtiges verlieren bzw. vergessen zu können oder etwas Unwichtiges nicht mehr ausblenden zu können
- Gedanken, eine Tätigkeit »nicht richtig« oder »nicht vollständig« ausgeführt zu haben[3]

Zwangshandlungen können prinzipiell sehr viele Formen annehmen, äußern sich jedoch meist wie folgt:

- übermäßiges Reinigen vermeintlich kontaminierter Körperstellen, Kleidung oder Gegenstände
- wiederholtes Kontrollieren von Türen, Elektrogeräten oder anderen mutmaßlichen Gefahren- oder Unsicherheitsquellen
- habituelles Erstellen von Sprachmemos, Fotos oder Videos von mutmaßlichen Gefahren- oder Unsicherheitsquellen
- gedankliches Rekapitulieren von vermeintlichen Gefahren- oder anderweitig relevanten Situationen

---

3 Wobei es sich hierbei mehr um Bewertungen eines aufdringlichen sensomotorischen Signals als um klassische Zwangsgedanken handelt (▶ Kap. 2.4.1).

- an den Ort des vermeintlich begangenen Fehlers zurückfahren oder -gehen, um zu verifizieren, dass nichts passiert ist
- Rückversicherungen bei nahestehenden Personen, der Polizei, Behörden oder durch exzessive Recherche im Internet
- gedankliche Neutralisierungsrituale wie Zählen, Beten oder das Denken positiver Gegengedanken
- »magische« Handlungen wie das wiederholte Ausführen einer Bewegung, das Antippen bestimmter Gegenstände oder das Blicken an eine spezifische Position im Raum
- umfassendes Überprüfen eigener körperlicher Reaktionen und Sensationen (z. B. sexueller Erregung)
- das Ausrichten von Gegenständen nach einer besonderen Ordnung, Orientierung oder Symmetrie
- übertrieben vorsichtiger Umgang mit oder das Einhalten eines übermäßig großen Abstands zu »schutzbedürftigen« Personen, denen Zwangserkrankte etwas antun zu können befürchten

> Wir sprechen von *magischem Denken*, wenn eine Person annimmt, dass ihre Gedanken oder Handlungen Einfluss auf ursächlich unabhängige Ereignisse nehmen, d. h. solche hervorrufen oder verhindern können. Magisches Denken stellt eine normale Phase in der kindlichen Entwicklung dar und ist in milder Ausprägung auch im Erwachsenenalter ein weit verbreitetes Phänomen. Die meisten Menschen empfinden beispielsweise ein starkes Unbehagen dabei, wenn sie den Satz »Morgen wird meiner Mutter etwas Schlimmes widerfahren« auf ein Blatt Papier schreiben sollen – auch wenn ihnen bewusst ist, dass ihr Handeln in keinem kausalen Zusammenhang mit dem Leben ihrer Mutter steht. Bei Zwangserkrankten kann das magische Denken extreme Züge annehmen und mit umfassenden Ritualen einhergehen. So müssen manche Zwangserkrankte z. B. bewusst »gute Gedanken« denken, wenn Sie eine Türschwelle überschreiten oder wenn sie sich von jemandem verabschieden, um zu verhindern, dass »etwas Schlimmes« passiert.

Neben den genannten Zwangshandlungen, die eingesetzt werden, um ein unangenehmes Gefühl zu neutralisieren, spielt auch Vermeidungsverhalten bei vielen Zwangserkrankten eine wichtige Rolle. Dieses zielt darauf ab, dass aversive Gefühle gar nicht erst oder nur in abgemilderter Form entstehen. Passives Vermeidungsverhalten kann sowohl Gegenstände als auch Orte und Situationen betreffen, z. B.:

- Vermeidung der Benutzung oder gänzliches Verbannen von Messern, Batterien oder anderen als bedrohlich wahrgenommenen Utensilien
- Vermeidung von zwangsassoziierten Orten wie Bahnhöfen (Zwangsgedanke, jemanden aufs Gleis schubsen zu können), hohen Brücken (Zwangsgedanke, selbst herunterspringen zu können) oder Spielplätzen (Zwangsgedanke, pädophil sein zu können)

- Vermeidung von zwangsassoziierten Tätigkeiten wie Autofahren (Zwangsgedanke, eine Person überfahren haben zu können), Busfahren (Zwangsgedanke, sich mit einer Krankheit infizieren zu können), Verreisen (Kontrollzwänge) oder dem Besuch von Gottesdiensten (Zwangsgedanke, in der Kirche etwas Blasphemisches rufen zu können)

Der Erkrankungsbeginn verteilt sich bei der Zwangsstörung größtenteils auf zwei Zeitfenster (▶ Abb. 6.1). Während ein Teil der Betroffenen um das 13. Lebensjahr herum erkrankt, liegt der zweite Erkrankungsgipfel bei ca. 25 Jahren (Anholt et al. 2014); nur selten wird ein Störungsbeginn nach dem 40. Lebensjahr berichtet. Tritt die Zwangserkrankung erstmalig nach dem 50. Lebensjahr auf, sollte eine hirnorganische Abklärung erfolgen. Wenngleich das Geschlechterverhältnis insgesamt ausgeglichen ist, sind in der Kindheit mehr Jungen als Mädchen von Zwängen betroffen.

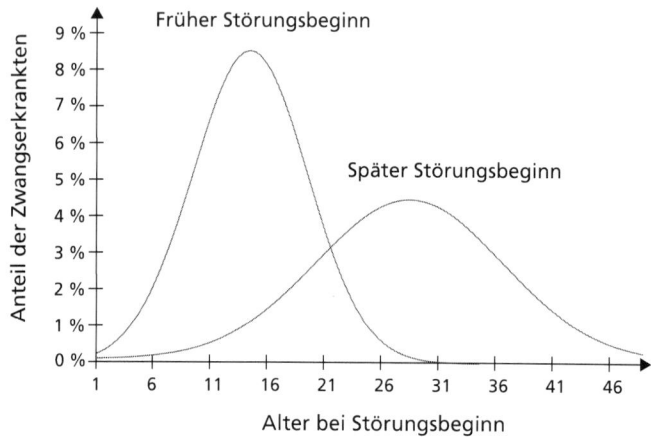

Abb. 6.1: Auf Basis der epidemiologisch beobachteten bimodalen Verteilung des Störungsbeginns der Zwangsstörung lassen sich Zwangserkrankte mit frühem und Zwangserkrankte mit spätem Störungsbeginn differenzieren (modifiziert nach Anholt et al. 2014).

6.3.2 Protokollierung der Zwangsgedanken und -handlungen

Im Rahmen der Psychoedukationsphase sollte der Patient mit dem Protokollieren seiner typischen Zwangsgedanken und -handlungen beginnen. Hierbei sollten auslösende Situationen ebenso Berücksichtigung finden wie zwangsassoziierte Gefühle und mögliche Konsequenzen der Zwangshandlungen. Auch eventuelles Vermeidungsverhalten und die Einbeziehung anderer Personen sollten protokolliert werden. Diese »Bestandsaufnahme« trägt zu einer differenzierteren Selbstwahrnehmung bei, vertieft das Verständnis der vermittelten Inhalte und dient der Vorbereitung auf die Erstellung der Zwangshierarchie (▶ Kap. 6.5). Das Protokollieren verdeutlicht zudem, wie viele Situationen vom Zwang mitbestimmt werden oder wie viel Zeit pro Tag die Zwänge ca. in Anspruch nehmen. Ferner lässt sich anhand der Protokolle erkennen, welche Lebensbereiche von Zwängen durchzogen sind (Arbeit, Freizeit, Haushalt, zwischenmenschliche Beziehungen …), und ob es ggf. Ausnahmen gibt. Im Anhang findet sich ▶ Handout 3, das als Selbstbeobachtungsprotokoll verwendet werden kann. Selbstverständlich sollten Protokolle, die über die Woche zuhause vom Patienten ausgefüllt wurden, in der nächsten Sitzung auch besprochen werden. Wenn wichtige Informationen zur Art der Zwangssymptome, auslösenden Bedingungen, Zeitumfang etc. nicht aus den Aufzeichnungen hervorgehen, sollte explizit nachgefragt werden, um einen detaillierten Überblick über das Zwangssystem des Patienten zu erhalten.

6.3.3 Vermittlung möglicher Ursachen und Erstellung eines individuellen Störungsmodells anhand der persönlichen Biographie

Wie in ▶ Kap. 2.3 ausführlich beschrieben, tragen zur Entstehung von Zwangsstörungen sowohl genetische als auch umweltbezogene Faktoren bei. Statt die dort zusammengefassten Forschungsergebnisse trocken und von oben herab zu dozieren, sollte der Behandelnde gemäß dem Prinzip des geleiteten Entdeckens zunächst den Patienten fragen, ob bzw. welche Hypothesen er selbst bzgl. der Entstehung seiner Zwänge hat. Aufbauend auf diesen Vermutungen kann dann – angepasst an das kognitive Niveau des Patienten – erläutert werden, welche empirisch gestützten Befunde es tatsächlich gibt. Für den Gruppenkontext eignen sich besonders folgende Fragen, um eine offene Diskussion anzuregen:

- Was vermuten Sie: Ist die Zwangsstörung genetisch mitbedingt? Woraus schließen Sie das?
- Wie groß schätzen Sie den Beitrag der Genetik und wie groß den von Umweltfaktoren ein?
- Was bedeutet es für die Therapie, dass genetische Faktoren zur Entstehung der Zwangsstörung beitragen?

Zur Festigung der vermittelten Inhalte kann ▶ Handout 1 ausgeteilt werden, das eine patientengerechte Zusammenfassung hinsichtlich der genetischen und umweltbezogenen Einflüsse umfasst. Ein Großteil der betroffenen Zwangserkrankten findet sich in den genannten Faktoren wieder. Die Psychoedukation bzgl. des zwangsbegünstigenden Erziehungsverhaltens zielt allerdings keinesfalls darauf ab, den Eltern die Schuld für die Zwangserkrankung zuzuweisen. Vielmehr geht es darum, verstehen zu lernen, welche Bedürfnisse in der Kindheit nicht hinreichend erfüllt wurden (Kontrolle, Autonomie, Selbstwerterhaltung), und welche möglichen kompensatorischen Funktionen der Zwang in diesem Kontext übernimmt. Vor dem Hintergrund dieser individuellen biographischen Lernerfahrungen kann dann im Hier und Jetzt an der Etablierung funktionaler Alternativstrategien gearbeitet werden, um die entsprechenden Bedürfnisse nachhaltig zu erfüllen (▶ Kap. 6.3.5).

Für die meisten Patienten ist es zudem entlastend zu erfahren, dass die Zwangsstörung mit vielfach untersuchten und gut belegten Auffälligkeiten im Gehirn einhergeht. Die Symptomatik ist also keinesfalls – wie von einigen Außenstehenden behauptet – lapidar oder eingebildet, sondern geht mit relativ klaren Veränderungen in der Hirnstruktur und -funktion einher. Um die in ▶ Kap. 2.3.3 beschriebenen Inhalte anschaulich zu erklären, bietet es sich an, eine grobe Skizze des Gehirns mit Hervorhebung des OFC, der Basalganglien sowie der Verbindungen zwischen diesen Regionen anzuzeichnen. Eine Zusammenfassung der hirnphysiologischen Auffälligkeiten, die dem Patienten mitgegeben werden kann, ist in ▶ Handout 2 abgedruckt.

Eine besonders für Patienten mit aggressiven Zwangsgedanken spannende Metaanalyse zeigt, dass Psychopathen eine signifikant reduzierte Aktivierung des OFC aufweisen (Yang und Raine 2009) – ebenjener Region, die bei Zwangserkrankten deutlich überaktiviert ist. Auch bzgl. anderer Eigenschaften unterscheiden sie sich diametral von Zwangspatienten: Psychopathen sind durch manipulatives Verhalten, Verantwortungslosigkeit, Impulsivität und einen Mangel an Schuldgefühlen charakterisiert. Zur Visualisierung dieses Modells empfiehlt es sich, ein Spektrum zu zeichnen, an dessen entgegengesetzten Polen Psychopathen und Zwangserkrankte liegen (▶ Abb. 6.2). Der Behandelnde kann den Patienten nun fragen, wo denn der Therapeut selbst auf diesem Spektrum einzuordnen wäre. Vermutlich wird der Patient korrekt mit »in der Mitte« (ggf. mit leichter Tendenz Richtung Zwang) antworten, woraufhin der Behandelnde mit einem Augenzwinkern entgegnen kann: »Sehen Sie: Hirnphysiologisch sind Sie sogar noch weiter von einem Psychopathen entfernt als ich.« Selbstverständlich stellt dies ein vereinfachtes, aber für viele Patienten eindrückliches und hilfreiches Modell dar.

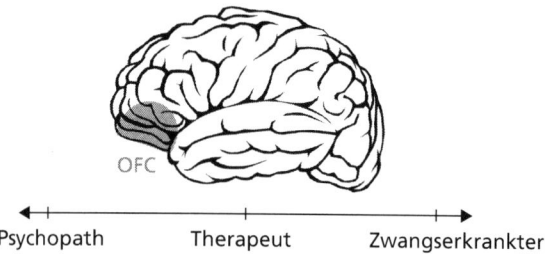

Abb. 6.2: Spektrum der Aktivität des orbitofrontalen Cortex (OFC). Während Psychopathen im Mittel eine Unteraktivierung des OFC aufweisen, zeigen Zwangserkrankte eine Überaktivierung dieser Hirnregion.

Im Rahmen der psychoedukativen Vermittlung des Forschungsstandes zur Ätiologie der Zwangsstörung (▶ Kap. 2.3 bzw. ▶ Handout 1) kann immer wieder erfragt werden, inwiefern sich der Patient in den dargestellten Befunden wiederfindet. Darüber hinaus können folgende Fragen hilfreich sein, um die individuelle Biographie des Zwangserkrankten und die Entwicklung der Zwangssymptomatik möglichst umfassend zu explorieren:

- In welchem Alter sind zum ersten Mal Zwangssymptome aufgetreten? Welche Symptome waren das? Ab wann haben Sie diese als Belastung wahrgenommen?
- Begannen die Zwänge eher schleichend oder plötzlich?
- Vermuten Sie, dass ihr Zwang mit einem bestimmten auslösenden Ereignis in Verbindung steht? Wenn ja, wie genau sah dieses aus?
- Wie war Ihre Lebenssituation, als die Zwänge zum ersten Mal aufgetreten sind? Wie haben Sie sich zu dieser Zeit gefühlt?
- Wie hat sich die Symptomatik über die Zeit weiterentwickelt? Gab es Phasen in Ihrem Leben, in denen die Zwänge besser oder schlechter wurden?
- Bezog sich der Zwang schon immer auf dasselbe Thema oder hat er sich inhaltlich schon einmal verändert? Wann und wie lange traten welche Zwangssymptome auf?
- Gibt es aktuell Faktoren, die die Stärke Ihres Zwangs beeinflussen? Wodurch werden die Zwangssymptome besser, wodurch schlechter?
- Haben Sie schon einmal ein Behandlungsangebot wahrgenommen? Wenn ja, welches? Haben Sie die Behandlung als hilfreich empfunden und wenn ja, inwiefern?
- Haben Sie schon einmal Psychopharmaka zur Behandlung des Zwangs eingenommen? Wenn ja, welche und wie lange? Wie hat sich die Symptomatik dadurch verändert?
- Wie ist Ihre soziale Situation? Haben Sie regelmäßige Sozialkontakte und wenn ja, zu welchen Personen? Weiß jemand in Ihrem Umfeld von den Zwängen? Wie gehen diese Personen mit Ihrer Erkrankung um?
- Wie würden Sie Ihre Kindheit beschreiben? Wie war bzw. ist die Beziehung zu den Mitgliedern Ihrer Herkunftsfamilie?
- Wie würden Sie den Erziehungsstil Ihrer Eltern bzw. Erziehungspersonen beschreiben? Gab es strenge Regeln und Normen? Wie haben Ihre Eltern reagiert, wenn Sie einen Fehler gemacht haben?
- Mussten Sie schon früh Verantwortung übernehmen? Oder wurde Ihnen die Übernahme von Verantwortung nicht zugetraut, obwohl Sie alt genug waren?
- Klingen Ihnen bestimmte Sätze Ihrer Eltern manchmal immer noch im Ohr, wie z.B. »Ohne Fleiß kein Preis« oder »Vorsicht ist besser als Nachsicht«?
- Wie sind die Mitglieder Ihrer Herkunftsfamilie mit negativen Gefühlen wie Trauer, Wut und Angst umgegangen? Wie ist Ihr eigener Umgang mit derartigen Gefühlen?
- Gibt es in Ihrer Herkunftsfamilie eine Vorbelastung für Zwangsstörungen oder andere psychische Erkrankungen?

Auf Basis der Biographie des Patienten kann dann gemeinsam ein individuelles Störungsmodell erarbeitet werden. Hierzu kann ▶ Abb. 6.3 herangezogen und mit persönlichen Inhalten gefüllt werden (▶ Handout 4). Aus der biographischen Exploration ergeben sich zudem wichtige Hinweise auf Funktionalitäten des Zwangs (▶ Kap. 6.3.5).

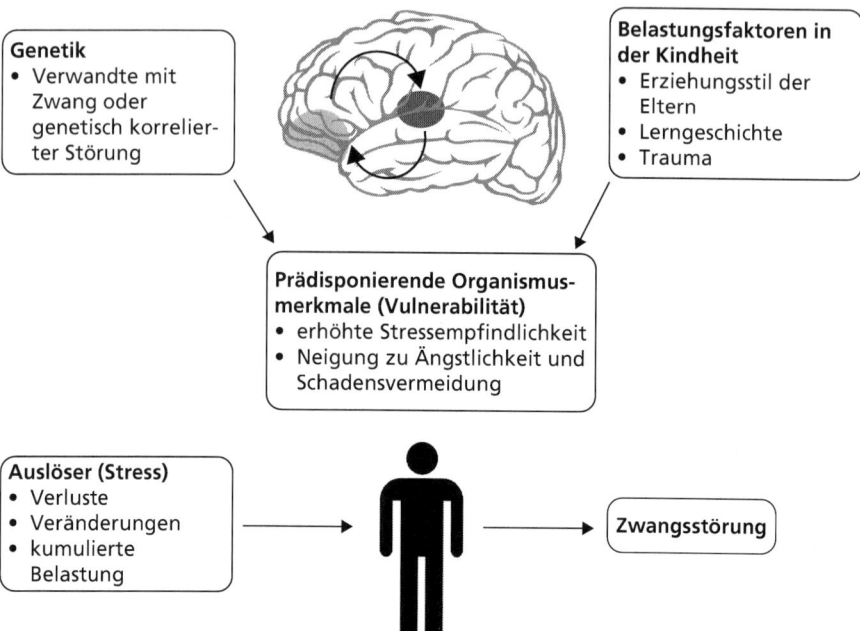

Abb. 6.3: Biopsychosoziales Entstehungsmodell der Zwangsstörung.

6.3.4 Erläuterung der aufrechterhaltenden Mechanismen

Das kognitiv-behaviorale Modell nach Salkovskis eignet sich gut, um die aufrechterhaltenden Mechanismen der Zwangsstörung zu erläutern (▶ Kap. 2.4). In Abhängigkeit vom kognitiven Niveau des Patienten und je nachdem, ob die Zwangssymptome vorrangig durch Schadensvermeidung, Ekel oder Unvollständigkeit motiviert sind, kann auf das klassische oder das erweiterte Modell zurückgegriffen werden. Zur Verinnerlichung des Modells sollte der Zwangserkrankte das jeweilige Schema mit persönlichen Beispielen füllen, z. B. aufdringlicher Gedanke: »Ich könnte von der Brücke in den Fluss springen!« → Bewertung: »Das wäre schrecklich! Ich würde dabei sterben! Wieso denke ich nur so etwas Bescheuertes?« → Gefühl: Angst → Neutralisierung: großen Abstand zum Brückengeländer einnehmen oder Partner bitten, außen zu gehen. In ▶ Abb. 6.4 ist für jede Motivdimension ein Anwendungsbeispiel des erweiterten kognitiv-behavioralen Modells dargestellt.

Als Hausaufgabe sollten Selbstbeobachtungen im Alltag durchgeführt werden, um zu explorieren, inwiefern sich verschiedene akute Zwangssituationen im Sinne des Modells einordnen lassen. Oft wird dabei deutlich, dass viele Zwänge hochautomatisiert ablaufen und die ersten beiden Schritte des klassischen Salkovskis-Modells »übersprungen« werden. Die Arbeit mit dem Modell kann helfen, die aufrechterhaltenden Mechanismen des eigenen Zwangs besser zu verstehen und zudem bewusster zu reflektieren, wie genau jede einzelne Zwangshandlung abläuft. Ein

6.3 Psychoedukation

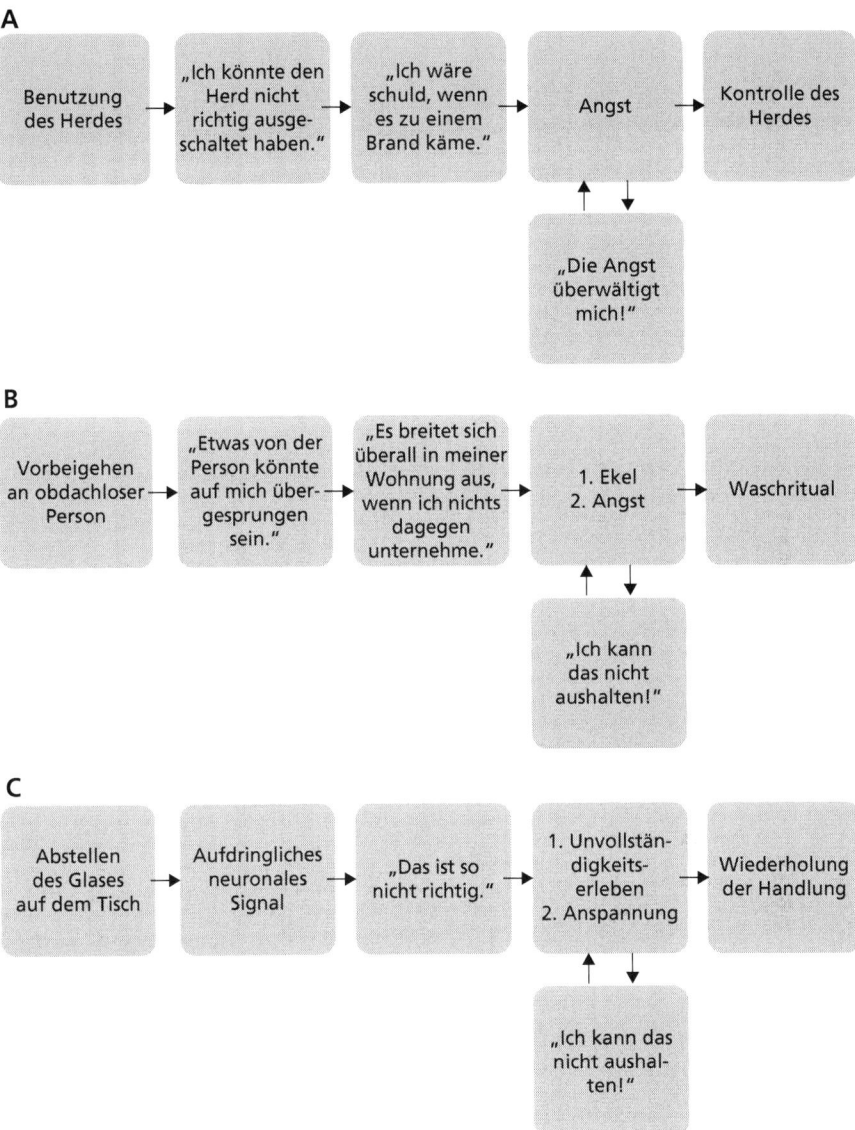

Abb. 6.4: Das erweiterte kognitiv-behaviorale Modell anhand dreier Beispiele für jede Motivdimension.
A: Schadensvermeidung.
B: Ekel.
C: Unvollständigkeitserleben (UE). Die Grundlagen des Modells werden in ▶ Kap. 2.4 und ▶ Kap. 2.4.1 erläutert. Der Übersichtlichkeit halber wird in den Beispielen auf die Darstellung der Rückkopplungspfeile verzichtet.

besonderer Fokus sollte dabei auf das aufkommende aversive Gefühl gerichtet werden.

Weitere Mechanismen und langfristige Konsequenzen des Zwangs

Neben den im Salkovskis-Modell dargestellten Mechanismen kommen bei langjährigen Zwängen weitere psychische Konsequenzen zum Tragen, die die Erkrankung aufrechterhalten. Sie umfassen ein *reduziertes Vertrauen in die eigene Wahrnehmung, Urteilskraft und das Gedächtnis*, was wiederum zu einer nachhaltigen Beeinträchtigung des subjektiven Kontrollempfindens und Selbstwirksamkeitserlebens beitragen kann. Der Betroffene erfährt sich zunehmend weniger als handelndes Subjekt, sondern mehr und mehr als Sklave des Zwangs. Durch die Fokussierung auf Details zuungunsten des Gesamtüberblicks kommt es langfristig zum Verlust des Gefühls, Herr bzw. Herrin der Lage zu sein. Im Rahmen der Therapie sollte daher ein besonderer Fokus auf die Reetablierung des eigenen Ichs als oberste Steuerinstanz des Handelns gelegt (Hoffmann und Hofmann 2018) und der Zwang als Illusionskünstler enttarnt werden. Er strebt mit jeder Zwangshandlung nach Sicherheit und Kontrolle, trägt jedoch langfristig dazu bei, dass sich beides reduziert. Dies kann anhand folgender Beispiele demonstriert werden:

Mehrfaches Wiederholen desselben Inhalts reduziert die Verarbeitungstiefe. Die wiederholte Verbalisierung eines alltäglichen Wortes (z. B. »Tisch, Tisch, Tisch, Tisch, Tisch, Tisch ... «) führt unweigerlich dazu, dass das Wort seine Bedeutung verliert. Analog verhält es sich mit wiederholten Zwangshandlungen. Erhält das Gehirn immer wieder denselben Input – sei es auditiv, visuell oder haptisch – wird dieser nicht mehr mit der üblichen Tiefe verarbeitet und ins Gedächtnis enkodiert. Infolgedessen steigt die Unsicherheit bzgl. der eigenen Wahrnehmung, was den Zwang noch stärker befeuert. Hier zeigt sich seine paradoxe Wirkweise: Er gaukelt vor, dass ein Sicherheitsgefühl nur über wiederholtes Ausführen der Zwangshandlung erzielt werden kann; in Wahrheit aber trägt ebendieses Wiederholen zu einer Verringerung des Sicherheitsgefühls bei. Tatsächlich zeigen Studienergebnisse, dass selbst bei gesunden Versuchspersonen aus der Allgemeinbevölkerung das Vertrauen in das eigene Gedächtnis mehr und mehr sinkt, je häufiger sie einen Satz in zwanghafter Manier wiederholen (Giele et al. 2014) oder zwangstypische Gegenstände kontrollieren (Linkovski et al. 2016; van den Hout und Kindt 2003). In gleicher Weise führt längeres Starren, das von vielen Patienten mit Kontrollzwängen im Rahmen ihrer Zwangshandlungen eingesetzt wird, um ein größeres Sicherheitsempfinden zu erlangen, selbst bei gesunden Probanden zu Wahrnehmungsverunsicherungen und dissoziativen Zuständen (van den Hout et al. 2009). Ebenso wenig trägt zwanghaftes gedankliches Rekapitulieren zu einer Erhöhung des Sicherheitsgefühls bei, da die Erinnerung an eine Situation oder Handlung keine absolute Entität darstellt, sondern sich mit jedem Abruf verändert. Statt auf ein realistisches Abbild einer Situation zurückzublicken, betrachtet der Zwangserkrankte beim exzessiven gedanklichen Rekapitulieren die Kopie einer Kopie einer Kopie. Der Vertrauensverlust gegenüber dem eigenen Gedächtnis ist also nicht durch eine Fehlfunktion desselben zu rechtfertigen, sondern liegt vielmehr in einer »inadäquaten Nutzung« seiner natürlichen Funktionsweise begründet.

Auch der hohe Automatisierungsgrad von Zwangshandlungen trägt zu einer Steigerung des Unsicherheitsgefühls bei. Die Handlungen werden zumeist mit geringer kognitiver Beteiligung ausgeführt, was einerseits durch ihren habituellen Charakter (vermittelt durch die Basalganglien), andererseits durch das erhöhte emotionale Erregungsniveau (vermittelt durch das limbische System) in der Zwangssituation bedingt ist. Der Patient erlebt sich zunehmend weniger als handelndes Subjekt und verliert langfristig das Vertrauens in die eigenen Fähigkeiten. Durch die wiederholte Ausführung von Zwangshandlungen kommt es mitunter auch zu einer *verhaltensbasierten Beweisführung*: »Gerade dass ich so viel kontrollieren muss, ist der beste Beweis dafür, dass ich mir selbst nicht vertrauen kann.« Bei der Umsetzung von Expositionsübungen ist es daher essenziell, den Patienten zu instruieren, dass er das Zielverhalten möglichst bewusst, aktiv und eigenmächtig ausführt.

Neben der verhaltensbasierten Beweisführung trägt auch die *emotionale Beweisführung* zur Aufrechterhaltung des Zwangs bei. Dabei wird implizit von der Intensität des negativen Gefühls auf die Stärke der Bedrohung geschlossen: »Dass ich so ein unangenehmes Gefühl habe, beweist, dass meine Sorgen berechtigt sind.« Wenngleich das aversive Gefühl unumstritten real ist, folgt daraus nicht, dass seine Bewertungsgrundlage es auch ist. Dies lässt sich anhand einer Analogie veranschaulichen: Das Lesen eines schaurigen Buches kann starke unangenehme Gefühle mit manifesten körperlichen Angstsymptomen evozieren, auch wenn es sich dabei um eine eindeutig fiktionale Geschichte handelt. Ebenso erzählt der Zwang dem Betroffenen eine perfekt auf ihn zugeschnittene Gruselgeschichte. Das resultierende Angstgefühl geht mit einem physiologischen Alarmzustand einher, durch den das Gehirn auf schnelle Heuristiken (wie z. B. die emotionale Beweisführung) statt rationales Denken zurückgreift. Daher unterwerfen sich Patienten dem Diktat des Zwangs, obwohl sie außerhalb akuter Zwangssituationen eindeutig erkennen können, dass ihre Sorgen unrealistisch sind.

> **Merke:** Die Befürchtungen sind unrealistisch; das damit einhergehende aversive Gefühl ist jedoch real und sollte von Therapeutenseite empathisch wahrgenommen werden.

Eine besonders perfide Eigenschaft des Zwangs besteht schließlich darin, dass er nicht nur das subjektive Gefühl des Betroffenen, sondern oftmals auch seine objektive Lebenswelt genau entgegen dessen eigentlicher Intention beeinflusst, z. B. wenn der Wasserhahn so oft auf- und zugedreht wird, dass die Dichtung beschädigt wird und er infolge dessen nicht mehr richtig schließt.

6.3.5 Erläuterung und Exploration der Funktionalitäten des Zwangs

Das Zwei-Bühnen-Modell der Zwangsstörung wurde in ▶ Kap. 2.5 eingeführt und kann dem Patienten anhand eines Schaubildes (▶ Abb. 2.5) verdeutlicht werden. Die individuelle Funktionalität ihres Zwangs ist den meisten Patienten nicht a priori bewusst und sollte bereits zu Beginn der Therapie exploriert werden. Hierbei können neben der biographischen Exploration (▶ Kap. 6.3.3) auch der FFZ (▶ Kap. 3.5.2) sowie ▶ Tab. 6.1 (abgedruckt in ▶ Handout 5), die verschiedene Beispiele umfasst, eine Stütze bieten. Ergänzend zur Exposition mit Reaktionsmanagement stellt das Erlernen funktionaler Alternativstrategien einen wichtigen Behandlungsschwerpunkt in der Therapie der Zwangsstörung dar, durch den Betroffene u. a. lernen, den großen Themen des Lebens wie Krankheit, Tod, Einsamkeit, Schuld usw. auf der »realen Lebensbühne« zu begegnen. Die detaillierte Vermittlung aller Alternativstrategien liegt außerhalb des Umfangs dieses Manuals; ▶ Tab. 6.1 gibt jedoch einen Überblick über die wichtigsten Ansatzpunkte.

Darüber hinaus kann folgende Frage helfen, um unbewusste Funktionalitäten des Zwangs aufzudecken:

> »Wie würde sich Ihr Leben verändern, wenn Sie morgen früh aufwachen würden und keinerlei Zwänge mehr hätten?«

6.3.6 Vermittlung des Expositionsrationals

> Das Grundprinzip der Expositionsbehandlung sollte allen Betroffenen dimensionsübergreifend vermittelt werden. Einige Aspekte in den nachfolgenden Ausführungen richten sich allerdings an Patienten, deren Zwänge primär oder zumindest sekundär durch Angst bzw. Schadensvermeidung (▶ Kap. 2.4.1) motiviert sind. Die bei der Exposition zu berücksichtigenden Besonderheiten, wenn andere Gefühle (Ekel oder Unvollständigkeit) im Vordergrund stehen, sind in ▶ Kap. 6.7.2 und ▶ Kap. 6.7.4 erläutert.

Bevor mit den ersten Übungen begonnen wird, sollten der Terminus »Exposition mit Reaktionsmanagement« (bzw. die weniger umständliche Abkürzung »Expo«) sowie das Expositionsrational verständlich erläutert werden. Eine *Expo* zeichnet sich dadurch aus, dass sich der Zwangserkrankte selbstgesteuert in eine Situation begibt, die üblicherweise Zwänge auslösen würde, und dabei versucht, die aufkommenden aversiven Gefühle nicht mit Zwangshandlungen zu neutralisieren, sondern durch Vertrauen (in sein eigenes Urteil, seine Fähigkeiten und Kompetenzen) zu bewältigen. Eine wesentliche Rolle spielt dabei die sogenannte *Subjektkonstituierung* (Hoffmann und Hofmann 2018). Da Zwangspatienten sich durch die Erkrankung zunehmend als »Marionette des Zwangs« und immer weniger als handelnder Akteur erleben, sollen sie im Rahmen der Expositionen wieder lernen, selbst als »entscheidendes, bestimmendes, steuerndes Subjekt« aufzutreten, das mit vollem Bewusstsein und nach eigenen Bedürfnissen handelt (Hofmann und Hoffmann 2014, S. 46).

Tab. 6.1: Das Zwei-Bühnen-Modell und mögliche Funktionalitäten der Zwangsstörung (modifiziert nach Külz et al. 2010).

Konflikt auf der Lebensbühne	Umgang auf der Zwangsbühne	Funktionale Alternativstrategie
Defizite in der Emotionsregulation, z. B. Unterdrückung von Wut oder mangelnde emotionale Verarbeitung schwieriger biographischer Ereignisse	Neutralisierung aggressiver Zwangsgedanken oder Wiederholungszwänge bei ausgeprägtem subjektiven Unvollständigkeitserleben	Emotionsregulationsstrategien lernen; Wut und Ärger als normale menschliche Emotionen zulassen; dissoziative Trance durch Subjektkonstituierung lösen
Fehlendes Erleben von Sicherheit und Kontrolle	Verhinderung von Unglücken durch Zwangshandlungen; übermäßige Verantwortungsübernahme	Erlernen einer akzeptierenden Haltung bzgl. der unvermeidlichen Unwägbarkeiten des Lebens
Reduzierter Selbstwert	Selbstwerterhöhung durch Aspekte der Zwangsstörung, z. B. besondere Reinlichkeit bei Waschzwängen	Selbstwertstabilisationsübungen
Überhöhte Leistungsanforderungen	Kontrollzwänge bei der Arbeit aus dem perfektionistischen Anspruch heraus, keine Fehler machen zu dürfen	Verhaltensexperimente bzgl. »unperfekten« Verhaltens; Pareto-Prinzip
Überhöhte moralische Vorstellungen	Zwangshandlungen aus der Befürchtung heraus, jemand anderem geschadet haben oder schaden zu können	Abgrenzung vom Ursprung der überhöhten Moral (z. B. internalisierte elterliche Normen)
Ausfüllen leerer Zeit	Verstärkung der Zwänge bei Zugewinn an Zeit	Aufbau positiver Aktivitäten
Bewältigung einer anderen psychiatrischen Erkrankung	Abwehr depressiver Symptome oder Verhinderung von Intrusionen bei PTBS	Spezifische Therapie der komorbiden Erkrankung
Defizite in Abgrenzung, Ablösung und Autonomie	Zwang macht anderen Personen Vorschriften, wie sie sich zu verhalten haben	Training sozialer Kompetenzen, z. B. Gewaltfreie Kommunikation
Fehlende Zuwendung und Anerkennung, Defizite im Herstellen von Nähe und Geborgenheit	Umfangreiches Rückversicherungsverhalten	Schulung der Wahrnehmung und der Bitte um Erfüllung eigener Bedürfnisse
Vermeidung von Anforderungen aus der Umwelt	Inhalte müssen durch den Zwang immer wieder auf Fehler überprüft werden, wodurch Abgabefristen nicht eingehalten werden	Zeitweilige Reduktion der Anforderungen sowie Erlernen der erforderlichen Bewältigungskompetenzen

Zur Veranschaulichung gegenüber dem Patienten kann ein individuelles Beispiel angeführt werden: »Für Sie könnte eine Expo beispielsweise so aussehen, dass Sie Ihr Auto auf eine zuvor geplante Weise verlassen und bewusst abschließen, ohne die Türen mehrfach zu kontrollieren, die Handlung gedanklich zu rekapitulieren oder noch einmal zurückzugehen.« Zu Recht wird der Zwangserkrankte daraufhin fragen, was er denn »stattdessen« tun solle, wenn die üblichen Zwangshandlungen zu unterlassen sind. Im Sinne des Prinzips der Subjektkonstituierung sowie der positiven Ziel- und Handlungsplanung (▶ Kap. 6.4) ist es angeraten, nicht von einem bloßen Aushalten der Angst bzw. Anspannung zu sprechen, sondern vielmehr von einer aktiven und selbstbestimmten Bewältigung der Situation – mit dem bzw. trotz des aversiven Gefühls. Dies spiegelt sich auch im Terminus »Exposition mit Reaktionsmanagement« wider, der die ehemals gängige Form »Exposition mit Reaktionsverhinderung« zunehmend ersetzt. Auch wenn die aversiven Gefühle in der akuten Situation kaum erträglich scheinen, kann der Patient es schaffen, das Zielverhalten planmäßig umzusetzen, und dabei aktiv darauf zu vertrauen, dass ihm a) höchstwahrscheinlich kein Fehler unterlaufen und b) die Angst nach einer gewissen Zeit auch ohne Neutralisierungsverhalten abnehmen wird. Gleichzeitig ist der Patient instruiert, das verbleibende Risiko und die Restunsicherheit mit einer akzeptierenden Haltung anzunehmen.

Das Expositionsrational kann dem Patienten anhand verschiedener Kurvenverläufe des zwangsassoziierten Gefühls erläutert werden. Zunächst zeichnet der Behandelnde dazu ein einfaches Koordinatensystem, dessen x-Achse die Zeit und dessen y-Achse das typische aversive Gefühl des Patienten (z. B. Angst) abbildet. Die y-Achse kann mit einer für den Patienten stimmigen Skala, z. B. von 0 bis 100 %, versehen werden. Dann fragt der Behandelnde nach einem individuellen akuten Auslöser und dessen Einfluss auf den Verlauf der Kurve. Im dargestellten Beispiel beschreibt der Patient, dass seine Angst in Reaktion auf das Verlassen des Autos rasant in die Höhe schnellt (▶ Abb. 6.5 A). Sobald eine individuelle Schwelle von ca. 50 % erreicht ist, fühlt sich die Angst so unangenehm an, dass der Patient eine Zwangshandlung ausführen möchte. Der Behandelnde erfragt, was daraufhin mit der Angst geschieht. Voraussichtlich wird der Patient antworten, dass die Angst mehr oder weniger schnell abnimmt, die Zwangshandlung also eine neutralisierende Funktion erfüllt (breit gestrichelte Linie). Anschließend soll der Patient Vermutungen äußern, wie sich die Angst weiterentwickelt, sofern keine Zwangshandlung ausgeführt wird. Mögliche Befürchtungen können sein, dass die Angst weiter bis ins Unermessliche steigt oder für eine sehr lange Zeit auf dem Maximalwert persistiert (schmal gestrichelte Linien). Zur Normalisierung dieser Sorgen kann der Behandelnde anführen, dass viele seiner vorherigen Patienten ähnliche Angstverläufe erwartet hätten. Tatsächlich haben sie im Verlauf der Exposition allerdings die Erfahrung gemacht, dass die Angst zwar zunächst noch etwas ansteigt, dann aber ein Plateau erreicht und schließlich wieder abnimmt. Die Reduktion der Angst erfolgt dabei deutlich langsamer als durch die Zwangshandlung. Je häufiger die Expositionsübung jedoch umgesetzt wird, desto flacher wird der Verlauf der Angstkurve (▶ Abb. 6.5 B). Hinderlich ist es hingegen, wenn sich der Patient nicht vollständig auf die Exposition einlässt und sich zwischendurch aktiv ablenkt. Dadurch sinkt die Angst vorübergehend ab, kann jedoch kurz darauf wieder ansteigen und sich ggf. auf einem hohen Niveau einpendeln (▶ Abb. 6.5 C).

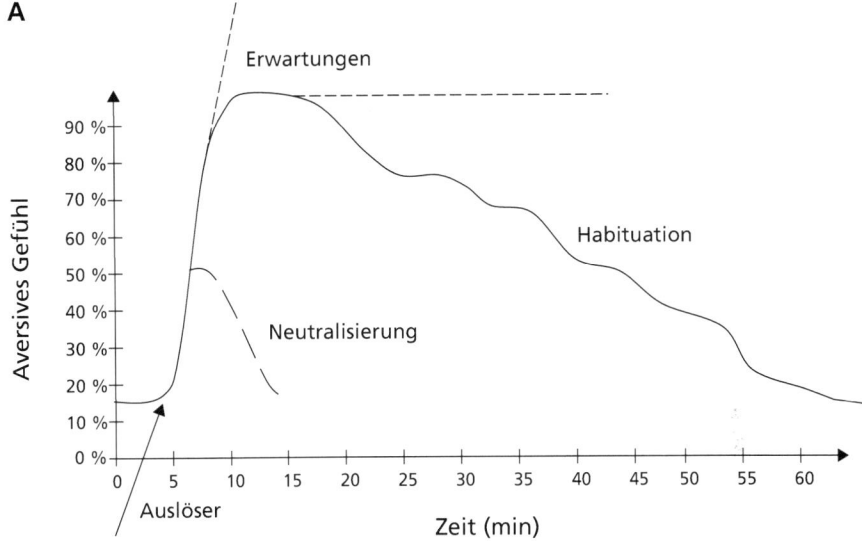

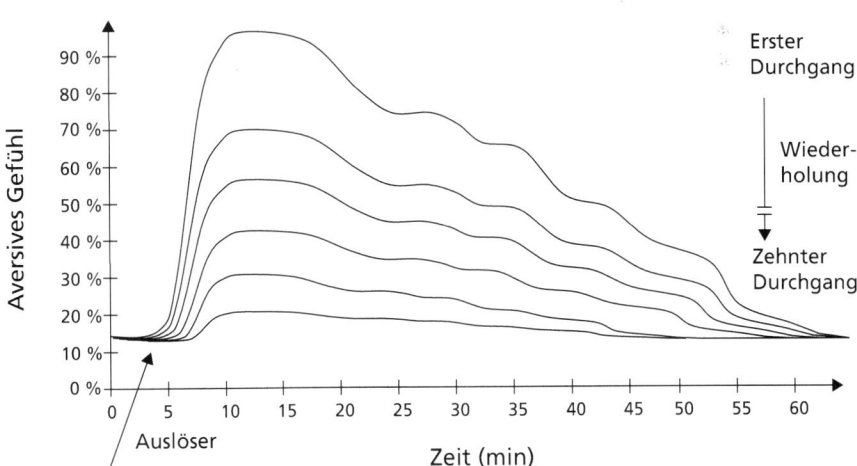

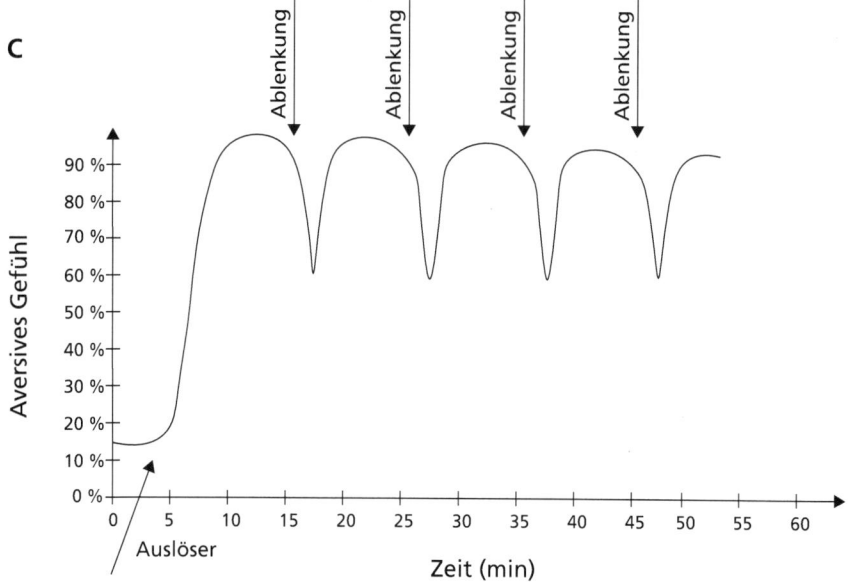

Abb. 6.5: Verlauf der Gefühlskurven im Rahmen der Exposition mit Reaktionsmanagement.
A = Beispielhafter Verlauf der Gefühlskurve mit Neutralisierung (breit gestrichelte Linie), in der Erwartung des Patienten (schmal gestrichelte Linien) und während der tatsächlichen Habituation (durchgezogene Linie).
B = Verlauf der Gefühlskurve bei wiederholter Durchführung der Exposition mit Reaktionsmanagement.
C = Verlauf der Gefühlskurve bei Ablenkung von der Exposition.

Um das Vertrauen des Patienten zu stärken, dass die Angst auch ohne Einsatz von Zwangshandlungen abnehmen wird, sollte ein psychoedukativer *Exkurs zum Thema Angst* erfolgen. Zunächst ist zu betonen, dass Angst an sich eine lebenswichtige Emotion darstellt. In der menschlichen Entwicklungsgeschichte hatten vorsichtige und ängstliche Menschen gegenüber komplett furchtlosen einen evolutionären Vorteil, da sie im Durchschnitt weniger früh starben und so Gelegenheit hatten, sich zahlreicher fortzupflanzen. Entsprechend ist unser Gehirn heutzutage gut darauf geeicht, potenzielle Gefahren wahrzunehmen und über Hormonkaskaden eine körperliche Angstreaktion einzuleiten, die uns zu einer schnellen Flucht oder zum Angriff mobilisieren kann. In der heutigen Welt kann diese evolutionäre Prägung des Gehirns jedoch auch zu Problemen beitragen, da unser »Alarmdetektor« einerseits oft übersensibel reagiert und eine starke physiologische Angstreaktion andererseits oft gar nicht mehr vonnöten ist. Während Urzeitmenschen in angstauslösenden Situationen buchstäblich um ihr Leben rennen oder kämpfen mussten, sind die Bedrohungen heutiger Menschen viel weniger konkret und erfordern zumeist auch keine körperliche Höchstleistung. Da die kulturelle Evolution des Menschen in den letzten wenigen tausend Jahren wesentlich schneller vorangeschritten ist als die biologische Weiterentwicklung des Gehirns, erleben wir Gefühle aber immer noch ähnlich intensiv, als ginge es um Leben und Tod – auch wenn es sich bei der angstauslösenden Situation z. B. lediglich um eine Projektpräsentation auf der Arbeit handelt. Die Diskrepanz zwischen Evolutionsstatus des Gehirns und den Anforderungen der modernen Welt betrifft folglich alle Menschen, nicht nur Zwangserkrankte. Bei Letzteren kommt jedoch hinzu, dass ihr Alarmdetektor im Gehirn aufgrund der in ▶ Kap. 2.3 dargestellten Vulnerabilitätsfaktoren besonders schnell anspringt und sie entsprechend häufiger mit Angstsymptomen reagieren, auch wenn eigentlich keine manifeste Gefahr besteht.

Der evolutionäre Vorteil einer schnellen Angstreaktion konkurriert allerdings mit ihrem verhältnismäßig großen Energieaufwand. Ein erhöhter Puls, eine schnellere Atmung und die Aktivierung großer Muskelgruppen benötigen viele energetische Ressourcen. Evolutionär gesehen würde es kaum Sinn ergeben, dass diese kostenintensive Reaktion für einen längeren Zeitraum als notwendig aufrechterhalten wird. Daher nimmt die Angst ab, wenn offenkundig keine reale Bedrohung vorliegt – also auch im Verlauf der Exposition. Viele Behandelnde sprechen dabei von einer »*Habituation*« bzw. »Gewöhnung« an die angstauslösende Situation. Aktuellere Studien weisen jedoch darauf hin, dass die Habituation nicht wie ehemals vermutet den alleinigen Wirkmechanismus der Exposition darstellt, sondern dass vor allem das Bilden neuer Assoziationen und das Handeln als selbstgesteuertes Subjekt einen wesentlichen Beitrag zum Therapieerfolg leisten.

Patienten sollten von Beginn an darüber informiert werden, dass durch die Exposition keine sofortige »Löschung« der alten Assoziation »X bedeutet Gefahr« erfolgt. Die gedankliche Verknüpfung besteht auch nach erfolgreicher Exposition fort, wird aber mehr und mehr von der neu gelernten Assoziation »X bedeutet keine Gefahr« gehemmt (▶ Abb. 6.6). Man spricht vom sogenannten *Inhibitionslernen* (Craske et al. 2008). Der Behandlungserfolg durch Expositionsübungen ist also maßgeblich von der Stärke des Inhibitionslernens (neue Assoziation > alte Assoziation) über die Zeit und verschiedene Kontexte hinweg abhängig. Dieser Mechanismus hilft zu erklären, warum es manchmal zu Rückfällen in alte Zwangsmuster kommen kann. Bespricht man dies transparent mit dem Patienten, reduziert sich im Falle eines stressbedingten Rückfalls das Gefühl, versagt zu haben (▶ Kap. 6.9). Die Lernprozesse im Gehirn lassen sich zudem gut anhand der Metapher eines Straßenbaus veranschaulichen: Altbekannte Verknüpfungen zwischen Reiz und Reaktion (über den Zwischenstopp »Bewertung«) stellen mehrspurige Datenautobahnen dar. Der Transfer läuft schnell und ohne großen Aufwand, sodass beim Auftreten eines spezifischen Reizes (z. B. eines aufdringlichen Gedankens) unmittelbar auf eine Reaktion zurückgegriffen werden kann (z. B. eine Zwangshandlung). Wird hingegen aktiv ein neues Verhalten gelernt, muss mit der Machete durch den Dschungel ein neuer Trampelpfad freigeschlagen werden. Nur durch wiederholtes Gehen wird dieser Trampelpfad zum Weg, dann zur Dorfstraße, zur Landstraße, zur Schnellstraße und schließlich zur Autobahn – während die alte Autobahn nach und nach zuwächst und eine umgekehrte Entwicklung durchmacht. Dieser Prozess benötigt jedoch Zeit und viele Wiederholungen. Genau wie der neue Weg nicht sofort mühelos nutzbar ist, ist die ursprüngliche Autobahn auch nicht sofort verschwunden.

Das Verständnis der geschilderten evolutionären und physiologischen Mechanismen kann für die Betroffenen eine enorme Entlastung darstellen. Anhand

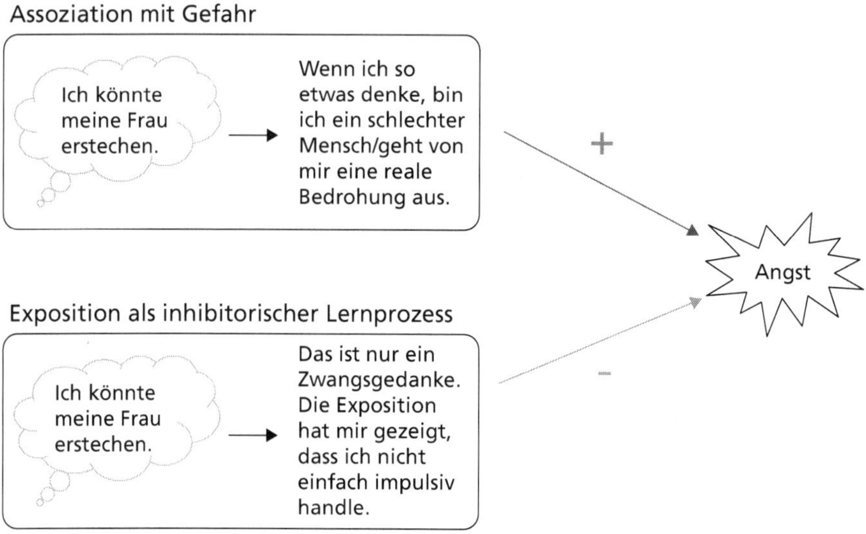

Assoziation mit Gefahr

> Ich könnte meine Frau erstechen. → Wenn ich so etwas denke, bin ich ein schlechter Mensch/geht von mir eine reale Bedrohung aus.

$+$ → Angst

Exposition als inhibitorischer Lernprozess

> Ich könnte meine Frau erstechen. → Das ist nur ein Zwangsgedanke. Die Exposition hat mir gezeigt, dass ich nicht einfach impulsiv handle.

$-$

Abb. 6.6: Inhibitionslernen. Es liegen zwei Assoziationen vor, die integriert werden müssen. Die situationsbedingte Aktivierung jeder Verknüpfung bestimmt die resultierende Furchtreaktion.

nüchterner wissenschaftlicher Fakten wird der Zwang entmystifiziert. Das tatsächliche Erleben dieser Mechanismen im Rahmen der Exposition trägt ferner zu einer zentralen Lernerkenntnis bei: Nur weil ein subjektives Gefühl real ist, muss es nicht auf eine reale Gefahr hindeuten.

Wie im kognitiv-behavioralen Modell nach Salkovskis (▶ Kap. 2.4) beschrieben, haben Gedanken, Bewertungen und Interpretationen einen elementaren Einfluss auf unsere Emotionen. Dabei können auch realitätsferne Gedanken eine körperliche Reaktion und reale Gefühle auslösen. Zahlreiche Alltagsbeispiele stützen diese Annahme und können angeführt werden, um das Vertrauen des Patienten in das Expositionsrational zusätzlich zu stärken:

- Ein fiktionaler Kriminalroman löst Anspannung, einen erhöhten Puls oder sogar schwitzende Hände aus – unumstritten echte Empfindungen, wenngleich für den Lesenden keinerlei Bedrohung besteht.
- Stellen Sie sich vor, eine Kollegin erzählt Ihnen, dass ihre beiden Kinder Läuse mit aus der Kita gebracht hätten. Überall kreuche und fleuche es. Sie müsse den Kindern regelmäßig die Nissen aus den Haaren entfernen und alle Kuscheltiere einfrieren, um die Läuse abzutöten. Bei den meisten Menschen löst allein das Lesen dieser Sätze ein unangenehmes Kribbeln auf der Haut aus.
- Denken Sie möglichst bildlich an jemanden, der mit langen Fingernägeln über eine Tafel kratzt. Na, Gänsehaut? Obwohl vermutlich weit und breit keine Tafel in Sicht ist.
- Stellen Sie sich eine frische, saftige Zitrone vor, die Sie mit einem Messer zerschneiden. Der Saft tropft heraus und ein süßlich-saurer Duft entsteigt der Frucht. Was nehmen Sie gerade in Ihrem Mund wahr?

6.3.7 Bedeutung von Hausaufgaben

Das Gros der Zwangserkrankten erhält erst viele Jahre nach Störungsbeginn eine adäquate Behandlung. Zudem nehmen die Beschäftigung mit Zwangsgedanken und -handlungen täglich oft mehrere Stunden in Anspruch. Angesichts dieser zeitlichen Dimensionen sollten weder Patient noch Behandelnder mit der Einstellung in die Therapie starten, dass eine 50-minütige Sitzung pro Woche allein ausreicht, um eine signifikante Symptomreduktion zu bewirken. Gemäß den Empfehlungen der revidierten Leitlinie sollte die Expositionsbehandlung nach Möglichkeit in Blockform oder zumindest zweimal wöchentlich stattfinden (▶ Kap. 5.3). Darüber hinaus findet ein wesentlicher Teil der Arbeit am Zwang außerhalb der wöchentlichen Sitzungen in Form von regelmäßigen »Hausaufgaben« statt. Diese umfassen Selbstbeobachtungsprotokolle, Verhaltensexperimente und – im fortgeschrittenen Behandlungsverlauf – auch die Umsetzung von Expos. Zu Beginn der Behandlung sollten therapeutengeleitete Expositionsübungen mit Fokus auf die korrekte Umsetzung ohne Vermeidungs- und Sicherheitsverhalten durchgeführt werden. Diese sollten nach Möglichkeit nicht ausschließlich im Praxissetting, sondern auch im häuslichen Umfeld stattfinden, da die Zwänge in diesem Kontext meist am stärksten ausgeprägt sind. Sobald der Patient die adäquate Umsetzung verinnerlicht hat, sollten Expositionen auch unbegleitet durchgeführt werden, da nur so ein stabiler Transfer in den Alltag gewährleistet werden kann. Die als Hausaufgaben durchgeführten Übungen sollten in der nächsten Sitzung unbedingt nachbesprochen werden. Grundsätzlich ist es dabei wichtig, dem Patienten zu vermitteln, dass keine perfekt aufbereiteten Fleißarbeiten von ihm erwartet werden. Es geht vielmehr darum, ihn zum Ausprobieren und Experimentieren zu ermutigen.

6.4 Therapieziele

Der Definition von Veränderungszielen kommt in der Therapie der Zwangsstörung eine wesentliche Bedeutung zu. Übergeordnete Therapieziele, zu denen die expositionsbasierte, zwangsstörungsspezifische Behandlung hinleiten soll, umfassen folgende Kernaspekte (Hoffmann und Hofmann 2018):

- Distanzierung von der Fremdsteuerung durch das Zwangssystem und Reetablierung des eigenen Ichs als oberste Steuerungsinstanz
- Förderung der Bedürfniswahrnehmung und Ausrichtung des Lebens nach eigenen Bedürfnissen, Wünschen und Werten
- Abkehr vom symbolischen Handeln auf der »Zwangsbühne« und Aufbau von realitätsbasierten Problemlösestrategien, sozialen Kompetenzen sowie adäquaten Emotionsregulationsmechanismen

Diese globalen Ziele werden in der Zusammenarbeit von Therapeut und Patient in individualisierte, konkrete Ziele übersetzt. Dabei kann zwischen *distalen* Zielen, die der Patient durch Reduktion des Zwangs erreichen möchte, wie z. B. wieder Besuch in der eigenen Wohnung empfangen zu können, sowie *proximalen* Zielen hinsichtlich des »Normalverhaltens«, das der Patient in den bis dato zwangsassoziierten Situationen anstreben möchte, unterschieden werden.

6.4.1 Distale Ziele als Motivatoren

Im Verlauf der Anamnese sollte einfühlsam erfasst werden, an welchen Stellen der Zwang den Lebensraum des Patienten konkret beschneidet. Gerade bei langjährigen Zwangserkrankungen ist den Betroffenen kaum bewusst, wie sehr sich ihr Alltagsleben von dem anderer Menschen unterscheidet. Einige haben den Keller seit Jahren nicht betreten, andere sind schon viele Monate nicht mehr alleine Auto gefahren, obwohl sie einen Führerschein besitzen. Um die Motivation hinsichtlich der durchaus anstrengenden Expositionstherapie zu erhöhen, sollten Ziele, die die Zurückeroberung solch zentraler Lebensbereiche betreffen, zu Beginn der Behandlung schriftlich festgehalten werden. Die meisten Betroffenen benennen als Therapieziel zunächst den Wunsch, dass sie im Anschluss »weniger Zwänge« haben. Die entscheidende Frage lautet jedoch: »Was wollen Sie stattdessen?« Zur Veranschaulichung des Unterschiedes zwischen Annäherungs- und Vermeidungszielen eignet sich die Metapher einer Taxifahrt:

»Stellen Sie sich vor, Sie steigen am Hauptbahnhof in ein Taxi. Der Fahrer fragt, wohin Sie denn fahren möchten. Mit der Antwort ›Ich will einfach nur weg vom Bahnhof‹ wird das Taxi voraussichtlich nicht losfahren. Sie müssen ein konkretes Ziel benennen.«

Zur genaueren Eingrenzung möglicher Behandlungsziele können die folgenden Fragen herangezogen werden:

- Gibt es etwas, das Sie früher gerne gemacht haben, wovon der Zwang Sie nun aber abhält?
- Welchen Ort oder welche Person würden Sie gerne (noch einmal) besuchen, haben dies aufgrund des Zwangs bisher jedoch nicht getan?
- Wie würden Sie einen Tag gestalten, an dem Sie keinerlei Zwänge ausführen müssten?

Stark beeinträchtigte Patienten, deren Zwänge nahezu den ganzen Tag ausfüllen, reagieren auf diese Fragen mitunter überfordert. Sie haben sich gänzlich dem Regime des Zwangs unterworfen und kaum (noch) ein Gespür dafür, was ihnen selbst Freude bereitet. Hier liegt fast immer eine depressive Komorbidität vor, die entsprechend mit ergänzenden Interventionen aus der Depressionstherapie adressiert werden sollte, z. B. mittels euthymer Aktivierung, Aktivitätsaufbau und Genusstraining.

Sobald ein Ziel grob abgesteckt ist, eignet sich das SMART-Prinzip zur Konkretisierung. Entsprechend dieses Akronyms sollten Ziele

- **S**pezifisch,
- **M**essbar,
- **A**ttraktiv,
- **R**ealistisch sowie
- **T**erminiert

sein. Ein geeignetes SMART-Ziel könnte z. B. lauten: »Ich möchte es schaffen, zu meinem nächsten Geburtstag in sechs Monaten meine zwei besten Freundinnen, deren Partner und Kinder zu mir nach Hause einzuladen, den Kuchen dafür selbst zu backen und sowohl bei der Vorbereitung als auch im Nachhinein keine Zwangshandlungen oder Vermeidungsverhalten (wie z. B. den Kuchen aus Angst vor einer Salmonelleninfektion ohne Eier zu backen, das Geschirr ausgiebig auf Splitter zu kontrollieren, die Wohnung im Anschluss exzessiv zu putzen) auszuführen.«

Die im Verlauf der Therapie geplanten Expositionsübungen fungieren als Zwischenziele und können sich ebenfalls am SMART-Prinzip orientieren (▶ Kap. 6.6.1). Die einzelnen Übungen sollten dazu beitragen, dass sich der Patient seinen distalen Zielen Schritt für Schritt annähert. Die distalen Ziele werden schriftlich festgehalten und im Alltag des Patienten (sowohl mental als auch physisch) möglichst präsent platziert. Beispielsweise könnte der Zwangserkrankte ein Foto oder Symbolbild, das ihn an sein wichtigstes Ziel erinnert, als Handyhintergrundbild festlegen oder das Bild an einer gut sichtbaren Stelle in der Wohnung aufhängen – ggf. auch dort, wo der Zwang besonders viel Raum einnimmt (wie z. B. im Bad bei Waschzwängen). Kurz vor Beginn einer konkreten Exposition kann es ebenfalls helfen, sich diese Motivation noch einmal bewusst vor Augen zu führen.

Schlussendlich hat die Förderung der Wahrnehmung eigener Wünsche und Bedürfnisse – insbesondere mit Blick auf deren emotionale Qualitäten – in der Therapie nicht nur eine zielgebende, motivierende und ichstärkende Funktion. Sie hilft außerdem dabei, ganz konkret zwischen einem realeren Wunsch und der zwangsbezogenen Befürchtung, einen bestimmten Wunsch haben zu können (z. B. »Wenn ich den Gedanken habe, dass ich mein Kind unsittlich berühren könnte, dann will ich das vielleicht auch«; ▶ Kap. 6.7.4: Tabuisierte Gedanken), differenzieren zu lernen.

6.4.2 Proximale Verhaltensziele für konkrete Situationen

Grundsätzlich sollte in der Therapie angestrebt werden, dass der Patient lernt, sein Handeln weniger von äußeren Faktoren und der externalen Ersatzregulation durch das Zwangssystem abhängig zu machen, als vielmehr auf seine eigene Intuition, die eigenen Bedürfnisse, Wünsche und Ziele zu vertrauen. Der Begriff Intuition – oder auch gesunder Menschenverstand – ist dabei bewusst vage gewählt (Stichwort Unsicherheitstoleranz) und beschreibt die eigene Einschätzung des »Normalverhaltens«

in einer bestimmten Situation, wie z. B. die Beantwortung der Frage, wann und wie man sich üblicherweise duscht. Durch die starke emotionale Aktivierung ist es vielen Patienten *innerhalb* einer akuten Zwangssituation kaum möglich, rational zu denken bzw. ihre Intuition wahrzunehmen; *außerhalb* der Zwangssituation gelingt dies den meisten jedoch deutlich besser, was als Ressource betont und genutzt werden sollte. Trotzdem begegnen uns in der Praxis immer wieder Patienten, die ein Gefühl für ihre Intuition oder das »Normale« fast gänzlich verloren oder je nach Krankheitsdauer nie bewusst wahrgenommen zu haben scheinen. In solchen Fällen muss das »normale« Zielverhalten erst im Dialog erarbeitet und in der Exposition erprobt werden, bevor sich daraus peu a peu ein intuitives Gefühl entwickeln kann – frei nach dem Motto »fake it till you make it« (dt.: »tu so, als ob, bis du es schaffst«).

Und was ist nun normal? Sämtliche Verhaltensweisen lassen sich auf einem Spektrum einordnen, dessen Verteilung mal mehr und mal weniger einer Gaussschen Glockenkurve (bzw. Normalverteilung) gleicht (▶ Abb. 6.7). Dem Patienten ist vollkommen freigestellt, an welcher Position dieses Spektrums er sich zukünftig einordnen möchte. Er darf gerne weiterhin zu den reinlichsten 15 % der Bevölkerung gehören – solange er nicht weiter unter exzessiven Waschritualen leidet und er beim Reinigen eine runde, organische Handlung ausführt. Für viele Betroffene kann es sehr entlastend sein von ihrem Therapeuten zu hören, dass in der Behandlung keinesfalls eine 180°-Drehung notwendig ist bzw. von ihnen erwartet wird – der Mensch hinter dem Zwang darf (abgesehen von einer wünschenswerten Selbstwertstärkung) derselbe bleiben.

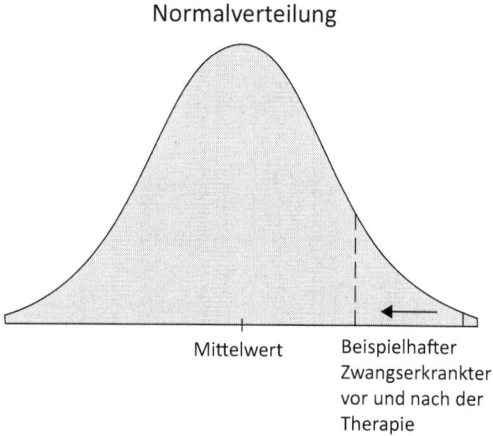

Abb. 6.7: Normalverteilung mit glockenförmiger Streuung um den Mittelwert. Der beispielhafte Patient nähert sich durch die Therapie in seinem Verhalten dem Mittelwert an, darf sich aber dazu entscheiden, weiterhin etwas »reinlicher« zu leben als der Durchschnitt.

Um ein Gespür dafür zu entwickeln, welches Verhalten in einer konkreten Situation normal ist, kann zunächst erfragt werden, wie sich der Patient selbst vor der Entstehung der Zwänge verhalten hat: »In welchen Situationen haben Sie sich vor Ihrer Zwangserkrankung die Hände gewaschen? Und wie sah die Reinigung dabei konkret aus?« Ferner kann es hilfreich sein, den Patienten nach einem Vorbild zu fragen und ihn einschätzen zu lassen, wie diese Person ein bestimmtes Verhalten ausführen würde: »Denken Sie an Ihre beste Freundin: Wann und wie wäscht sie sich wohl die Hände?« Tut sich der Patient sehr schwer damit, ist es grundsätzlich auch in Ordnung, ein direktes Meinungsbild anderer Menschen bzgl. deren Standards einzuholen. Essenziell ist dabei, dies außerhalb einer akuten Zwangssituation zu tun, da es andernfalls als neutralisierendes Rückversicherungsverhalten einzustufen wäre. Die Umfrage soll einen rein informativen Charakter aufweisen und nicht exzessiv wiederholt werden. Sie dient lediglich dazu, ein erstes Gespür für Normalverhalten zu entwickeln, wenn der Betroffene selbst wirklich nicht (mehr) genau weiß, was normal ist. Dies ist häufig bei schambesetzen Themen der Fall, über die im Alltag üblicherweise nicht gesprochen wird, wie z. B. über die Frage nach der adäquaten Anzahl von Toilettenpapierblättern beim Stuhlgang. Insbesondere Gruppentherapien eignen sich sehr gut, um solche Themen kurz zu diskutieren. Das bricht Tabus, lockert die Stimmung und ermöglicht es Patienten, die kein Problem bzgl. dieses konkreten Zwangsthemas haben, sich als kompetentes Gegenüber zu erleben. Auch in der Einzeltherapie kann der Behandelnde zur Reduktion der Scham beitragen, indem er – im selbstbestimmten Maß – persönliche Erfahrungen mit einbringt oder Studienergebnisse wie diese zur Hand hat: Eine repräsentative Umfrage eines großen Toilettenpapierherstellers aus dem Jahr 2012 ergab, dass 66,8 % der Deutschen das Toilettenpapier vor der Verwendung falten, während es jeweils 7,4 % knüllen oder um die Hand wickeln und 4,7 % mehrere abgerissene Einzelblätter aufeinanderlegen. Weitere 7,7 % entscheiden sich je nach Situation spontan für eine der Varianten (https://web.archive.org/web/20161012112904/http://www.presseportal.de/pm/19124/2364867, Zugriff am 14.02.23).

Zusammenfassend sollten bei der Definition des proximalen Zielverhaltens für jeden Zwangsbereich folgende Aspekte festgehalten werden:

- Zu welchen Anlässen möchte ich das jeweilige Verhalten ausführen?
- Wie genau möchte ich das Verhalten ausführen?
- Nach welchem Kriterium beende ich das Verhalten?
- Möchte ich das Verhalten immer auf die gleiche Weise ausführen? Wovon möchte ich das abhängig machen?

Ein Patient mit Kontrollzwang beschreibt sein angestrebtes Normalverhalten bzgl. der Kontrolle des Herdes z. B. wie folgt: »Sobald ich mit dem Kochen fertig bin, möchte ich den Herd ›normal‹ ausschalten und einmal ›normal‹ kontrollieren, ob er aus ist. Das mache ich, indem ich den Drehknopf mit der rechten Hand in einer runden Bewegung auf null drehe und mit meinen Augen einmal kurz nach unten schaue, ob der Strich tatsächlich auf null zeigt. Damit ist die Handlung beendet und ich wende mich dem Essen zu, das fertig gekocht und servierbereit ist. Ich möchte die Handlung immer auf dieselbe Weise durchführen, egal was ich gekocht habe oder auf welcher Stufe der Herd eingeschaltet war. Wenn ich das Haus nur für einige Stunden verlasse oder bevor ich schlafen gehe, möchte ich den Herd nicht noch einmal kontrollieren. Wenn ich aber für mehrere Tage weg bin oder in Urlaub fahre, möchte ich, bevor ich das Haus verlasse, ›normal‹ kontrollieren, ob alle Platten ausgeschaltet sind, indem ich in die Küche gehe und aus ›normaler‹ Distanz (d. h. aufrecht ca. 50 cm vor dem Herd stehend) mit den Augen einmal kurz schaue, ob alle Knöpfe auf null stehen.« In ähnlicher Weise definiert der Patient, wie er zukünftig die Haustüre abschließen und kontrollieren möchte etc. Zugegebenermaßen mutet diese detaillierte Beschreibung selbst etwas zwanghaft an. Die Konkretisierung des Zielverhaltens ist jedoch wichtig, um dem Zwang keinerlei Schlupflöcher offen zu lassen. Darüber hinaus hilft sie dabei, stark automatisierte Handlungen bewusstseinsnäher umsetzen und fragmentierte Prozesse wieder organischer ablaufen lassen zu können. Erst nachdem die neue Norm mit größerer kognitiver Beteiligung festgelegt und eingeübt wurde, kann sie allmählich ins tägliche Verhaltensrepertoire übergehen. Ausgehend von der festgelegten Norm geht es dann langfristig darum, wieder mehr Flexibilität im Verhalten zuzulassen.

6.5 Erstellung einer Zwangshierarchie

Das Erstellen einer Zwangshierarchie zielt darauf ab, die wichtigsten Zwänge eines Patienten in eine der Schwierigkeit nach geordnete Rangfolge zu bringen, um darauf basierend Expositionen mit Reaktionsmanagement auswählen zu können. Der Schwierigkeitsgrad bemisst sich dabei daran, wie schwer es dem individuellen Patienten fallen würde, die übliche Zwangshandlung (bzw. das Vermeidungsverhalten) im Kontext einer Exposition zu unterlassen und stattdessen das angestrebte Normalverhalten auszuführen. Die Schwierigkeitsstufen können je nach Präferenz des Patienten mit einer Skalierung von 0 bis 10 oder von 0 bis 100 versehen werden. Die inhaltliche Grundlage für das Erstellen der Hierarchie bilden die zuvor angefertigten Selbstbeobachtungsprotokolle (▶ Kap. 6.3.2). Es ist zu betonen, dass es nicht darum geht, eine perfekt geordnete Liste anzufertigen, in der jeder Zwang seinen festen Rang aufweist. Vielmehr stellt die Hierarchie eine grobe Übersicht dar, in der die Schwierigkeitseinstufungen der Zwänge veränderbar sind und zudem in Abhängigkeit von äußeren Faktoren variieren können. Neben dem Hauptkriterium »Schwierigkeit« kann eine zusätzliche Einschätzung hinsichtlich der Dringlichkeit der Veränderung eines Symptoms hilfreich sein, um die Entscheidung für eine spezifische Exposition zu erleichtern. Leidet ein Betroffener unter Zwängen in mehreren Symptomdimensionen, empfiehlt es sich, für jede Dimension eine separate Hierarchie anzufertigen. Das Erstellen der Hierarchie trägt zudem dazu bei, den Zwang greifbarer zu machen und ggf. Strukturen in ihm zu entdecken, was das Kontrollerleben der Patienten erhöht. In ▶ Tab. 6.2 ist eine beispielhafte Zwangshierarchie einer Patientin dargestellt, die unter dem Zwangsgedanken, anderen Menschen unbeabsichtigt Schaden zugefügt haben zu können, sowie neutralisierenden Kontrollhandlungen, Rückversicherungs- und Vermeidungsverhalten leidet.

Tab. 6.2: Auszug aus einer beispielhaften Zwangshierarchie. Die Zwangssymptome werden nach Schwierigkeit und Dringlichkeit der Veränderung beurteilt. Pro Schwierigkeitsstufe können mehrere Zwangssymptome gelistet oder auch mal Leerstellen gelassen werden.

Schwierigkeit	Zwangssymptom bzw. Exposition	Dringlichkeit
10	Nachts allein mit dem Auto fahren	gering
9	Meine Tochter mit dem Auto von der Schule abholen, ohne noch einmal zurückzufahren	hoch
8	Einen Kuchen ohne Kontrollzwänge selbst backen und servieren	mittel
7	Allein am Fluss entlang spazieren gehen, ohne mich noch mal umzudrehen oder zurückzugehen, wenn ich jemand anderem begegnet bin	mittel
6	Einen gekauften Kuchen servieren, ohne umfassend zu überprüfen, ob er keine Plastikfolienstücke enthält	mittel
5	Allein durch die Felder spazieren gehen, ohne mich noch mal umzudrehen oder zurückzugehen, wenn ich jemand anderem begegnet bin	gering
4	Mit meinem Partner zusammen spazieren gehen, ohne mich bei ihm rückzuversichern, mich noch mal umzudrehen oder zurückzugehen, wenn wir jemand anderem begegnet sind	mittel
3	Im Supermarkt etwas aus dem Kühlregal kaufen, ohne zwanghaft zu kontrollieren, ob die Tür richtig verschlossen ist	hoch
2	/	
1	/	
0	/	

Im gruppentherapeutischen Setting empfiehlt es sich, die Hierarchien von zwei bis drei Patienten ausführlich gemeinsam am Whiteboard zu erarbeiten. Die übrigen Patienten werden gebeten, ihre individuellen Hierarchien zuhause zu erstellen, sie in der nächsten Woche mitzubringen und in der Gruppe so detailliert vorzustellen, wie der jeweilige Patient dies möchte.

6.6 Planung und Umsetzung der Exposition mit Reaktionsmanagement

Im Hinblick auf die konkrete Expositionsplanung ist es zunächst wichtig zu verstehen, dass sich das Gehirn eines Zwangserkrankten innerhalb und außerhalb einer akuten Zwangssituation in unterschiedlichen Zuständen befindet. Während das Gros der Betroffenen in einem ruhigen Moment eindeutig reflektieren kann, dass die eigenen Zwangsgedanken und -handlungen irrational sind, »kapert« der Zwang im Rahmen individualspezifischer Situationen das Gehirn und versetzt es in einen affektiven Ausnahmezustand, in dem überlegtes Denken kaum möglich ist. In Abhängigkeit davon, in welchem der beiden Zustände sich das Gehirn des Zwangserkrankten gerade befindet, sollte dem Zwang unterschiedlich begegnet werden. Während es im Rahmen einer akuten Zwangssituation z. B. unterlassen werden sollte, sich bei Angehörigen rückzuversichern, ist das einmalige, maßvolle und nicht-rituelle Einholen der Einschätzung anderer außerhalb einer Zwangssituation absolut in Ordnung. Denn wo zuvor kein akutes aversives Gefühl war, wirkt eine Nachfrage nicht negativ verstärkend, sondern trägt nur dazu bei, gemäß den eigenen Bedürfnissen kommunizieren zu lernen und ggf. eine hilfreiche Information zu gewinnen. Entsprechend sollten im Rahmen der Expositionsplanung Fragen zur vermeintlichen »Gefährlichkeit« einer Übung nicht grundsätzlich ausgeklammert werden, sondern gemeinsam dahingehend beurteilt werden, inwiefern sie der Neutralisierung eines aktuellen Angstgefühls dienen. Dabei gilt es insbesondere zu berücksichtigen, dass für manche Patienten bereits die Planung eine Exposition in sensu darstellt.

Tab. 6.3: Unterschiede innerhalb und außerhalb der akuten Zwangssituation.

Außerhalb der akuten Zwangssituation	Während der Exposition
Rationales Denken möglich	Zugriff auf Ratio aufgrund emotionaler Flutung kaum möglich
Bewusste Distanzierung von Zwangsgedanken forcieren	Zwangsgedanken als solche wahrnehmen und zulassen; kurze Distanzierung, aber keine mantraartigen Beruhigungen
Einschätzung anderer einholen ist einmalig ok, wenn man es selbst nicht genau weiß (z. B. in der Gruppe darüber austauschen, nach welchen Aktivitäten man sich üblicherweise die Hände waschen sollte)	Kein Rückversicherungsverhalten ausführen

6.6.1 Expositionsplanung

Auf Basis der Zwangshierarchie sollte eine Expositionssituation ausgewählt werden, die den Patienten herausfordert, aber nicht überfordert. Ferner ist es wichtig, dass die Exposition alltagsnah ist, sich zum wiederholten Üben eignet und der Patient langfristig einen klaren Nutzen daraus ziehen kann. Ein magisches Zwangsritual, das nur durchgeführt wird, wenn die Uhr an Silvester von 23:59 auf 0:00 springt, eignet sich für eine Exposition entsprechend weniger gut als Zwänge, die das tägliche Betreten oder Verlassen der eigenen Wohnung betreffen. Der Behandelnde darf bei der Auswahl der Exposition gerne Ideen einbringen und Vorschläge machen; die endgültige Entscheidung für eine bestimmte Übung sollte jedoch stets aktiv und selbstbestimmt vom Patienten getroffen werden. Für die erste Exposition eignet sich meist eine mittlere Schwierigkeitsstufe. Anschließend wird das Zielverhalten detailliert geplant und ggf. stichwortartig festgehalten. Zu klärende Fragen sind:

- Wann und wo möchte ich die Exposition umsetzen?
- Wie genau möchte ich die Zielhandlung (ohne Zwänge) ausführen?
- Welche Störfaktoren sollten beachtet und ggf. vorab reduziert werden (Zeitdruck, andere Personen, ablenkende Umgebungsbedingungen etc.)?

Eine beispielhafte Expositionsplanung für eine Patientin mit Kontrollzwängen und stark ausgeprägter Schadensvermeidung könnte wie folgt aussehen: »Wenn ich am Donnerstagabend wie immer als Letzte das Büro verlasse, schalte ich meinen Computer ganz ›normal‹ (d. h. nur einmal, ohne ihn wiederholt hoch- und wieder herunterzufahren) aus. Wenn das kleine rote Licht nicht mehr leuchtet, ist er aus. Anschließend gehe ich zur Bürotür und betätige einmalig den Lichtschalter. Auch wenn ich den Drang danach verspüre, das Computerlicht noch einmal im Dunkeln zu kontrollieren, gehe ich nicht zurück, sondern verlasse das Zimmer und schließe das Büro ab. Die Tür ist abgeschlossen, wenn ich den Schlüssel einmal im Schloss herumgedreht habe. Danach fahre ich zügig nach Hause.«

Nach der Konkretisierung des Ablaufs der eigentlichen Konfrontation mit dem spezifischen Zwangsauslöser wird der Planungsfokus auf die Bewältigung der aufkommenden Angst bzw. Anspannung gelenkt. Typische Zwangsgedanken werden antizipiert und die Zwangspatientin wird instruiert, ihnen mit einer distanzierten und akzeptierenden Haltung zu begegnen: »Der Zwang wird mir voraussichtlich sagen, dass mir ein Fehler unterlaufen sein könnte, der Computer gar nicht richtig ausgeschaltet ist und er in der Nacht in Brand geraten könnte. Ich kenne diese Gedanken und weiß, dass mir der Zwang mit jedem noch so kleinen Risikopotenzial Angst einjagen will. Aber ich selbst möchte das Büro zügig verlassen, pünktlich zum Abendessen zuhause bei meinem Partner sein und mir nichts mehr vom Zwang diktieren lassen!« Bei der Distanzierung hilft es vielen Betroffenen nicht nur, in der dritten Person vom Zwang zu sprechen, sondern auch, eine möglichst bildliche Personifizierung für ihren Zwang zu finden (ein nerviger kleiner Kobold, Rumpelstilzchen oder auch Ned Flanders von den Simpsons sind nur einige Beispiele, die von ehemaligen Patienten genannt wurden). Dadurch wird die Differenzierung zwischen dem, was der Zwang möchte, und dem, was der gesunde, selbstbestimmte Anteil des Patienten tun möchte, weiter verstärkt. Der Patient sollte instruiert werden, sich während der Exposition keinesfalls auf Diskussionen mit dem Zwang einzulassen. Dieser wird »zwangsläufig« immer wieder versuchen, Argumente für das übliche Neutralisierungsverhalten vorzubringen, welche der Patient im affektiven Ausnahmezustand, den die Exposition oftmals bedeutet, aber kognitiv kaum entkräften kann, da die Rekrutierung »rational denkender« Gehirnregionen in diesem Zustand stark beeinträchtigt ist. Daher sollte der Patient die Argumente des Zwangs lediglich kurz zur Kenntnis nehmen und sich bewusst gegen eine Diskussion mit ihm entscheiden: »Danke für den Hinweis, Mr. Zwangskobold, aber ich möchte es heute anders machen.« Den Zwangsgedanken und den aufkommenden aversiven Gefühlen sollte der Patient mit einer akzeptierenden Haltung und der aktiven Bereitschaft begegnen, jedes verbleibende Restrisiko sowie alle in der Exposition entstehenden Emotionen anzunehmen.

Zusammengefasst sollten folgende bewältigungsfokussierte Fragen ebenfalls im Rahmen der Expositionsplanung thematisiert werden:

- Welche Zwangsgedanken werden voraussichtlich aufkommen?
- Wie wird der Zwang versuchen, mich von meiner Absicht abzubringen?
- Wie schaffe ich Distanz zu meinem Zwang?
- Wie möchte ich mit dem eventuell aufkommenden aversiven Gefühl umgehen?
- Welcher Moment wird besonders herausfordernd?
- Welche stärkenden Worte können mir beim selbstbestimmten Handeln helfen?

Ferner ist es wichtig, vorab zu definieren, wie genau sich der Patient nach der initialen Konfrontation verhält und wann die Exposition zu Ende ist. Beispielsweise wäre es für einen Patienten mit Waschzwang wenig zielführend, einen angstbesetzten Gegenstand anzufassen, danach mit abgewinkelten Armen starr in der Wohnung zu stehen und sich gedanklich damit zu beruhigen, dass man sich beim nächsten Toilettengang ohnehin die Hände waschen darf. Stattdessen sollten die vermeintlich kontaminierten Hände »ganz normal« weiterbenutzt werden, um Gegenstände in der Wohnung anzufassen, sich aufs Sofa zu setzen oder Ähnliches. Die neutralisierende Funktion des Händewaschens nach einem Toilettengang kann dadurch unterminiert werden, dass der zwangsassoziierte Gegenstand nach dem Händewaschen ganz bewusst noch einmal angefasst wird. Besonders gut eignen sich Expositionen, in denen ein Zustand herbeigeführt wird, der nicht (bzw. nur mit extremem Aufwand) wieder rückgängig gemacht werden kann – wie z.B. das Essen mit »schmutzigen« Händen oder das Anfassen von Gegenständen, die (gemäß des Zwangsrituals) kaum wieder zu reinigen sind. Die Exposition ist dann zu Ende, wenn der Zwangspatient ein deutliches Nachlassen seiner Anspannung bemerkt und/oder er die übliche Neutralisierung/Vermeidung unterlassen hat.

Die wesentlichen Fragen bzgl. des Verlaufs und Endes der Exposition lauten zusammengefasst:

- Wie verhalte ich mich nach der initialen Konfrontation?
- Wenn möglich: Wie kann ich einen Zustand herstellen, der nicht mehr rückgängig zu machen bzw. nur schwer wieder zu verändern ist?
- Welches Verhalten wäre als Neutralisierung zu werten?
- Was tue ich, wenn ich doch in kurzeitiges Neutralisierungsverhalten verfalle?
- Wann erkläre ich die Exposition für beendet?

Nach Abschluss der Exposition darf sich der Zwangserkrankte eine kleine Belohnung für die Bewältigung der Situation gönnen. Einerseits wird das in der Exposition Gelernte durch die positive Verstärkung zusätzlich gefestigt; andererseits trägt die Belohnung zum Aufbau einer selbstfürsorglichen Haltung, zur Wertschätzung von Erfolgen und zur Reduktion überhöhter Ansprüche an die eigenen Leistungen bei. Vielen Zwangserkrankten fällt es erstaunlich schwer, sich für etwas zu belohnen, das »andere tagtäglich ohne große Anstrengung« tun. Hier kann es helfen, auf das individuelle Ausgangsniveau des Patienten zu verweisen: »Es wäre gewiss überzogen, sich als gänzlich gesunde Person dafür zu belohnen, innerhalb einer Minute eine gerade Strecke von 100 Metern zurückgelegt zu haben. Aber würden Sie auch so urteilen, wenn Sie wüssten, dass dieselbe Person schon seit ihrer Kindheit unter einer Muskelerkrankung leidet und zuletzt vor fünf Jahren eine ähnlich lange Strecke am Stück gegangen ist?« Entsprechend sollte die Belohnung ebenfalls bereits bei der Expositionsplanung berücksichtigt werden. Mögliche Belohnungen könnten sein:

- Etwas Leckeres zu essen (eine besondere Süßigkeit, exotisches Obst ...)
- Ein besonderes Getränk (Fruchtsmoothie, Mocktail ...)
- Eine kleine Auszeit (Kaffee- oder Teezeremonie, in den Garten setzen ...)
- Sich selbst mit Blumen beschenken
- Das Lieblingslied/-album ganz bewusst und ohne Ablenkung anhören
- Eine kleine Aufmerksamkeit für sich kaufen, die man sich sonst nicht gegönnt hätte
- Sich ganz bewusst im Spiegel anschauen, sich auf die eigene Schulter klopfen und sagen: »Das hast du gut gemacht.«

Schließlich sollte sich der Patient zum Ende der Planung noch einmal ins Bewusstsein rufen, warum er die geplante Exposition überhaupt durchführt (▶ Kap. 6.4.1). Anregungen zur Reflexion könnten sein:

- Welche Freiheiten/welchen Freiraum erobere ich mir durch die Expo zurück?
- Wie möchte ich die Zeit nutzen, die frei wird, wenn ich die Zwangshandlungen an dieser Stelle zukünftig unterlasse?
- Inwiefern bringt mich die Exposition meinen distalen Zielen näher?

Nachdem alle genannten Aspekte besprochen und ggf. als stichwortartiges Skript festgehalten wurden, sollte der Patient gefragt werden, ob bei der Planung noch irgendetwas Wichtiges vergessen worden ist und ob er die Exposition wie besprochen umsetzen möchte. Sollte der Patient dies nicht explizit bejahen, wird die Exposition noch einmal modifiziert. Dabei sollte möglichst nicht diskutiert werden, *ob* der Patient die geplante Exposition umsetzen kann, sondern stattdessen die Frage gestellt werden, *wie* er die Exposition verändern könnte, sodass sie bewältigbar erscheint und er der Umsetzung aktiv zustimmen kann. Dies ist im Sinne der komplementären Beziehungsgestaltung zum Kontrollbedürfnis des Patienten wie auch vor dem Hintergrund des Konzeptes der Subjektkonstituierung besonders wichtig.

6.6.2 Umsetzung der Exposition

Kurz bevor der Patient die Exposition durchführt, sollte er sich gedanklich sammeln, tief durchatmen, sich seine Motivatoren vor Augen führen und das geplante Zielverhalten noch einmal bewusst im Kopf durchspielen. Eine verbale oder mentale

Selbstinstruktion kann ebenfalls hilfreich sein: »Wenn ich gleich alle Dokumente und Programme geschlossen habe, beginnt meine Expo, bei der ich den Computer wie besprochen ›ganz normal‹ herunterfahren werde. Anschließend werde ich das Licht ausschalten, die Bürotür einmalig abschließen und das Gebäude verlassen. Der Zwang wird versuchen, mich von der geplanten Umsetzung abzubringen, aber ich werde daran festhalten. Ab jetzt habe ich wieder das Sagen!«

Während der Exposition kann das aversive Gefühl mittels eines Beobachtungsprotokolls (vom Patienten selbst oder bei begleiteten Expositionen vom Therapeuten) festgehalten werden (▶ Handout 6). Dies beugt einerseits einer möglichen Ablenkung vom bzw. einer Vermeidung des unangenehmen Gefühls vor und schärft andererseits das Bewusstsein für den Verlauf der Gefühlskurve (▶ Kap. 6.3.6). Dabei sollte der Fokus allerdings nicht allein auf die Quantifizierung (Wie stark ist das Gefühl?), sondern auch auf die Qualifizierung des Gefühls bzw. der Gefühle gelegt werden (Welche Gefühle entstehen? Wo im Körper nehme ich das Gefühl wahr? Woher kenne ich das Gefühl ggf.?). Die Exposition ist beendet, wenn der Patient einen deutlichen Abfall des aversiven Gefühls wahrnimmt und er die übliche Neutralisierung/Vermeidung unterlassen hat. Falls Letzteres nicht erreicht wurde, kann die Übung mit diesem Ziel wiederholt werden. Im Anschluss an die Übung darf er sich wie vorab geplant eine Belohnung gönnen.

Die ersten Expositionen mit Reaktionsmanagement sollten in *therapeutischer Begleitung* durchgeführt werden, um eine korrekte Umsetzung ohne Vermeidungs- und Sicherheitsverhalten anzuleiten. Die Rolle des Therapeuten besteht dabei darin, den Patienten in dessen selbstgesteuertem Handeln zu begleiten und ihn wenn nötig an die eigenen Verhaltensziele zu erinnern – ohne jedoch Sicherheitssignale à la »Alles gut, Ihnen kann rein gar nichts passieren!« auszusenden. Vor Beginn der Übung bestärkt er den Patienten in seinem Entschluss zur Exposition und vermittelt Zuversicht hinsichtlich der Bewältigung. Sobald die Exposition dann begonnen hat, erfragt der Therapeut in regelmäßigen Abständen, wie angespannt der Patient ist, welche Gefühle er ggf. darüber hinaus empfindet (jeweils auf einer zuvor definierten Skala, z. B. von 0 bis 100 %) und welche Gedanken er hat. So erhält der Behandelnde einen guten Überblick über das Erleben des Patienten und kann beurteilen, ob die Exposition erwartungsgemäß verläuft. Bleibt nach der Konfrontation mit dem zwangsassoziierten Auslöser beispielsweise der Anstieg des aversiven Gefühls aus, ist die Ursache zu eruieren: Vermeidet der Patient subtil oder führt er gedankliche Neutralisierungen durch? Oder wirkt der Behandelnde als Sicherheitsanker? In jedem Falle sollte der Therapeut den Patienten darauf hinweisen, wenn er Sicherheitsverhalten vermutet, und ihn darin bestärken, dies zu unterlassen. Auch wenn der Patient (ggf. automatisiert) Rückversicherungen einfordert, sollte der Therapeut freundlich, aber bestimmt entgegnen: »Sehen Sie: Hier versucht der Zwang gerade eine Rückversicherung einzuholen. Wie wir vorab einvernehmlich besprochen haben, werde ich sie ihm jedoch nicht geben. Atmen Sie einmal tief durch und konzentrieren Sie sich auf Ihre eigenen Ziele.« Die Exposition kann dann beendet werden, wenn der Patienten die verbleibende Anspannung bzw. das aversive Gefühl als ohne therapeutische Unterstützung bewältigbar einschätzt.

Nachdem einige Expositionen mit Reaktionsmanagement in therapeutischer Begleitung umgesetzt wurden, können im weiteren Verlauf der Behandlung zunehmend Expositionen in *Eigenregie* durchgeführt werden. Hierbei übernimmt der Patient selbst die instruierende, wachsame (ggü. Vermeidungen und Neutralisierungen) und ggf. protokollierende Rolle, die zuvor der Therapeut innehatte. Je weiter die Therapie fortgeschritten ist, desto weniger Formalität erfordert zudem die Planung von Expositionen. Viele erfahrene Zwangspatienten profitieren davon, Expos als Lebenseinstellung zu betrachten und im Zweifelsfall immer genau das Gegenteil von dem zu tun, was der Zwang von ihnen fordern würde.

6.6.3 Nachbesprechung

Das Beobachtungsprotokoll sowie die gesammelten Erfahrungen sollten anschließend mit dem Therapeuten nachbesprochen werden. Folgende explorative Fragen eignen sich zur Orientierung:

- Mit welchen Erwartungen bin ich in die Expo gestartet? Und was ist tatsächlich passiert?
- Welche Erkenntnisse ziehe ich aus der Expo?
- Was ist mir bei der Umsetzung gut gelungen?
- Welche Schwierigkeiten sind aufgetreten, die ich vorab nicht bedacht hatte?
- Was sollte ich bei der Planung der nächsten Expo beachten?

6.7 Der Heterogenität begegnen

Wie eingangs beschrieben, zeichnet sich die Zwangserkrankung durch eine große Heterogenität aus. Während der eine Patient unter Waschzwängen leidet, ist der andere von Kontrollzwängen und ein weiterer von aggressiven Zwangsgedanken betroffen. Zwar eignet sich das bisher beschriebene therapeutische Vorgehen zur Exposition mit Reaktionsmanagement grundsätzlich für alle Symptomdimensionen, dennoch sind gewisse Besonderheiten zu beachten, um adäquat auf die individuellen Zwänge eines jeden einzelnen einzugehen. ▶ Abb. 6.8 gibt einen Überblick über wesentliche Differenzierungsmerkmale, hinsichtlich derer sich Zwangserkrankte unabhängig von globalen störungsbezogenen Mechanismen unterscheiden können. Dazu zählen neben Symptomdimensionen und Komorbiditäten auch Motivdimensionen, Funktionalitäten, dysfunktionale zwangsassoziierte Überzeugungen sowie die Einsicht in die Unsinnigkeit der Zwänge. Zu berücksichtigen ist, dass ein individueller Patient durchaus Zwänge in unterschiedlichen Symptomdimensionen aufweisen kann und auch mehrere Motivdimensionen sowie Funktionalitäten gleichzeitig relevant sein können. Die Auswahl spezifischer Interventionen betrifft also nicht nur unterschiedliche Patienten, sondern oftmals auch ein- und denselben Zwangserkrankten.

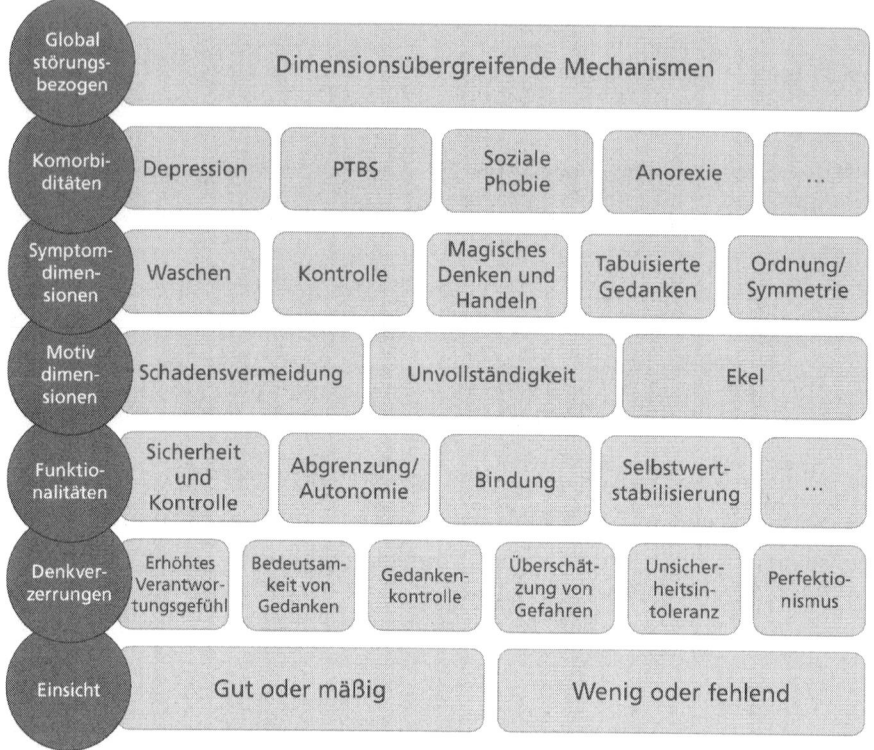

Abb. 6.8: Wesentliche Differenzierungsmerkmale, hinsichtlich derer sich Zwangserkrankte neben dimensionsübergreifenden Mechanismen unterscheiden können.

6.7.1 Berücksichtigung von Komorbiditäten

Etwa 70 % aller Zwangserkrankten leiden unter einer oder mehreren Komorbiditäten (Sharma et al. 2021), die die Behandlung des Zwangs beeinträchtigen können und dann einer besonderen Berücksichtigung bedürfen. Wenngleich der Behandlungsfokus in den meisten Fällen trotz Komorbiditäten auf den Zwang gelegt werden kann, ist eine sorgfältige Diagnostik notwendig. Im Hinblick auf die Erstellung eines individuellen Störungsmodells und Therapieplans sollte immer erfragt werden, welche Erkrankung der anderen zeitlich vorausging. Folgende ätiologische Szenarien können in der Praxis auftreten:

- Die Zwangsstörung geht der Komorbidität voraus und die Komorbidität entwickelt sich in Reaktion auf die Belastung durch die Zwänge (z. B. häufig bei komorbider Depression).
- Die Zwangsstörung entwickelt sich zeitlich nach einer anderen Störung und erfüllt ggf. eine spezifische »Bewältigungsfunktion« für die komorbide Störung (z. B. häufig bei posttraumatischer Belastungsstörung, Aufmerksamkeits-/Hyperaktivitätsstörung oder Autismusspektrumsstörung).

- Der Beginn der Zwangsstörung lässt sich schwer vom Beginn der komorbiden Störung abgrenzen, was auf gemeinsame ätiologische Faktoren hindeuten kann (z. B. häufig bei Anorexie).

Die zeitlich vorausgehende Erkrankung wird auch als primäre, die zeitlich nachfolgende als sekundäre Störung bezeichnet. Diese Terminologie hat jedoch keine zwingende Aussagekraft darüber, welche Erkrankung vorrangig behandelt werden sollte. Die unterschiedlichen therapeutischen Implikationen für die Behandlung der Zwangsstörung ergeben sich vielmehr aus deren potenzieller Funktionalität sowie aus der Art und dem Schweregrad der spezifischen Komorbidität(en).

Depression

Mit einer Lebenszeitprävalenz von ca. 50 % stellt die Depression die häufigste Komorbidität der Zwangsstörung dar (Brakoulias et al. 2017; Ruscio et al. 2010) und resultiert oftmals aus der Belastung durch die Zwänge. Eine starke depressive Symptomatik beeinträchtigt die Fähigkeit des Patienten, zielgerichtet an der Zwangsstörung zu arbeiten. Insbesondere Expositionen mit Reaktionsmanagement erfordern ein nicht zu unterschätzendes Maß an Motivation und Antrieb, das stark depressive Patienten kaum aufbringen können. Um Frustrationserfahrungen zu vermeiden, sollte bei entsprechender Symptomschwere zunächst die Depression behandelt werden bzw. eine Kombinationsbehandlung durchgeführt werden, die auf beide Störungsbereiche abzielt. Dabei sollte die Psychoedukation hinsichtlich der Zwangsstörung an das Konzentrationsvermögen des Patienten angepasst werden. Sobald die depressive Symptomatik auf ein mittelgradiges Niveau reduziert werden konnte, kann mit einer vertiefenden Psychoedukation sowie ersten Expositionsübungen mit geringem Schwierigkeitsgrad begonnen werden, um kleine Erfolgserlebnisse zu ermöglichen. Depressiven Patienten fällt es meist schwer, Erfolge als solche wahrzunehmen und wertzuschätzen, was ein besonderes Feingefühl auf Therapeutenseite erfordert.

(Komplexe) Posttraumatische Belastungsstörung (PTBS)

Treten Zwänge komorbid mit einer (komplexen) PTBS auf, erfüllen sie oftmals eine Bewältigungsfunktion hinsichtlich des massiven Kontrollverlusterlebens im Kontext des Traumas und vermitteln dem Betroffenen ein subjektives Gefühl von Sicherheit (▶ Kap. 2.5). Das Herausarbeiten dieser – wenn auch behelfsmäßigen – Funktion ist essenziell für die Therapieplanung und sollte mit dem Patienten transparent besprochen werden. Entsprechend sollten Stabilisierungsübungen (sicherer Ort, Tresorübung etc.) zum Umgang mit der PTBS-Symptomatik etabliert werden, bevor intensiv mit der Behandlung der Zwangsstörung begonnen wird. Im Rahmen von Expositionen kann dann der Zugang zu wesentlichen Gefühlen (z. B. Ohnmacht, Wut, Trauer) eröffnet werden, die der Entwicklung der Zwänge zugrundeliegen können.

Anorexie

Liegt neben der Zwangsstörung eine komorbide Anorexie vor, wird dringend empfohlen, therapeutisch zunächst auf eine Stabilisierung des Gewichts hinzuwirken, die Anorexie also vorranging zu behandeln. Im Rahmen der Psychoedukation können komorbide Zwänge dennoch schon früh mit einbezogen werden, da sie – ähnlich wie die Magersucht – mit einem erhöhten Kontrollbedürfnis sowie perfektionistischen Ansprüchen einhergehen können. Da beide Störungsbilder überlappende ätiologische Faktoren aufweisen, kann eine Symptomreduktion im Bereich der Anorexie sich positiv auf die Schwere der Zwangsstörung auswirken und umgekehrt. Übungen, die sich zur Behandlung beider Erkrankungen eignen, umfassen z. B. Verhaltensexperimente, die perfektionistische Ansprüche im Alltag auf den Prüfstand stellen (▶ Kap. 6.8.2: Bearbeitung von Perfektionismus). Sobald sich Gewicht und Körperfunktionen hinreichend stabilisiert haben, können vermehrt zwangsspezifische Expositionsübungen durchgeführt werden.

Angststörungen

Zwangs- und Angststörungen (generalisierte Angststörung, Agoraphobie/Panikstörung, spezifische Phobie) können in den meisten Fällen parallel behandelt werden, da die Störungsbilder zahlreiche Überschneidungspunkte aufweisen und jeweils Expositionsübungen indiziert sind. Die Auswahl der konkreten Expositionen sollte gemeinsam mit dem Patienten getroffen werden und sich am Schwierigkeits-, Belastungs- und Dringlichkeitsgrad orientieren (▶ Kap. 6.5). Bei allen Angststörungen, insbesondere jedoch bei der sozialen Phobie, sollte eine mögliche Funktionalität der Zwangsstörung exploriert werden. Werden Zwänge z. B. gezielt eingesetzt, um mit starker sozialer Unsicherheit umzugehen, sollte ein Training sozialer Kompetenzen der Vertiefung von zwangsbezogenen Expositionen vorausgehen.

Autismus

Autismusspektrumsstörungen (ASS) sind durch spezifische Auffälligkeiten in der Wahrnehmung, dem Verhalten, der Kommunikation und in sozialen Interaktionen gekennzeichnet. Es handelt sich dabei um tiefgreifende Entwicklungsstörungen, deren Symptome zwar durch das Erlernen adäquater Bewältigungsstrategien gelindert, jedoch nicht vollständig geheilt werden können. Sekundäre Zwänge entstehen im Kontext von ASS meist aus dem großen Bedürfnis der Betroffenen nach Struktur. Daher zielt die Behandlung von komorbiden Zwängen bei ASS oftmals darauf ab, mit dem Patienten zu erarbeiten, wie er seinen Alltag strukturiert und bedürfnisorientiert gestalten kann, ohne dabei auf die Zwänge angewiesen zu sein.

Psychose

Es ist ein weitverbreiteter Irrglaube, dass unbehandelte Zwangserkrankungen sich unweigerlich zu Psychosen auswachsen. Umgekehrt kommt es jedoch relativ häufig vor, dass psychotische Patienten Zwänge entwickeln, z. B. weil sie die reale Erfahrung gemacht haben, dass sie ihren Sinnen nicht mehr trauen können. Zweifellos ist eine zwangsspezifische Therapie erst dann indiziert, wenn sich die akute psychotische Symptomatik stabilisiert hat.

Persönlichkeitsstörungen

Die Therapie der Zwangsstörung kann durch das Vorliegen einer Persönlichkeitsstörung behindert werden, sofern diese nicht erkannt bzw. adäquat mitbehandelt wird. Auch hier gilt die Prämisse, dass der Patient – insbesondere bei komorbider Borderline-Symptomatik – weitgehend stabilisiert sein sollte, bevor mit der intensiven Arbeit an den Zwängen begonnen wird. Grundsätzlich können Zwangs- und Persönlichkeitsstörungen jedoch parallel behandelt werden, wobei die potenzielle Funktionalität von Zwangshandlungen für die komorbide Persönlichkeitsstörung besondere Berücksichtigung erfahren sollte.

Substanzabhängigkeit

Für Substanzabhängigkeiten von Alkohol und anderen Drogen wird bei Zwangserkrankten eine Prävalenz von 9,5–16 % berichtet (Janowitz et al. 2009; Toftdahl et al. 2016). In einigen Fällen scheint es sich dabei um eine dysfunktionale Bewältigungsstrategie im Sinne einer »Selbstmedikation« zu handeln (Voderholzer et al. 2022a). Die Substanzabhängigkeit sollte zwar vorrangig behandelt werden, empirische Befunde aus einer randomisierten kontrollierten Studie zeigen jedoch, dass eine parallele Therapie der Zwangsstörung dazu beitragen kann, dass Patienten länger in Behandlung bleiben und eine stärkere Reduktion der Zwangssymptome sowie höhere Abstinenzraten im Zwölf-Monats-Follow-up aufweisen (Fals-Stewart und Schafer 1992).

6.7.2 Berücksichtigung von Motivdimensionen – Exposition mit biographischer Exploration

Die verschiedenen Motivdimensionen der Zwangserkrankung wurden in ▶ Kap. 2.4.1 eingeführt. Je nachdem, in welchem Ausmaß Angst, Ekel oder das Erleben von Unvollständigkeit im Kontext eines bestimmten Zwangs auftreten, ergeben sich unterschiedliche Implikationen für die Behandlung. Zwangshandlungen, die vorrangig durch Schadensvermeidung motiviert sind, lassen sich gut anhand des klassischen angstzentrierten Expositionsprocederes behandeln, das in ▶ Kap. 6.6 beschrieben wurde. Einem Großteil der Zwangserkrankten wird dies jedoch nicht gerecht: Tatsächlich berichten ca. 40 % der Betroffenen keinerlei Katastrophenbefürchtungen, sondern ausschließlich ein »Unbehagen«, wenn sie die Zwangsrituale nicht ausführen (Tolin et al. 2001). Bei diesen Patienten steht nicht Angst, sondern Ekel oder das Erleben von Unvollständigkeit im Fokus der Zwänge. Selbstbezogene Unvollständigkeitsgefühle entwickeln sich nach Hoffmann und Hofmann (2018) häufig in Folge einer mangelnden emotionalen Verarbeitung existenzieller biographischer Ereignisse (z. B. einer stark verletzenden Trennung oder einer demütigenden Kündigung), die mit Gefühlen von Ohnmacht, Ausgeliefertsein, Versagen und Schuld einhergehen (Oberhummer 2001). Ist der angemessene Ausdruck dieser Emotionen und ihre lösungsorientierte Verarbeitung behindert, z. B. aufgrund fehlender sozialer Unterstützung oder defizitärer innerer Regulationsmechanismen, können die Gefühle regelrecht »steckenbleiben« und langfristig zu leichten dissoziativen Trancezuständen beitragen, in denen die Betroffenen eine selbstbezogene Unvollständigkeit empfinden (Ecker 2014; Hoffmann und Hofmann 2018). Sie fühlen sich »nicht richtig da«, »neben sich stehend« bzw. von der eigenen Person entfremdet, während sie alltägliche Handlungen ausführen. Auch wenn sie mit eigenen Augen gesehen haben, wie sie die Tür zugeschlossen oder einen Topf in den Schrank gestellt haben, bleibt das Gefühl, selbst Urheber der Handlung zu sein, aus. Das Handlungsempfinden lässt eine persönliche Qualität vermissen und fühlt sich »einfach nicht vollständig« an, weshalb die Handlung so oft wiederholt wird, bis das Unvollständigkeitsempfinden nachlässt (Ecker 2014). Die fehlende emotionale Verarbeitung eines existenziellen biographischen Ereignisses auf der »Lebensbühne« wird auf der »Zwangsbühne« also symbolisch durch minutiöses Hin- und Herrücken von Gegenständen oder Wiederholungszwänge »gelöst«. Auch ekelbezogene Zwänge haben oft einen biographischen Bezug zu extremen Kontrollverlusterlebnissen und sind eng mit einer zwischenmenschlichen Abgrenzungsfunktion verbunden.

Die zweite Facette der Unvollständigkeit, Nicht-genau-richtig-Erleben (▶ Kap. 2.4.1), geht verstärkt mit zwanghaften Persönlichkeitsmerkmalen einher und wird folglich häufiger als ich-synton erlebt, weshalb zu Beginn der Behandlung die Stärkung der Veränderungsmotivation fokussiert werden sollte (Summerfeldt 2004). Darüber hinaus betont Ecker (2014, S. 18), dass Zwänge, die durch Nicht-genau-richtig-Erleben motiviert sind, den Alltag der Betroffenen mitunter so stark durchdringen, dass Expositionen weniger situationsspezifische Übungen darstellen, als vielmehr einer »umfassenden Veränderung des Lebensstils« gleichkommen.

Während der Exposition gegenüber den zwangsassoziierten Emotionen lernen die Betroffenen einerseits, sich selbst wieder als aktiv handelndes Subjekt zu erleben; andererseits können Expositionen auch genutzt werden, um den lebensgeschichtlichen Entstehungskontext der Gefühle über den Bau von Affektbrücken biographisch zu explorieren (Hoffmann und Hofmann 2018). Die im Rahmen der Exposition auftretenden Emotionen werden dabei als Erinnerungsfragmente verstanden, die durch zwangsbezogene Auslöser regelmäßig aktiviert und durch die zustandsspezifische Abrufbarkeit während der Exposition zu vollständigen biographischen Episoden ergänzt werden können (Ecker 2014). Anschließend können Patienten angeleitet werden, in zukünftigen Expositionen die »passenden« biographischen Szenen zu assoziieren und den ausgelösten Affekt entsprechend dorthin einzuordnen, wo er seinen lebensgeschichtlichen Ursprung hat (Hoffmann und Hofmann 2018).

Im Zusammenhang mit den verschiedenen Symptomdimensionen (▶ Kap. 6.7.4) wird näher erläutert, wie Expositionsübungen anzupassen sind, wenn beispielsweise bei einem Patienten, der unter Waschzwängen leidet, Ekel oder Schadensvermeidung im Vordergrund stehen. Darüber hinaus gibt ▶ Tab. 6.4 einen Überblick über typische Charakteristika der drei Motivdimensionen sowie Implikationen für die Behandlung.

Tab. 6.4: Charakteristika der Motivdimensionen Schadensvermeidung, Unvollständigkeit und Ekel. Wenngleich auch mehrere Motive gleichzeitig vorliegen können, ist ihre Ausprägung mit unterschiedlichen Symptomdimensionen, ätiologischen Faktoren und Implikationen für die Behandlung assoziiert.

Motiv-dimension	Assoziierte Symptomdimensionen	Typische ätiologische Faktoren	Besonderheiten in der Therapie
Schadensvermeidung	Kontrollzwänge; Waschzwänge; tabuisierte Gedanken; magisches Denken und Handeln	Ängstliche Persönlichkeit; überbehütender oder strafender Erziehungsstil der Eltern	Angst habituiert bei Exposition; Akzeptanz von Restriken; Modifikation von zwangsassoziierten Denkverzerrungen
Unvollständigkeit	Wiederholungs-, Ordnungs- und Symmetriezwänge; Kontrollzwänge; teilweise auch Waschzwänge	Stärker mit Autismusspektrums- und Ticstörungen assoziiert; früherer Erkrankungsbeginn	Gefühl von Unvollständigkeit habituiert weniger; Subjektkonstituierung besonders betonen; Akzeptanz des Unvollständigkeitsgefühls; biographische Arbeit
Ekel	Waschzwänge	Fehlende Wertschätzung durch die Eltern; Defizite in der Bedürfniskommunikation und Abgrenzung von anderen Menschen; ggf. Mobbing in der Kindheit oder zwischenmenschliche Traumata	Ekel habituiert weniger; Subjektkonstituierung besonders betonen; biographische Arbeit; Training sozialer Kompetenzen

6.7.3 Berücksichtigung von Funktionalitäten

Die funktionale Betrachtung von psychischen Symptomen im Sinne der Zweckdienlichkeit problematischer Verhaltensweisen erweist sich oftmals als besonders wertvoll für das Verständnis und die Bearbeitung einer bestimmten Symptomatik (Külz 2014). Wie in ▶ Kap. 2.5 erläutert, erfüllen Zwänge häufig eine spezifische Funktionalität hinsichtlich eines herausfordernden Lebensthemas, wie z. B. das

Herstellen eines subjektiven Empfindens von Sicherheit und Kontrolle, die Abgrenzung gegenüber anderen Menschen oder auch das Erzeugen eines zwischenmenschlichen Bindungsgefühls. Neben der Expositionsbehandlung sollten die individuellen funktionsbezogenen Themen, die auf der »Zwangsbühne« im Vordergrund stehen, auf der »Lebensbühne« bearbeitet und alternative Verhaltensweisen etabliert werden, welche die Funktionen des Zwangs auf eine gesunde, erwachsene Art und Weise übernehmen können. Unterschiedliche Zwangssymptome können dieselbe Funktion erfüllen und umgekehrt, was eine genaue Exploration sowie eine individualisierte Therapieplanung erforderlich macht. ▶ Tab. 6.1 (bzw. ▶ Handout 5) gibt einen Überblick darüber, welche Alternativstrategien sich bei welchen Funktionalitäten des Zwangs eignen. Hierzu steht das gesamte Repertoire der KVT zur Vefügung.

6.7.4 Berücksichtigung von Symptomdimensionen

Vor dem Hintergrund der dargestellten Zusammenhänge umfassen die nachfolgenden Abschnitte Ergänzungen zu den vorangegangenen Kapiteln und können zur Personalisierung des allgemeinen Expositionsprocederes herangezogen werden.

Waschzwänge

Kontaminationsgedanken und Waschzwänge stellen mit einer Prävalenz von ca. 50 % eine der häufigsten Symptomdimensionen der Zwangsstörung dar (Rasmussen und Eisen 1988). Typische kontaminationsbezogene Zwangsgedanken lauten z. B.:

- »Ich könnte mich mit HIV/Tollwut/Würmern/… infizieren.«
- »Ich könnte Viren/Bakterien/Keime/Asbest/Radioaktivität/giftige Chemikalien/Putzmittel/… auf mir wichtige/schutzbedürftige/… Menschen übertragen.«
- »Ich/meine Kleidung könnte verunreinigt sein, weil ich einen Mülleimer/Fleck/eine Toilette/fiese Person/… berührt habe bzw. ihm/ihr zu nahe gekommen bin.«
- »Ich könnte in Hundekot/Kotze/Blut/Speichel/… treten und diese/n/s in der Wohnung verteilen.«
- »Ich könnte Schimmel in meine Wohnung hineintragen.«
- »Ich könnte unbewusst Urin/Kot/Sperma/… von mir verteilen.«

Die damit einhergehenden Zwangshandlungen umfassen ausgiebiges Händewaschen, Duschen, Desinfizieren, Putzen, das Ablegen kontaminierter Kleidung und/oder Wäschewaschen. Zudem versuchen die Betroffenen, jedwede Berührung mit den zwangsbezogenen Reizen zu vermeiden. Einige Patienten wägen regelrecht ab, ob es sich »lohnt«, einen Gegenstand, der auf den Boden gefallen ist, aufzuheben und ihn einem aufwendigen Reinigungsritual zu unterziehen (»Mir ist schon einmal ein 20-Euro-Schein auf den Boden gefallen. Das Aufheben, der Transport des kontaminierten Scheins und die Reinigung hätten mich so sehr gestresst, dass ich ihn lieber einfach liegen gelassen habe.«). Ferner kann das Vermeidungsverhalten z. B.

auch damit einhergehen, dass Betroffene bewusst möglichst wenig trinken, um außer Haus nicht auf die Toilette gehen zu müssen.

Für eine effektive Behandlung ist es zunächst essenziell zu explorieren, ob der Betroffene in den zwangsassoziierten Situationen tatsächlich primär Angst empfindet (also die Motivdimension Schadensvermeidung zugrunde liegt) oder eher ein Gefühl von *Ekel* im Vordergrund steht. Ein erster Hinweis darauf lässt sich daraus ableiten, ob der Zwangserkrankte z.B. befürchtet, jemand anderen durch seine vermeintliche Nachlässigkeit anstecken zu können (Schadensvermeidung: »Ich wäre dafür verantwortlich, wenn ich meine Oma infiziere und sie dann verstirbt!«) oder ob er eher besorgt ist, dass er sich selbst, seinen Rückzugsort und all sein Hab und Gut kontaminieren könnte (Ekel: »Wenn ich Schmutz von draußen in die Wohnung trage, verbreitet er sich überall!«). Im zweiten Fall empfindet der Patient zwar auch Angst, dass ihm ein Fehler unterlaufen könnte, der zu einer Kontamination führt; diese Angst ist jedoch als *sekundär* einzustufen, da es sich um eine Angst vor einem Zustand handelt, in dem der Patient extremen Ekel empfinden könnte. Daher stellt der Ekel in diesem Beispiel die *primäre* Emotion dar. Auch Unvollständigkeitsgefühle können mit Waschzwängen einhergehen, allerdings zumeist in Kombination mit Angst oder Ekel – oder aber im Rahmen der primären zwanghaften Langsamkeit, die dann diverse Alltagshandlungen betrifft (▶ Kap. 6.7.4: Ordnungs- und Symmetriezwänge).

Tatsächlich stehen bei vielen Patienten keine konkreten Krankheitssorgen im Vordergrund, sondern es geht vielmehr um die Verteidigung des eigenen »Reinheitsgefühls« gegenüber diffusen, invasiven Substanzen, die sich in der Vorstellung des Zwangserkrankten unkontrollierbar ausbreiten könnten. In Reaktion auf diesen Zwangsgedanken kommt es zu einer strikten Trennung zwischen der vermeintlich kontaminierten Außenwelt und der eigenen »reinen« Welt (Hoffmann und Hofmann 2018), die der Zwangserkrankte durch die Etablierung von Schleusen (z.B. an der Türschwelle der Wohnung) und »heiligen Orten« (z.B. das eigene Bett) aufrechtzuerhalten versucht. Die unsichtbare, ekelerregende Substanz kann dabei sowohl Körperflüssigkeiten, Viren und Bakterien als auch »ideelle Materie« wie z.B. etwas »mit dem Tod Beflecktes« (Grablichter, Kreuze ...), etwas durch negative Gedanken Verunreinigtes oder Partikel von einer (physisch oder charakterlich) unreinen Person umfassen. Weitere Kernmerkmale der Ekelsubstanz sind, dass sie primär durch Menschen, d.h. durch den Zwangserkrankten selbst oder Personen in seinem Umfeld, verteilt wird und sich auch durch lange Übertragungsketten kaum verdünnt.

Evolutionär gesehen erfordern Ekelreize im Gegensatz zu angstauslösenden Reizen keine rasche Flucht- oder Verteidigungsreaktion; eine nähere Exploration kann sogar von Nutzen sein, um zu prüfen, ob ein Nahrungsmittel tatsächlich verdorben ist. Während Angst entsprechend schnell nachlässt, sobald sich eine Situation als ungefährlich herausstellt (▶ Kap. 6.3.6), habituiert das Ekelempfinden kaum bzw. nur sehr langsam. Patienten mit ekelassoziierten Zwängen sollten im Rahmen der Psychoedukation unbedingt über diese Besonderheit informiert werden, damit sie nicht frustriert und entmutigt aus der ersten Expositionsübung herausgehen, weil die Habituation nicht funktioniert hat. Zudem sollte die Exposition nicht primär auf die Lernerfahrung ausgerichtet sein, dass eine befürchtete Konsequenz nicht eintritt, wenn die Befürchtung sehr unkonkret oder durch eine große zeitliche Unbestimmtheit geprägt ist – wie z. B. bei dem Zwangsgedanken »Wenn ich ältere oder demente Menschen berühre, könnte ich selbst irgendwann Alzheimer bekommen.«

Die empfundene Invasivität von ekelassoziierten zwangsauslösenden Reizen kann nicht zuletzt Aufschluss über die Ätiologie der Störung geben. Tatsächlich lässt sich in der Biographie von vielen Patienten mit derartigen Zwängen ein auslösendes Ereignis bzw. langandauernde Umstände identifizieren, in denen die persönlichen Grenzen des Betroffenen überschritten wurden oder ein massiver Kontrollverlust erlebt wurde. Die biographische Bearbeitung des Ekels stellt in diesen Fällen einen wichtigen Behandlungsfokus dar. Hoffmann und Hofmann (2018) empfehlen, mit dem Patienten vor Einstieg in die Expositionsphase prototypische affektgeladene Szenen aus der Entstehungsgeschichte des Zwangs herauszuarbeiten. Sobald ein solcher altbekannter Affekt dann in der Expositionssituation aufkommt, soll der Patient dazu diejenige Szene aus seiner Lebensgeschichte assoziieren, die ihm am passendsten erscheint. Indem der Patient in der Vorstellung bei dieser Szene bleibt, ordnet er den aktuellen Affekt dort ein, wo er seinen Ursprung hat und in Wirklichkeit hingehört (Hoffmann und Hofmann 2018). Anschließend sollen neue Grenzen zwischen dem eigenen Ich und den symbolhaften zwangsauslösenden Reizen gezogen werden. Durch die Distanzierung vom eigenen Ich werden diese Reize wieder auf ihre wahre Bedeutung reduziert, von ihrem unkontrollierbar invasiven Charakter befreit und wieder in den Hintergrund des Erlebens zurückverwiesen (Hoffmann und Hofmann 2018). Der Patient soll den Verzicht auf ein zusätzliches zwanghaftes Abwehrritual (z. B. Kleidung ablegen, Duschen) innerlich betonen und die Aufmerksamkeit bewusst auf die in der Situation eigentlich relevanten Inhalte verlagern. Im Sinne der Subjektkonstituierung gewinnt der Zwangserkrankte so die Kontrolle darüber zurück, selbst die Bedeutung der ihn umgebenden Welt zu bestimmen.

Beispiel

Frau J. leidet unter Kontaminationsgedanken mit primärem Ekel (und sekundärer Angst) vor Körperflüssigkeiten. Sie hat bereits mehrere Expositionen unter therapeutischer Anleitung durchgeführt und dabei biographische Zusammenhänge zwischen ihrem Ekelempfinden und dem übergriffigen Verhalten ihres Stiefvaters identifiziert. Eine ausführliche Selbstinstruktion zu ihrer nächsten Exposition sieht nun wie folgt aus: »Wenn ich diesen Samstagmorgen gegen 10:30 Uhr von der Post nach Hause komme, werde ich mich auf die Treppe in den Hausflur setzen, um dort meine Sneakers unter ›normalem‹ Einsatz beider Hände auszuziehen (auch wenn der Zwang mir befehlen wird, sie wie immer vor der Haustür ohne Zuhilfenahme der Hände abzustreifen und sie dann mit ausgestrecktem Arm und spitzen Fingern in den Flur zu tragen, da sie mit Speichel kontaminiert sein könnten). Anschließend werde ich mir nicht die Hände waschen, sondern meine Jacke, den Schal und den Rucksack ausziehen und ›ganz normal‹ wegräumen. Die Kinder sind bis 14:00 Uhr bei ihrer Oma, sodass ich ungestört allein zuhause bin. Ich bin darauf vorbereitet, dass sich voraussichtlich ein starkes Ekelgefühl einstellen wird, wenn ich die Sneakers anfasse und die ›Ekelsubstanz‹ im Haus verteilen werde. Dieses Gefühl stammt eigentlich aus meiner Kindheit und geht auf das dominante, übergriffige Verhalten meines unreinlichen Stiefvaters zurück. Das Gefühl gehört in die Vergangenheit und hat nichts mit meinen Sneakers zu tun. Ich werde mich darauf konzentrieren, was im Hier und Jetzt wichtig ist, mir meine Ziele vor Augen halten und zuhause alles ganz ›normal‹ anfassen. Der Zwang wird mir vielleicht sagen, dass ich mir alles merken soll, was ich anfasse, um es danach zu desinfizieren. Aber ich möchte mir mein Leben nicht mehr vom Zwang diktieren lassen! Ich bin die Herrin im Haus – weder der Zwang noch meine Sneakers und erst recht nicht mein Stiefvater! Ich weiß, dass es unangenehm werden kann, aber ich werde den Ekel zurück in die Vergangenheit verbannen und das eventuell verbleibende Restgefühl akzeptieren. Als Belohnung gönne ich mir anschließend eine Auszeit auf dem Sofa mit meiner Lieblingsserie.«

Bei Patienten, deren Waschzwänge tatsächlich mehr durch eine (zumindest per se) realitätsbasierte Angst (vs. magisches Denken, ▶ Kap. 6.7.4: Magisches Denken und Handeln) bzw. *Schadensvermeidung* als durch Ekel motiviert sind, sollten Expositionsübungen anhand des in ▶ Kap. 6.6 beschriebenen Procederes durchgeführt und ggf. durch weitere Interventionen (▶ Kap. 6.8) ergänzt werden. Geht der Waschzwang hingegen mit (zusätzlichen) Unvollständigkeitsgefühlen im Sinne von Nicht-genau-richtig-Erleben einher, steht weniger die Reduktion der Situationen, die eine Wasch- und Reinigungshandlung erfordern, als vielmehr die Etablierung eines »normalen«, »runden« und organisch ablaufenden Waschvorgangs im Fokus. Patienten, deren Waschrituale durch Nicht-genau-richtig-Erleben motiviert sind, duschen sich mitunter sogar extrem selten, um das aufwendige und quälend lange Duschritual zu vermeiden bzw. hinauszuzögern. Die Exposition bestünde entsprechend in häufigerem Duschen bei normaler Dauer und unter Missachtung bzw. Torpedierung der Regeln des Zwangs, z. B. indem die Haut nicht »genau richtig« eingeschäumt wird oder der Wasserstrahl die Haut in einem »falschen Winkel« trifft (Ecker 2014).

Kontrollzwänge

Etwa 60–80 % aller Zwangserkrankten führen Kontrollrituale durch (Rasmussen und Eisen 1988; Ruscio et al. 2010), womit diese die häufigste Symptomdimension unter den Zwangshandlungen darstellen. Im vorliegenden Manual wird nicht nur das prototypische Kontrollieren von Türen oder Elektrogeräten, sondern auch das zwanghafte Überprüfen der eigenen geistigen Fähigkeiten den Kontrollzwängen zugeordnet. Typische Zwangsgedanken im Kontext von Kontrollzwängen lauten z. B.:

- »Ich könnte die Haustür/das Auto/… nicht abgeschlossen haben.«
- »Ich könnte den Herd/das Bügeleisen/den Fernseher/… nicht aus- bzw. versehentlich wieder eingeschaltet haben.«

- »Ich könnte den Wasserhahn nicht richtig zugedreht haben.«
- »Ich könnte einen Fehler bei der Arbeit gemacht haben.«
- »Ich könnte einen Geldschein/meinen Schlüssel/etwas Wichtiges/… verloren haben.«
- »Ich könnte unabsichtlich einen Schaden verursacht haben.«
- »Ich könnte etwas falsch verstanden/gelesen haben.«
- »Etwas, das ich gesagt/geschrieben habe, könnte falsch verstanden worden sein.«
- »Ich könnte mich an eine bestimmte Gegebenheit nicht richtig erinnern.«
- »Es könnte passieren, dass ich etwas eigentlich Unwichtiges/eine bestimmte Erinnerung/die Fokussierung auf meinen Atem/Herzschlag/… nicht mehr ausblenden kann.«
- »Ich könnte jemanden unbemerkt angerempelt/umgestoßen/mit dem Auto überfahren/… haben.«[4]

Die damit einhergehenden Zwangshandlungen umfassen klassisches Kontrollieren und Überprüfen, gedankliches Rekapitulieren, wiederholtes Lesen, Rückversicherungsfragen und -anrufe bei Angehörigen, Behörden oder der Polizei, ausführliche Internetrecherchen sowie das Zurückgehen oder -fahren an den Ort, an dem der Patient einen Schaden verursacht haben zu können befürchtet.

Auch bei der Behandlung von Patienten mit Kontrollzwängen sollte zunächst exploriert werden, welche Gedanken und Motivdimensionen den Zwangshandlungen zugrunde liegen. Befürchtet der Betroffene, dass durch sein eigenes Verschulden etwas Schlimmes passieren könnte, und strebt durch das Ausführen von Kontrollhandlungen nach einem Gefühl von Sicherheit (Schadensvermeidung)? Oder werden die Zwänge immer wieder ausgeführt, weil das Empfinden von Abgeschlossenheit der Handlung fehlt (Unvollständigkeit)? Gegebenenfalls handelt es sich auch um eine Mischung aus beiden Motivdimensionen. Im Rahmen der Psychoedukation sollte vermittelt werden, dass das wiederholte Kontrollieren in jedem Fall dazu führt, dass die situationsrelevanten Reize vom Gehirn nicht adäquat verarbeitet werden können, wodurch langfristig das Vertrauen in die eigenen Fähigkeiten und das eigene Gedächtnis sinkt (▶ Kap. 6.3.4). So kommt es entgegen der eigentlichen Intention des Kontrollierens zu einem weiteren Verlust von Sicherheit bzw. Vollständigkeitserleben, woraufhin der Erkrankte immer mehr und immer ausführlichere Rituale durchführen muss. Während sich die Kontrolle dabei zunehmend an idiosynkratischen Anweisungen für eine »korrekte« Handlung orientiert (z. B. dreimal auf- und zuschließen; dabei genau auf das Klackgeräusch hören; wenn ich mich zwischendurch »gestört« gefühlt habe, sechsmal auf- und zuschließen etc.), gehen klare Kriterien für die Beendigung bzw. den Zielzustand verloren. Die Therapie von Kontrollzwängen sollte entsprechend darauf abzielen, den Fokus weg vom Handlungsprozess und dem damit einhergehenden Gefühl wieder hin zum

---

4 Derartige Zwangsgedanken ließen sich inhaltlich durchaus auch der Symptomdimension »tabuisierte Gedanken« zuordnen. Da sie sich jedoch weniger bildhaft, gewaltvoll und impulshaft präsentieren und die Befürchtung eher darin besteht, eine andere Person unbemerkt *verletzt zu haben* als diese aus einem plötzlichen unkontrollierbaren Impuls heraus *verletzen zu können*, werden sie im vorliegenden Manual den Kontrollzwängen zugeordnet.

angestrebten Endzustand zu lenken. Der Patient soll also lernen: »Wenn ich den Herd ganz normal ausschalte, dann ist er aus.« Je nach Ausprägungsgrad der Schadensvermeidung und der Unvollständigkeit sollte der Lernschwerpunkt in den Expositionsübungen auf korrigierende Erfahrungen (auch bei einmaliger Kontrolle passiert nichts Schlimmes) bzw. auf die Subjektkonstituierung (»Ich bin ein selbstbestimmter Akteur, der Herd ist das Objekt, das mir gehorcht!«) gerichtet werden.

Bei alltagstypischen Kontrollhandlungen (z. B. Herd, Bügeleisen, Haustüre) lautet das anzustrebende proximale Zielverhalten (▶ Kap. 6.4.2): einmalig und ganz »normal« kontrollieren. Manche Zwangserkrankte versuchen bei der Expositionsplanung zu verhandeln und schlagen vor, das Kontrollritual z. B. von zehn auf fünf Wiederholungen zu reduzieren. Hier sollte eindeutig Stellung bezogen werden, dass es sich bei dieser Verkürzung nicht um eine sinnvolle Übung handelt. Zum einen orientiert sie sich nicht am angestrebten Zielverhalten; zum anderen ist es meist sogar einfacher, nur einmal zu kontrollieren als fünfmal, da die hirnphysiologische »Zwangsschleife« zwischen OFC und Basalganglien (▶ Kap. 2.3.3) dann gar nicht erst »heißläuft«.

Für eine erfolgreiche Behandlung ist es essenziell, eine neue Regulationsgrundlage für »normales« Kontrollieren zu schaffen. Dabei wird zunächst festgelegt, welche Objekte zu welchem Zeitpunkt kontrolliert werden sollen (z. B. die Türe einmalig bei Verlassen der Wohnung daraufhin kontrollieren, ob sie abgeschlossen ist). Anschließend wird für jedes Objekt klar definiert, wann sein gewünschter Zielzustand erreicht ist und die Handlung beendet werden kann. Die aufgestellten Kriterien sollten sich am »gesunden Menschenverstand« orientieren und ihre Gültigkeit nicht philosophisch diskutiert werden (Hoffmann und Hofmann 2018): Der Herd ist aus, wenn der Drehknopf auf null steht; das Fenster ist verschlossen, wenn der Griff nach unten zeigt und kein offensichtlicher Spalt zwischen Fensterrahmen und Fensterflügel vorhanden ist. Darüber hinaus wird festgelegt, welche Bewegungsabläufe durchgeführt werden sollen, um den gewünschten Zielzustand des Objektes herzustellen und zu validieren. Hierbei ist es wichtig, die bisherige abnorme Differenzierung und Fragmentierung des Verhaltens aufzulösen. Kontrollieren aus verschiedenen Perspektiven und über unterschiedliche Sinneskanäle (hinschauen, hinhören, fühlen …) sowie Zählrituale sollen unterbleiben. Der Patient wird instruiert, aktiv und selbstgesteuert gemäß dem definierten Plan zu handeln, die Erreichung des Zielkriteriums einmalig zu kontrollieren und danach die Situation zu verlassen. Dem verbleibenden Gefühl von Angst und/oder Unvollständigkeit soll er mit einer akzeptierenden Haltung begegnen.

> **Merke:** Bei Kontrollzwängen mit ausgeprägtem Empfinden von Unvollständigkeit ist nicht der Weg das Ziel, sondern das Ziel ist der Weg aus den Zwängen. Der Fokus soll also weg vom Prozess (»Die Handlung muss sich soundso anfühlen«) hin zum Zustand (»Der Herd ist aus, wenn der Regler auf null steht«) gelenkt werden.

Stellt Schadensvermeidung das grundlegende Motiv des Kontrollzwangs dar, zeichnen sich die Betroffenen oftmals durch pathologisches Zweifeln sowie übermäßig große Verantwortungs- und Schuldgefühle aus. Während sich das Empfinden von Schuld und Verantwortung bei gesunden Menschen üblicherweise nur auf solche Konsequenzen bezieht, die durch aktives Handeln herbeigeführt wurden, fühlen sich Zwangserkrankte auch für Konsequenzen verantwortlich bzw. schuldig, die aus der Unterlassung von Verhinderungsmaßnahmen resultiert sind (»Wenn ich nicht regelmäßig meine Runde drehe, bei der ich kontrolliere, dass kein Müll auf dem Gehweg liegt, bin ich schuld, falls jemand darüber stolpert und sich verletzt«). Bei Kontrollzwängen, die mit einem derartig übersteigerten Verantwortungsempfinden einhergehen, sollte das Zielverhalten gemeinsam mit dem Patienten dahingehend festgelegt werden, dass gar nicht mehr kontrolliert wird. Letztlich orientiert man sich also auch hier am »Normalverhalten«. Über die Frage »Wie fühlt es sich an, diese Verantwortung abzugeben?« können mögliche Funktionalitäten näher exploriert werden. Während Zwänge, die sich um den vermeintlichen Schutz der wichtigsten Bezugspersonen drehen, meist der Reduktion von Ohnmachtsempfinden gegenüber den Unwägbarkeiten des Lebens dienen, erfüllen Zwänge, die zum Schutz weniger nahestehender oder gänzlich unbekannter Personen ausgeführt werden, oftmals eine selbstwertstabilisierende Funktion. Über besonders umsichtiges und übermäßig verantwortungsvolles Zwangsverhalten »beweist« sich der Patient implizit, dass er ein »guter Mensch« ist. Die damit einhergehenden moralischen Ansprüche haben meist einen biographischen Ursprung. In diesem Fall sollten neben der Expositionsbehandlung auch die Ursachen der Selbstwertdefizite und überhöhten Ansprüche adressiert sowie alternative Strategien zur Stabilisierung des Selbstwerts erarbeitet werden.

Kontrollzwänge, die auf der Befürchtung basieren, einem anderen Menschen unbeabsichtigt Schaden zugefügt haben zu können, eignen sich gut für *Verhaltensexperimente* im gruppentherapeutischen Setting. Leidet ein Patient beispielsweise unter dem Zwangsgedanken, dass er eine andere Person im Vorbeigehen angerempelt haben könnte, ohne dies bemerkt zu haben, kann er gemeinsam mit einem Mitpatienten ausprobieren, wie es sich anfühlt, an diesem »normal« vorbeizugehen oder ihn tatsächlich versehentlich anzurempeln (z.B. indem der Mitpatient eine unvorhersehbare Bewegung macht). Vorab sollte selbstverständlich das Einverständnis aller Beteiligten eingeholt werden. Das Experiment kann in unterschiedlichen Variationen wiederholt werden (Kopfhörer mit Musik dabei tragen, währenddessen mit jemandem telefonieren, leichter/fester anrempeln etc.). Dies ermöglicht dem Patienten, die Erfahrung zu machen, dass er ein unbeabsichtigtes Anrempeln in jedem Falle bemerken und er sich auch im Nachhinein korrekt daran erinnern können würde. Er lernt also zu differenzieren, wie es sich anfühlt, jemanden anzurempeln bzw. angerempelt zu haben (was er bisher vielleicht noch nie getan hat) oder ohne Körperkontakt an einer Person vorbeigegangen zu sein. Anschließend bzw. in der nächsten Sitzung kann dann eine formale Exposition geplant werden, in deren Rahmen der Patient z.B. spazieren geht, ohne sich umzudrehen oder zurückzugehen, sobald er eine andere Person passiert hat.

Ähnliche Experimente können durchgeführt werden, wenn eine Patientin z.B. befürchtet, sie könnte beim Gehen durch die Küche unbemerkt den Herd eingeschaltet oder den Stecker des Wasserkochers eingesteckt haben. Um diese Möglichkeit zu überprüfen, soll die Patientin versuchen, so am Herd vorbeizugehen, dass sie ihn mit ihrem Körper in Gang bringt. Ebenso soll sie ausprobieren, den Stecker »ohne es zu wollen« in die Steckdose zu befördern. Die Erfahrung der Unmöglichkeit derartiger Vorhaben kann sehr befreiend wirken (Hoffmann und Hofmann 2018).

Kontrollhandlungen, die in mentalem Rekapitulieren bestehen, können durch das Streben nach Schadensvermeidung motiviert sein (»Wenn ich nicht gedanklich rekonstruiere, wie ich die Handlung ausgeführt habe, könnte ich einen folgenschweren Fehler nicht bemerken«), aber auch offenkundig belanglose Erinnerungen betreffen und mit einem selbstbezogenen Unvollständigkeitserleben einhergehen. In diesem Falle versuchen die Patienten minutenlang, sich möglichst »richtig und vollständig« an eine bestimmte Situation oder Handlung aus der Vergangenheit zu erinnern. Dieses reine »Bedürfnis zu Wissen« (engl. need to know) um des Wissens willen lässt sich in gewisser Weise nachempfinden, wenn wir uns das Zungenspitzenphänomen (engl. tip of the tongue phenomenon) vergegenwärtigen, also den unangenehmen Zustand, in dem ein eigentlich bekanntes Wort zu einem bestimmten Zeitpunkt im mentalen Lexikon nicht oder nur teilweise verfügbar ist (Ecker 2014). In ähnlicher Form erleben die betroffenen Patienten ihre Erinnerungen, weshalb die Situation oder Handlung gedanklich wieder und wieder rekapituliert wird, bis das Unvollständigkeitsempfinden zumindest teilweise nachlässt. Durch die Exposition mit Reaktionsmanagement lernen die Patienten, dem Unvollständigkeitsgefühl selbstbestimmt und mit fester Entschlusskraft entgegenzutreten, die biographische Komponente des Gefühls einzuordnen, sich aktiv vom Zwang zu distanzieren und ihr Leben wieder funktional nach den eigenen Bedürfnissen auszurichten.

Umgekehrt kann es auch vorkommen, dass Zwangserkrankte eine bestimmte, eigentlich unwichtige Erinnerung, einen Gedanken oder auch die Wahrnehmung autonomer körperlicher Prozesse nicht mehr ausblenden können und eine *Hyperbewusstheit*, z. B. für ihre Atmung oder den eigenen Herzschlag, entwickeln. Dies geht oftmals mit dem Zwangsgedanken »Die Überaufmerksamkeit könnte nie wieder verschwinden und mich mein Leben lang beeinträchtigen« einher. Die resultierende starke Angst löst wiederum Vermeidungsverhalten und Kontrollhandlungen aus. Der zwanghafte Versuch, sich selbst dabei zu beobachten, wie die Hyperbewusstheit wieder verschwindet, ist naturgemäß zum Scheitern verurteilt und führt in einen Teufelskreis des Selbstmonitorings. Therapeutisch indiziert ist bei diesen somatosensorischen Zwängen die Exposition mit Reaktionsmanagement gegenüber der Befürchtung einer lebenslangen Beeinträchtigung durch die Hyperbewusstheit sowie der Aufbau von Akzeptanz für dieses Szenario. Paradoxerweise führt nur die Hinnahme dieser möglichen Katastrophe zu deren Abwendung.

Ordnungs- und Symmetriezwänge

Die Prävalenz von Ordnungs- und Symmetriezwängen schwankt über verschiedene Studien hinweg zwischen 30,9 % und 75,8 % (Vellozo et al. 2021). Diese Zwänge sind entsprechend der Einteilung des vorliegenden Manuals durch das Empfinden von Unvollständigkeit, insbesondere Nicht-genau-richtig-Erleben, charakterisiert.

Gehen sie hingegen mit einem Gefühl von Angst bzw. dem Motiv Schadensvermeidung einher, würden sie der Symptomdimension »Magisches Denken und Handeln« zugeordnet, da die Verknüpfung zwischen befürchteter Konsequenz und Zwangshandlung keine reale Kausalität aufweist. Typische symmetrie- und ordnungsbezogene zwangsassoziierte Bewertungen (da diesem Gefühl formal keine Zwangsgedanken vorausgehen, wird an dieser Stelle nicht von Zwangsgedanken gesprochen; ▶ Kap. 2.4.1), die mit einem Unvollständigkeitserlebens einhergehen, lauten u. a.:

- »Wenn nicht alle Stifte/Besteckteile/Bücher/Kissen/… gerade ausgerichtet sind, fühlt es sich einfach nicht richtig an.«
- »Wenn nicht alle Schubladen auf genau gleicher Ebene geschlossen sind, fühlt es sich nicht so an, wie es sein sollte.«
- »Wenn meine Schnürsenkel nicht auf beiden Seiten genau gleich fest verschlossen sind, kann ich das nicht aushalten.«
- »Wenn meine Pulloverärmel/Hosenbeine/Socken/… rechts und links nicht genau gleich lang sind, fühlt es sich vollkommen falsch an.«
- »Wenn ich beim Essen etwas auf dem Teller übrig lasse, fühlt es sich unvollständig und nicht richtig an.«
- »Wenn ich eine ungerade/falsche Anzahl von Laternen/Pfosten/Blumen/… zähle, stresst mich das extrem.«

Ordnungs- und symmetriebezogene Zwangshandlungen zielen entsprechend darauf ab, Gegenstände oder Kleidung in einen Zustand zu bringen, der sich ganz genau richtig anfühlt, z. B. durch gerades bzw. symmetrisches Ausrichten, Anordnen oder Zählen. Die Handlungen werden dabei oftmals so lange wiederholt, bis es sich »richtig« anfühlt. Im Rahmen von Expositionsübungen soll der Patient Schritt für Schritt lernen, die vom Zwang vorgegebene Ordnung aktiv und selbstgesteuert zu durchbrechen und das aufkommende aversive Gefühl zu bewältigen. Die Übungen sollten einen experimentellen Charakter aufweisen und dürfen gerne auch leicht über das angestrebte Zielverhalten hinausgehen, wie das nachfolgende Beispiel illustriert.

Beispiel

Herr B. möchte den Zwang, etliche Male am Tag an seinen Pulloverärmeln zupfen zu müssen, damit diese auf beiden Seiten genau gleich lang sind, mittels Expositionen bekämpfen, sodass er sich zukünftig z. B. wieder voll und ganz in einen Roman vertiefen kann. Er hat eine Exposition geplant, in deren Rahmen er sich für einen vordefinierten Zeitraum entscheidet, die Ärmel bewusst auf sehr unterschiedlicher Länge zu tragen, z. B. indem er den rechten Ärmel hochrafft, den linken aber nicht: »Wenn ich morgen von 10:00 bis 12:00 Uhr in der Vorlesung sitze, werde ich bewusst den rechten Ärmel meines Pullis bis zur Ellenbeuge hochraffen, den linken Ärmelsaum aber unten am Handgelenk belassen. Der Zwang wird mir einzureden versuchen, dass ich die Ärmel auf gleicher Länge tragen sollte, aber ich entscheide mich aktiv dagegen, mich ihm zu unterwerfen.

Es wird sich sicherlich ungewohnt und ›falsch‹ anfühlen, aber ich werde versuchen, mich trotz dieser Gefühle auf die Vorlesung zu konzentrieren. Diese Übung mag klein erscheinen, aber sie wird mich meinen Zielen näher bringen.«

In einigen Fällen können Ordnungs- und Symmetriezwänge auch die Form der *primären zwanghaften Langsamkeit* annehmen. Diese zeichnet sich dadurch aus, dass sämtliche Alltags- und Routineaktivitäten, wie Zähneputzen, das morgendliche Bettenmachen oder das Zusammenlegen der Wäsche, von den Betroffenen so akribisch ausgeführt werden, bis sich ein Gefühl der Vollständigkeit einstellt. Die ständigen Wiederholungen der fragmentierten Handlungsschritte können dabei immens viel Zeit in Anspruch nehmen. Die Betroffenen bleiben regelrecht an Gegenständen »kleben«, die ihre Aufmerksamkeit erregen, wie z. B. an Kissen, die »nicht ganz richtig« auf dem Bett liegen und daraufhin minutenlang hin und her gerückt werden müssen. Nach Abschluss von Teilabschnitten rekapitulieren die Betroffenen ihre Handlungen in Gedanken und müssen auch hierbei so minutiös vorgehen, bis sich die Rekonstruktion vollständig anfühlt. Im Anschluss daran kann es zu weiteren Verzögerungen kommen, weil sie darauf warten, dass sich der Impuls zum Weitermachen einstellt (Hoffmann und Hofmann 2018). Das zentrale Erleben der Patienten, die unter primärer zwanghafter Langsamkeit leiden, besteht darin, dass das sich situativ aufdrängende Unvollständigkeitsgefühl nur durch die aktive Manipulation von Gegenständen beendet werden kann. Tatsächlich wird der Patient durch die Zwangshandlungen aber selbst mehr und mehr zu dem, der manipuliert wird. Entsprechend besteht das oberste Therapieziel darin, dass der Betroffene selbst wieder zur Steuerinstanz seiner eigenen Handlungen wird. Er muss sich die grundlegende Frage stellen, ob er seinen Lebensstil umfassend ändern und sich gegen das Unvollständigkeitserleben »immunisieren« oder weiterhin von ihm »versklavt« werden möchte (Ecker 2014; Summerfeldt 2004). Im Rahmen der Expositionen soll dabei geübt werden, eine »feste und energische Subjekthaltung« (Hoffmann und Hofmann 2018, S. 184) einzunehmen und sämtliche Gegenstände auf angemessene, nicht zwanghafte Weise zu benutzen. Gegebenenfalls können in diesem Zusammenhang Gedanken und Emotionen aus der Vergangenheit auftreten, die die Störung mitverursacht haben, wie z. B. beständige Vorwürfe der Mutter. Über solche Affektbrücken kann der Patient gut lernen, den Ursprung des Zwangs einzuordnen und sich aktiv und selbstbestimmt von ihm zu distanzieren. Weitere Anmerkungen zum Expositionsvorgehen bei unvollständigkeitsbezogenen Zwängen finden sich in ▶ Kap. 6.7.2.

Magisches Denken und Handeln

Zwänge, die auf magischem Denken (▶ Kap. 6.3.1) basieren, sind durch idiosynkratische Regelsysteme und oftmals bizarr anmutende Zwangshandlungen gekennzeichnet. Sie sind eng mit der Motivdimension Schadensvermeidung und dem Empfinden von Schuld verknüpft. Magische Zwänge können sehr vielgestaltig sein und z. B. folgende Formen annehmen:

- »Wenn ich auf eine bestimmte Fliese im Bad trete, könnte mir das Unglück bringen.«
- »Wenn ich 13 Minuten nach einer vollen Stunde mit einer Tätigkeit beginne (z. B. um 8:13 Uhr mit dem Auto losfahre), könnte meinen Familienangehörigen etwas Schlimmes passieren.«
- »Wenn ich etwas Schwarzes berühre und es anschließend nicht mit etwas Weißem neutralisiere, könnte mir etwas Schlimmes widerfahren.«
- »Wenn ich nicht jeden Abend das Foto meines besten Freundes auf eine bestimmte Art und Weise berühre, während ich positive gemeinsame Erinnerungen visualisiere, könnte er die Freundschaft mit mir beenden.«
- »Wenn ich nicht mit dem rechten, sondern mit dem linken Fuß voran über die Türschwelle trete, könnte ein Unglück passieren.«
- »Wenn ich den Lichtschalter nicht dreimal betätige und dabei einen positiven Gedanken denke, könnte meiner Tochter etwas Schlimmes passieren.«
- »Wenn ich einen schlimmen Gedanken habe und diesem keinen positiven Gedanken entgegensetze, könnte das erdachte Schreckensszenario wirklich eintreten.«

Unterläuft dem Betroffenen ein Fehler im Sinne des Zwangssystems, muss er diesen umgehend neutralisieren, um das »Unheil« doch noch abwenden zu können. Das »Schlimme« bzw. »Unglück«, das durch die Zwangshandlung verhindert werden soll, bleibt hinsichtlich seines Inhaltes und seiner Zeitskala oftmals vage. Widersetzt sich der Betroffene dem Zwang, kann folglich jedwedes alltägliche negative Ereignis vom Zwang als Bestätigung seiner Regeln ausgelegt werden. In der Konsequenz steigt die Wahrscheinlichkeit, beim nächsten Mal doch wieder Zwangshandlungen auszuführen, sodass sich der Betroffene mehr und mehr dem Zwang unterwirft.

Wenn das Zwangssystem auf magischem Denken basiert, findet sich in der biographischen Entstehungsgeschichte der Erkrankung oftmals ein gravierendes Kontrollverlusterlebnis (z. B. Tod, Krankheit oder Unfall). Die zunehmende Verlagerung eines unlösbar scheinenden Problems, wie z. B. der Unausweichlichkeit des Todes, von der »Lebensbühne« auf die »Zwangsbühne« (▶ Kap. 2.5), stellt eine »kindliche« Bewältigungsstrategie dar, die zwar für kurzfristige Beruhigung sorgt, langfristig jedoch zu einer immer größeren Entfremdung des Erkrankten von sich selbst und von anderen beiträgt (Hoffmann und Hofmann 2018). Wenn ein Patient beispielsweise beim Überschreiten von Türschwellen stets einen guten Gedanken denken muss, um zu verhindern, dass seiner Oma etwas Schlimmes passieren könnte, empfindet er zwar kurzzeitig ein Gefühl von Kontrolle, langfristig bleibt das Kernproblem, die Auseinandersetzung mit dem Lebensthema Tod, jedoch ungelöst. In der Behandlung sollte daher erarbeitet werden, welche alternative Lösungsstrategie es neben dem Zwang geben könnte, um dem Thema auf der Lebensbühne zu begegnen. Anschließend können die Konsequenzen beider Problemlösestrategien einander gegenübergestellt und hinsichtlich ihrer Vor- und Nachteile diskutiert werden. Dies erhöht die Distanz zum magischen Denken und trägt zu einer Stärkung des Selbst bei. Der Patient darf selbst entscheiden: »Erscheint es Ihnen zielführender, Ihre Oma z. B. alle zwei Wochen zu besuchen und mit ihr den Nachmittag zu verbringen (was ggf. auch die gemeinsame Auseinandersetzung mit dem

Tod miteinschließt) oder jeden Lichtschalter stets dreimal zu betätigen, um sie vor Unglücken zu bewahren? Versetzen Sie sich in die Rolle Ihrer Oma: Was wäre ihr wohl lieber?« In diesem Sinne sollte der Abbau von Zwangshandlungen durch Expositionsübungen stets vom Aufbau alternativer Strategien begleitet werden. Darüber hinaus sollte die Entstehung des magischen Denkens biographisch eingeordnet und das ätiologische Kontrollverlusterlebnis ggf. traumatherapeutisch aufgearbeitet werden. Nachfolgend ist ein Fallbeispiel inklusive prototypischer therapeutenbegleiteter Exposition mit Reaktionsmanagement und biographischer Exploration bei magischem Denken in verkürzter Form dargestellt.

Beispiel

Die 23-jährige Frau T. leidet seit ihrer Kindheit unter magischen Zwängen. Während sie die Rituale lange Zeit nicht als allzu große Belastung wahrgenommen hat, nehmen die Zwänge seit fünf Jahren immer mehr Raum in ihrem Leben ein: Alles dreht sich nur noch um die Vermeidung und Neutralisierung der Zahl 6. Als auslösendes Ereignis hierfür benennt Frau T. ihren 18. Geburtstag am 6. Dezember. An diesem Tag sei eine Mitschülerin ihres Abiturjahrgangs bei einem Autounfall verstorben. Obwohl sie keinen engen Kontakt zu der Mitschülerin gehabt habe, habe Frau T. sich die Schuld an ihrem Tod gegeben, da der Unfall schließlich an ihrem Geburtstag passiert sei (»6, 12, 18 – das kann doch kein Zufall sein!«). Besonders schlimm seien die Schuldgefühle gewesen, als in der Schule eine Trauerfeier für die verstorbene Schülerin abgehalten worden sei, bei der auf einer großen Leinwand Fotos sowie Geburts- und Todesdatum zu sehen gewesen seien. Aufgrund der Abiturvorbereitung habe Frau T. ohnehin unter starkem Stress gestanden und der Tod der Mitschülerin habe sie dann »vollends aus der Bahn geworfen«. Kurz nach der Trauerfeier hätte sie ihr Geburtsdatum plötzlich nicht mehr in Formulare eintragen können, da sie befürchtet habe, ansonsten weitere »schlimme Dinge« zu provozieren. Schnell hätte sich das Zwangssystem ausdifferenziert und sie habe immer mehr Regeln rund um die Zahl 6 befolgen müssen, sodass die Zwänge nun ihren kompletten Alltag durchziehen würden – denn die Zahl 6 sei überall zu finden: in Daten und Uhrzeiten, Hausnummern, Buslinien, Speisekarten, Büchern etc. Frau T. vermeide es beispielsweise, mit dem Handy Nachrichten zu Uhrzeiten abzuschicken, in denen die Zahl 6 oder ein Vielfaches von ihr enthalten sind (z. B. um 10:06, 10:12, 10:16, 10:18 Uhr etc.), um zu verhindern, dass dem Adressaten der Nachricht etwas Schlimmes zustoßen könnte. Zwischen 6:00 und 6:59 Uhr, 12:00 und 12:59 Uhr, 16:00 und 16:59 Uhr sowie 18:00 und 18:59 Uhr beantworte sie keinerlei Nachrichten, egal wie wichtig diese auch sein mögen, was zu regelmäßigen Konflikten mit ihren Freundinnen führe. Die Sekundenanzeige der Uhrzeit müsse sie »glücklicherweise« nicht berücksichtigen, da diese bei den abgeschickten Nachrichten nicht angezeigt werde. Unterlaufe ihr bei der Vermeidung der Zahl 6 trotz größter Vorsicht doch einmal ein Fehler, rase ihr Puls in die Höhe und sie müsse umgehend »das Universum besänftigen«, indem sie (zur selben Uhrzeit wie die »verfehlte« Nachricht) eine bestimmte Kombination von Symbolen und Emojis hinterherschicke, was bei Personen, die nicht über Frau T.s

Zwänge informiert seien, für Irritationen sorge. Das rigide System, das der Zwang um sie errichtet hat, engt die Patientin massiv ein und beeinträchtigt besonders ihr Sozialleben sehr, obwohl gerade ihre Freundinnen ihr so wichtig seien. Vor ihrem 24. Geburtstag habe Frau T. so eine extreme Angst, dass sie sich entschlossen habe, eine Therapie zu beginnen.

In der Exploration der Biographie wird herausgearbeitet, dass die Patientin als Kind viel Zeit bei den Großeltern verbracht hat, da sich die Eltern früh getrennt hätten und die Mutter Vollzeit habe arbeiten müssen. Der Großvater sei sehr streng gewesen, habe Frau T. selbst bei versehentlichen Fehlern unverhältnismäßig hart bestraft und sie noch tagelang spüren lassen, dass die Konsequenzen des Fehlers in ihrem eigenen Verschulden gelegen hätten. Beispielsweise sei der Patientin im Alter von ca. fünf Jahren einmal ein Teller vom »guten Geschirr« heruntergefallen und zu Bruch gegangen, als sie den Tisch habe abräumen wollen, woraufhin sie ausgeschimpft worden sei und zwei Wochen lang als einzige von einem »alten, schlechteren« Teller habe essen müssen. Zudem habe der Großvater ihr immer das Gefühl gegeben, schuld an der Trennung der Eltern gewesen zu sein. Auf Basis dieser prägenden Lernerfahrungen und der weiteren Biographie wird ein individuelles Störungsmodell im Sinne des Vulnerabilität-Stress-Modells erstellt. Es wird ferner herausgearbeitet, dass der Zwang für Frau T. die Funktion erfüllt, mit dem Empfinden von Schuld, welches bei ihr übermäßig schnell ausgelöst wird, sowie der Unkontrollierbarkeit schlimmer Ereignisse umzugehen.

Nach der Vermittlung psychoedukativer Inhalte, der motivationalen Stärkung und dem Aufbau einer tragfähigen Beziehung steht Frau T. nun vor ihrer ersten therapeutenbegleiteten Exposition mit Reaktionsmanagement. Hierzu ist in der vorherigen Sitzung geplant worden, dass die Patientin ihr Geburtsdatum mit einem Kulli auf das Expositionsprotokoll schreibt. Nach den Regeln des Zwangs würde dies dazu führen, dass der Therapeutin, die den Zettel in der Akte aufbewahren wird, ein Unheil widerfahren könnte. Das Geburtsdatum aufzuschreiben stuft die Patientin grundsätzlich als besonders schwierig ein; dass die Therapeutin ihr durch die Expositionsplanung jedoch gewissermaßen »erlaubt, das Unheil auf sie zu lenken«, reduziere die Schwierigkeit auf ca. 7 von 10. Dennoch wolle Frau T. natürlich nicht verantwortlich für einen möglichen Unfall ihrer Therapeutin (Th.) sein, weshalb der Zwang ihr befehlen würde, als Neutralisierungsmaßnahme ein Herz, eine Sonne und einen Baum als »Symbole für Glück und Leben« auf den Protokollzettel zu zeichnen. Im Rahmen der Exposition soll dies unterbleiben.

Nach einer kurzen Reaktualisierung des Expositionsplans ruft die Patientin (Pat.) sich noch einmal ihre motivationalen Ziele vor Augen (z. B. ihren nächsten Geburtstag wieder feiern zu können, statt ihn zu fürchten), atmet tief durch und nimmt den Kulli in die Hand.

Th.: »Was empfinden Sie?«
Pat.: »Ich weiß nicht. Der Stift fühlt sich so schwer an ...«

Th.: »Richten Sie sich gerade auf und nehmen Sie die Schultern etwas zurück. Werfen Sie den Stift einmal von der einen in die andere Hand und wieder zurück. Es ist nur ein Stift. Er gehorcht Ihrem Befehl.«

Pat. wirft den Stift zwischen den Händen hin und her.

Th.: »Was möchten Sie mit dem Stift tun?«
Pat.: »Ich möchte mein Geburtsdatum auf das Protokoll schreiben.«
Th.: »Dann machen Sie jetzt genau das – das, was *Sie* möchten.«

Pat. schreibt ihr Geburtsdatum auf das Protokoll.

Pat.: »O Mann, ich habe es tatsächlich aufgeschrieben ...«
Th.: »Das haben Sie. Wie fühlen Sie sich?«
Pat.: »Ängstlich ... sehr ... mindestens 90 %.«
Th.: »Wovor haben Sie Angst?«
Pat.: »Dass etwas Schlimmes passieren könnte – Ihnen, aber vielleicht auch jemand anderem, der nach mir dieses Zimmer betritt.«
Th.: »Das sagt Ihnen der Zwang.«
Pat.: »Ja, und dass ich das am besten ganz schnell neutralisieren sollte.«
Th.: »Können Sie es noch unterlassen? Versuchen Sie bei Ihrem Gefühl zu bleiben.«
Pat.: »Es fühlt sich so schrecklich an ... so als wäre das Unglück schon besiegelt. Und ich bin schuld.«
Th.: »Kommt Ihnen dieses Gefühl bekannt vor?«
Pat.: »Wie meinen Sie das?«
Th.: »Haben Sie sich in Ihrem Leben schon einmal so gefühlt?«
Pat.: »Hmm ... es ist wie damals bei der Trauerfeier in der Schule. Und ... ja, es fühlt sich auch ein bisschen so an, als würde mein Opa mich ausschimpfen.«
Th.: »Er hat Sie damals oft sehr hart bestraft.«
Pat.: »Ja, ich war ja noch ein Kind ...«
Th.: »Versuchen Sie genau auf das Gefühl zu achten. Wo spüren Sie es jetzt?«
Pat.: »Im Brustkorb ... und in der Kehle. Es schnürt mir richtig die Luft ab. Ich möchte am liebsten dem Zwang nachgeben, damit das Gefühl ... die Angst ... und die Schuld verschwindet.«
Th.: »Der Zwang hilft Ihnen also, dass die Schuld verschwindet?«
Pat.: »Ja.«
Th.: »Und wer gibt Ihnen die Schuld?«
Pat.: »Irgendwie auch der Zwang. Das klingt ganz schön unnötig. Aber es fühlt sich so real an.«
Th.: »Lassen Sie das Gefühl zu.«

Pat. fängt an zu weinen.

Pat.: »Das war so unfair von meinem Opa damals! Ich konnte doch gar nichts dafür!«

Th.: »Sagen Sie ihm das!«
Pat.: [Zögerlich] »Das war unglaublich unfair und gemein von dir, Opa.«
Th.: »Lauter!«
Pat.: »Das war unglaublich unfair und gemein!«

(längere Pause)

Th.: »Wie fühlen Sie sich jetzt?«
Pat.: »Etwas weniger ängstlich … vielleicht 70 %. Dafür wütender.«
Th.: »Ihr Opa ist zwar vor vielen Jahren gestorben, aber sein strafender Charakter lebt in Ihrem Zwang weiter.«
Pat.: »Das stimmt.«
Th.: »Sind Sie bereit, sich davon freizumachen?«
Pat.: »Ja.«
Th.: »Was sehen Sie, wenn Sie auf das Protokoll schauen?«
Pat.: »Mein Geburtsdatum.«
Th.: »Was empfinden Sie jetzt?«
Pat.: »Immer noch etwas Angst … aber weniger. Etwa 50 %.«
Th.: »Bleiben Sie bei der Angst. Können Sie sie aushalten?«
Pat.: »Ja.«

(längere Pause)

Th.: »Schauen Sie noch einmal ganz bewusst auf Ihr Geburtsdatum. Was sehen Sie?«
Pat.: »Es sind nur Zahlen.«
Th.: »Wie stark ist die Angst jetzt?«
Pat.: »Kaum noch vorhanden … vielleicht 20 %.«
Th.: »Die Angst stammt aus Ihrer Vergangenheit. Damals waren Sie noch ein Kind. Heute können Sie sich anders zur Wehr setzen. Sie brauchen niemanden in Ihrem Leben, der Ihnen hilft, mit Schuldgefühlen umzugehen, die Sie ohne ihn gar nicht erst hätten.«
Pat.: »Das stimmt.«
Th.: »Was möchten Sie dem Zwang sagen?«
Pat.: »Lass mich in Ruhe! Ich brauche dich nicht! Du hast mir so viel genommen. Jetzt fordere ich meinen Geburtstag zurück! Er gehört mir!«

Anschließend wird die Exposition nachbesprochen und eine Wiederholung der Übung in Eigenregie geplant. In den nächsten Sitzungen geht es mit der Nachbesprechung dieser Übung und der Planung einer neuen therapeutengeleiteten Exposition zum Schreiben von Handynachrichten zwischen 16:00 und 16:59 Uhr weiter.

Tabuisierte Gedanken

Wie in ▶ Kap. 2.4.1 beschrieben, entwickelt sich ein aufdringlicher Gedanke nur dann zu einem Zwangsgedanken, wenn er für die betreffende Person eine starke negative Bedeutung aufweist und ihm mit ausgeprägten Unterdrückungsbemühungen begegnet wird. Entsprechend betreffen Zwangsgedanken häufig tabubezogene Themen wie Religiosität, Ethik, Moral, Sexualität und Aggressivität. Für religiöse und sexuelle Zwangsgedanken wird eine Prävalenz von 30,2 % berichtet (Ruscio et al. 2010). Beispielhafte tabuisierte Zwangsgedanken lauten:

- »Ich könnte etwas Blasphemisches/Obszönes/Peinliches/Beleidigendes/Rassistisches/moralisch Verwerfliches/… sagen/denken/tun.«
- »Ich könnte meinen Partner mit dem Messer erstechen.«
- »Ich könnte jemanden am Bahnsteig vor den Zug schubsen.«
- »Ich könnte mir selbst etwas antun/von einer Brücke springen/mich strangulieren/…«
- »Ich könnte pädophil sein.«
- »Ich könnte homosexuell sein.«
- »Ich könnte meine/n Mutter/Vater/eine Person, die nicht mein/e Partner/in ist …, sexuell anziehend finden.«
- »Ich könnte verrückt/psychotisch/schizophren/… werden und vollkommen die Kontrolle verlieren.«

Derartige Zwangsgedanken stellen einen immensen Kontrast zur eigentlichen, sensiblen und harmoniebedürftigen Persönlichkeit des Betroffenen dar und werden als höchst aversiv empfunden. Um die tabuisierten Gedanken, Bilder und Impulse zu neutralisieren, denken Zwangserkrankte z. B. bewusst Gegengedanken, beten oder überprüfen bei sexuellen Zwangsgedanken immer wieder, ob sie körperliche Anziehungssymptome bei sich selbst wahrnehmen. Manche Patienten neutralisieren ihre Zwangsgedanken auch dadurch, dass sie sie nahen Angehörigen »beichten« und Rückversicherungen von ihnen einholen. Darüber hinaus gehen Tabuzwänge meist mit ausgeprägtem Vermeidungsverhalten einher.

Aufgrund der großen Scham stellt bereits die Verbalisierung der genauen Inhalte der Zwangsgedanken eine Exposition für die Betroffenen dar. Für manche Zwangserkrankte fühlt es sich regelrecht an, als würden sie ihre gedanklichen Visionen manifestieren, indem sie sie laut aussprechen. Durch eine offene, wertfreie und empathische Haltung sollte der Behandelnde von Anfang an dazu ermutigen, die Zwangsgedanken in Worte zu fassen, um Tabus zu brechen. Dabei empfiehlt es sich unbedingt, beispielhafte Gedanken früherer Patienten zu benennen, um dem Betroffenen die Sorge zu nehmen, als Einziger auf der Welt »derart abartige Gedanken« zu haben. Der Behandelnde sollte (außer, wenn es wirklich einer differenzialdiagnostischen Abklärung bedarf) durch sein Verhalten zu keinem Zeitpunkt Zweifel daran aufkommen lassen, dass er die Gedanken als ungefährlich einschätzt – ohne dies jedoch zu häufig explizit zu verbalisieren und dadurch zum habituellen Beruhiger des Patienten zu werden. Darüber hinaus kann tabuisierten Zwangsgedanken durch eine kompetente Psychoedukation bereits viel von ihrem Schrecken genommen werden.

Ätiologisch sucht sich der Zwang stets das für die individuelle Person verwerflichste und für ihre Ichintegrität bedrohlichste Thema aus. Jemand, für den Gotteslästerung aufgrund seiner Biographie eine abscheuliche Sünde darstellt, wird sehr viel eher einen religionsbezogenen Zwang entwickeln als jemand, der keinen Bezug zu Religiosität hat. Daher sind frisch gebackene Eltern auch häufig von aggressiven Zwangsgedanken gegenüber ihrem Baby betroffen. Tatsächlich ist die Feststellung, dass sich ein Zwangsgedanke just genau zu einem bestimmten Thema entwickelt hat, der beste Beweis dafür, dass der Betroffene nicht dem Zwangsgedanken entsprechend handeln wird oder der Gedanke gar einen heimlichen Wunsch offenbart – denn läge dem Betroffenen das Thema nicht so sehr am Herzen, wäre er über den initialen aufdringlichen Gedanken einfach hinweggegangen und dieser wäre gar nicht erst zum Zwangsgedanke herangewachsen. Patienten, die unter tabuisierten Zwangsgedanken leiden, nennen besonders häufig das Therapieanliegen, dass die belastenden Gedanken »möglichst schnell verschwinden sollen«. Dieser Wunsch ist empathisch aufzunehmen; gleichwohl sollte aber vermittelt werden, dass die Frequenz der Zwangsgedanken voraussichtlich erst im fortgeschrittenen Therapieverlauf abnehmen wird, da die Behandlung in erster Instanz auf eine Modifikation des Umgangs mit den Zwangsgedanken abzielt. Ihre schlussendliche Reduktion stellt vielmehr eine positive Konsequenz dessen dar.

Die Tatsache, dass der Zwangsgedanke »Ich könnte homosexuell sein« weiterhin relativ häufig berichtet wird (engl. sexual orientation obsessive-compulsive disorder), verdeutlicht, dass Homosexualität (trotz unbestrittener Fortschritte) gesellschaftlich immer noch nicht hinreichend entstigmatisiert ist. Die meisten Patienten, die unter diesem Zwangsgedanken leiden, sind selbst nicht homophob, haben jedoch ggf. eine homophobe Gesinnung in ihrer Herkunftsfamilie erfahren.

Die diagnostische Abklärung, ob es sich um einen Zwangsgedanken oder tatsächlich um eine divergente sexuelle Präferenz handelt, ist in den meisten Fällen unkompliziert. Zwangserkrankte können außerhalb akuter Zwangssituationen mit relativ hoher Sicherheit angeben, was ihre sexuelle Präferenz ist. Sie wissen »eigentlich«, dass sie z. B. nicht pädophil sind, kommen jedoch aufgrund verschiedener Mechanismen ins Zweifeln:

- Das Ankämpfen gegen den Zwangsgedanken erhöht dessen Signifikanz und trägt dazu bei, dass er noch häufiger auftritt (Unterdrückungsparadox).
- Durch die hohe emotionale Bedeutsamkeit und assoziative Verknüpfungen tritt in ähnlichen Situationen immer wieder derselbe Zwangsgedanke auf. Dies wird von den Betroffenen als potenzieller Beweis für die divergente sexuelle Präferenz fehlinterpretiert.
- Die körperlichen Angstsymptome (Herzklopfen, schwitzende Hände …), die der Zwangsgedanke auslöst, werden fälschlicherweise als Anzeichen sexueller Erregung interpretiert.

Diese Mechanismen sollten im Rahmen der Psychoedukation erläutert und Fehlinterpretationen bearbeitet werden. Hierzu kann auch auf einen Klassiker der psychologischen Forschung verwiesen werden – das Hängebrückenexperiment von Dutton und Arron (1974):

Männer, die gerade eine lange, schmale, schwankende Hängebrücke im kanadischen Capilano Canyon überquert hatten, wurden von einer attraktiven, jungen Frau um Teilnahme an einem kurzen psychologischen Test gebeten. Für spätere Rückfragen gab sie den Männern ihre Telefonnummer. Dasselbe Testprocedere wurde mit einer zweiten Gruppe von Männern durchgeführt, die zuvor eine stabile Brücke überquert hatten. Männer der ersten Gruppe riefen die junge attraktive Frau danach signifikant häufiger an und schrieben im Test häufiger über sexuelle Themen als Männer der zweiten Gruppe. Sie hatten also die körperlichen Angstsymptome aufgrund des Überquerens der gefährlichen Brücke als sexuelle Anziehung interpretiert. Solche Fehlattributionen der physischen Erregung wurden in zahlreichen Studien repliziert.

Bei noch nicht hinreichender Motivation zur Exposition können zunächst Verhaltensexperimente durchgeführt werden, um körperliche Symptome zu provozieren und einzuordnen zu lernen: Was geschieht mit der Herzrate beim schnellen Treppensteigen, was bei einem Stresstest (z. B. so schnell wie möglich in Siebenerschritten von 1.000 rückwärts zählen)? Gibt es dabei Unterschiede zur Herzrate in der Zwangssituation? Wie verhält es sich mit schwitzenden Händen, der Atmung etc.?

In der Behandlung von Patienten mit tabubezogenen Zwangsgedanken ist ferner zu berücksichtigen, dass die Betroffenen nicht nur das moralisch verwerfliche Verhalten an sich fürchten; insbesondere erleben sie die intrusiven Gedanken, Impulse und Bilder als massive Bedrohung für die Integrität des eigenen Ichs:

- »Wenn ich solche Gedanken habe, will ich das vielleicht wirklich.«
- »Allein die Tatsache, dass ich so etwas denke, zeigt, dass ich ein schlechter Mensch bin.«
- »Dass ich so etwas denke, führt dazu, dass ich es auch tun werde.«

Diese Interpretationen können einerseits durch metakognitive Therapie und Defusionstechniken zur Distanzierung von Gedanken (▶ Kap. 6.8.2) adressiert werden, andererseits profitieren die Betroffenen von selbstwertstärkenden Techniken. Im Rahmen von Expositionsübungen lernen sie zudem, dass sie sich auf ihr eigenes Ich verlassen können und den intrusiven Impulsen nicht unkontrolliert folgen.

> **Beispiel**
>
> Frau Z. leidet unter aggressiven Zwangsgedanken ihrem achtjährigen Sohn gegenüber und hat folgende Selbstinstruktion zur Exposition inklusive Distanzierungshilfen erarbeitet: »Ich werde morgen Nachmittag gegen 15:30 Uhr für mich und meinen Sohn einen Obstsalat machen, während er mir gegenüber am Küchentisch sitzt und malt. Dazu werde ich eine Banane, einen Apfel sowie einige Erdbeeren und Trauben mit einem scharfen Messer kleinschneiden. Aufgrund der assoziativen Verknüpfungen in meinem Gehirn werden sehr wahrscheinlich Zwangsgedanken aufkommen, dass ich meinen Sohn mit dem Messer erstechen

könnte. Dies wird umgehend den sensiblen Alarmdetektor in meinem Kopf aktivieren, der mir wie immer sagen wird, dass von mir eine Gefahr ausgehen könnte, wenn ich so etwas denke, und ich meinen Sohn am besten sofort aus der Küche schicken sollte. Aber ich möchte morgen anders handeln! Das Problem besteht nicht darin, dass ich gefährlich *bin*, sondern darin, dass ich mein Verhalten zu sehr von der Vorstellung, dass ich gefährlich sein *könnte*, leiten lasse. Ich will die Zwangsgedanken morgen bewusst wahrnehmen, mich durch sie aber nicht vom Schneiden des Obstes abbringen lassen. Ich atme tief durch und führe das Messer. Ich weiß, dass ich keine Bedrohung für meinen Sohn bin, sondern eine fürsorgliche Mutter, die ihm einen Obstsalat macht. Auch wenn ich manchmal wütend auf meinen Sohn bin, bin ich eine gute Mutter, denn die Wut zeigt, dass er mir wichtig ist. Wenn ich den Obstsalat fertig gemacht habe, lege ich das Messer in die Spülmaschine. Ich freue mich schon sehr darauf, ihn im Anschluss an die Expo gemeinsam mit meinem Sohn zu essen.«

Es ist zu betonen, dass die Patientin keinesfalls instruiert werden sollte, sich möglichst bildlich vorzustellen, wie sie den eigenen Sohn mit dem Messer sticht, und sich an diese Vorstellung zu »gewöhnen«. Stattdessen soll sich die Patientin auf das angestrebte Zielverhalten konzentrieren, sich vom Zwang emanzipieren und die Erfahrung machen, dass sie auch trotz der unumstritten aversiven Gedanken selbstbestimmt handeln kann.

Weiterhin klingt im obigen Beispiel an, dass es wichtig ist, den dysfunktionalen Umgang mit Wut, der aggressiven Zwangsgedanken oftmals zugrunde liegt (▶ Kap. 2.5), therapeutisch zu adressieren. Viele Betroffene von tabubezogenen Zwangsgedanken haben aufgrund des Erziehungsverhaltens der Eltern oder prägender biographischer Erlebnisse die Überzeugung internalisiert, dass sie Wut und Ärger nicht nach außen zeigen dürfen. Entgegen der eigentlichen Intention der Betroffenen kann jedoch gerade die gewohnheitsmäßige Unterdrückung von Wut aggressive Zwangsgedanken noch stärker befeuern. Um die Emotionsregulationsfähigkeit zu fördern, sollte im Rahmen der Behandlung unbedingt vermittelt werden, inwiefern Wut eine natürliche menschliche Emotion darstellt und wie ein adäquater Ärgerausdruck sowie die Abgrenzung gegenüber anderen Menschen geübt werden können.

6.8 Ergänzende Interventionen

Wenngleich Expositionen mit Reaktionsmanagement das Kernstück einer adäquaten Therapie der Zwangsstörung darstellen, können (meta)kognitive und durch die verhaltenstherapeutische Dritte Welle inspirierte Techniken zum Einsatz kommen, um die Behandlung zu ergänzen und dysfunktionale zwangsassoziierte Überzeugungen zu adressieren. Bei Patienten mit stark ausgeprägter Erlebensvermeidung (▶ Kap. 2.3.2) können sie zudem hilfreich sein, um die Motivation für eine Expositionsbehandlung zu erhöhen. ▶ Tab. 6.5 gibt einen Überblick über die in den nachfolgenden Kapiteln vorgestellten ergänzenden Interventionsmethoden und ihre Anwendungsbereiche.

Tab. 6.5: Übersicht über Indikationen und Kontraindikationen verschiedener ergänzender Interventionstechniken.

Interventionstechnik	Besonders geeignet bei	Weniger geeignet bei
Einbeziehung von Angehörigen	• Ausgeprägtem Rückversicherungsverhalten oder starker Einbindung in die Zwänge (grundsätzlich aber für alle Patienten empfohlen)	• Fehlendem Einverständnis des Patienten • Tiefgreifend konflikthafter Beziehung oder missbräuchlichem Umfeld, das einer Distanzierung bedarf
Metakognitive Therapie und andere kognitive Interventionen	• Fehlender Motivation zur Expositionstherapie • Ausgeprägter Erlebensvermeidung	• Ausgeprägtem Unvollständigkeitserleben
Assoziationsspaltung	• Zwangsgedanken • Ausgeprägter Schadensvermeidung	• Zwangshandlungen ohne deutliche Zwangsgedanken • Fehlender Einsicht in die Übertriebenheit der Zwänge • Ausgeprägtem Unvollständigkeitserleben
Achtsamkeit	• Zwangsgedanken • Ausgeprägter Schadensvermeidung • Ausgeprägter Erlebensvermeidung	

6.8.1 Einbeziehung von Angehörigen und Bezugspersonen

Eine Zwangsstörung betrifft zumeist nicht nur den Erkrankten selbst, sondern auch dessen soziales Umfeld: Freunde und Familienangehörige müssen sich an vom Zwang diktierte Regeln halten, werden in Rückversicherungsrituale miteinbezogen oder tragen finanzielle Kosten mit, die z. B. durch einen erhöhten Wasserverbrauch entstehen können. Angehörige von Zwangserkrankten finden sich folglich in der schwierigen Doppelrolle wieder, dass sie einerseits helfen wollen, andererseits aber auch selbst vom Zwang Betroffene sind. Dies führt zu regelmäßigen Konflikten, Wut und einem ausgeprägten Gefühl der Machtlosigkeit.

Vor diesem Hintergrund stellt die Einbeziehung der Angehörigen von Zwangserkrankten einen wichtigen Aspekt im therapeutischen Prozess dar (Voderholzer et al. 2022a), wobei vorab selbstverständlich das Einverständnis der Patienten eingeholt werden muss. Empirische Befunde weisen darauf hin, dass die

Einbeziehung der Angehörigen sowohl förderlich für die Behandlung des Patienten selbst als auch für das familiäre System und die Lebensqualität der Angehörigen ist (McGrath und Abbott 2019; Stewart et al. 2020).

Um das Verständnis dafür zu erhöhen, warum der Erkrankte seine Zwänge nicht »einfach sein lassen« kann, empfiehlt es sich, nahen Angehörigen bereits frühzeitig im Therapieverlauf psychoedukative Informationen zur Entstehung und Aufrechterhaltung der Zwangsstörung zukommen zu lassen. Dabei sollte es keinesfalls um Schuldzuschreibungen, z. B. in Bezug auf genetische Faktoren oder den elterlichen Erziehungsstil, gehen, sondern vielmehr um den Aufbau von Empathie und die Vermittlung des Behandlungsrationals. Insbesondere sollten Angehörige auf Basis des kognitiv-behavioralen Modells lernen zu beurteilen, ob ihr Verhalten wirklich dem Betroffenen hilft oder es nicht eher den Zwang verstärkt. Beispielsweise mag es auf den ersten Blick hilfreich erscheinen, wenn der Angehörige dem Patienten die Kontrolle des Herdes abnimmt; tatsächlich führt dies jedoch dazu, dass der Patient das Vertrauen in seine eigenen Fähigkeiten verliert, zunehmend abhängiger von seinem Angehörigen wird und keine korrigierenden Erfahrungen machen kann. Daher wird empfohlen, dass Patient und Angehöriger außerhalb einer akuten Zwangssituation gemeinsame Absprachen darüber treffen, wie die Einbindung in die Zwänge und das Rückversicherungverhalten zeitnah abgebaut werden können. Im Optimalfall sollte der Angehörige einfühlsam, aber bestimmt vermitteln: »Weil du mir wichtig bist, möchte ich *dir* helfen – nicht dem Zwang. Wie kann ich dich darin unterstützen, dass du dich dem Zwang widersetzen kannst?«

> **Merke:** Die zentrale Frage für Angehörige lautet: Helfe ich mit meinem Verhalten dem Erkrankten oder dem Zwang?

Nachfolgend sind einige »Goldene Regeln« für Angehörige von Zwangserkrankten zusammengetragen, die sich an den Empfehlungen der Deutschen Gesellschaft Zwangserkrankungen e. V. orientieren:

1. Geben Sie die Illusion auf, dass sich der Zwangserkrankte »einfach nur zusammenreißen« muss, um seine Zwänge zu überwinden.
2. Informieren Sie sich umfassend über die Erkrankung.
3. Differenzieren Sie zwischen dem Betroffenen mit seiner eigentlichen Persönlichkeit und dem Zwang.
4. Lassen Sie sich nicht in die Zwänge mit einbeziehen. Kompromisse müssen Ausnahmen sein! Der Betroffene (und nicht Sie) muss die Zwänge bewältigen.
5. Lassen Sie den Zwang nicht zum Hauptthema werden. Planen Sie gemeinsame Aktivitäten, die den Betroffenen nicht überfordern.
6. Bleiben Sie im Gespräch. Fragen Sie nach den Zwängen und womit der Betroffene von Ihnen unterstützt werden kann, ohne dabei Druck aufzubauen. Das bricht das Schweigen und Tabus.
7. Versuchen Sie, ein normales Leben zu führen, in dem Sie eigene Wünsche und Bedürfnisse haben und sich erfüllen (dürfen). Damit sind Sie auch ein Vorbild für den Betroffenen.

8. Zwänge können behandelt werden – aber nicht von Ihnen! Grenzen Sie sich ab, wenn es Ihnen zu anstrengend wird – darauf haben Sie ein Recht!

Ähnlich wie die Erkrankten selbst empfinden auch Angehörige den Austausch mit anderen als entlastend und hilfreich. Hierzu kann die Teilnahmen an Angehörigenselbsthilfegruppen oder Informationsveranstaltungen für Angehörige angeregt werden, wenngleich das Angebot diesbezüglich leider noch begrenzt ist (▶ Kap. 6.9 für Kontaktdaten).

6.8.2 Interventionen zur Bearbeitung von dysfunktionalen zwangsassoziierten Überzeugungen

Das Denken aller Menschen unterliegt vielfältigen kognitiven Verzerrungen (Kahneman und Tversky 1979). Die sogenannte Verfügbarkeitsheuristik trägt beispielsweise dazu bei, dass die Wahrscheinlichkeit von Ereignissen, die in den Gedanken aktuell sehr präsent sind, überschätzt wird. So schätzen die meisten Menschen die Gefahr von Haiangriffen deutlich höher ein als die Bedrohung durch Kühe, da über erstere wesentlich öfter in den Medien berichtet wird, obwohl letztere weltweit für deutlich mehr Todesfälle verantwortlich sind. Da das Gehirn unter Angst und Stress besonders stark zu verzerrtem Denken neigt, gehen die meisten psychischen Erkrankungen – so auch die Zwangsstörung – mit ausgeprägten Mustern von Denkverzerrungen einher. Für Zwangserkrankte typische Fehlannahmen lauten beispielsweise:

- Schlechte Gedanken sind abnormal.
- Die Gedanken müssen dem eigenen Willen gehorchen.
- Schlechte Gedanken müssen unterdrückt werden.
- Einen schlimmen Gedanken zu denken, ist genauso schlimm, wie ihn auszuführen.
- Ein Gedanke allein offenbart die wirklichen Absichten und Persönlichkeitszüge eines Menschen: »Wenn ich einen schlechten Gedanken habe, bin ich ein schlechter Mensch.«
- Ein Gedanke allein kann eine Handlung auslösen (*Gedanken-Handlungs-Fusion*): »Wenn ich denke, ich könnte meinen Kindern etwas antun, werde ich es auch machen!«
- Ein Gedanke allein kann das tatsächliche Eintreten eines Ereignisses bewirken (*Gedanken-Ereignis-Fusion*): »Wenn ich einen schlechten Gedanken denke, kann ich einen Unfall herbeiführen!«
- Gedanken können Objekte verändern (*Gedanken-Objekt-Fusion*): »Wenn ich im Gottesdienst einen blasphemischen Gedanken habe, entweihe ich die Kirche!«

Da sie eine bedeutsame Rolle in der Aufrechterhaltung der Erkrankung spielen und zudem die Bereitschaft zur Expositionsbehandlung reduzieren können, sollten ausgeprägte Denkverzerrungen durch Psychoedukation und gezielte kognitive sowie metakognitive Therapie bearbeitet werden. Der Begriff Metakognition lässt sich wörtlich mit »Denken über das Denken« (von griech. meta = über und lat. cogitare = denken) übersetzen und bezeichnet nach James Flavell das Wissen einer Person über die Regulation ihrer eigenen kognitiven Prozesse (Miegel et al. 2021). Hier setzt das von Miegel et al. (2021) entwickelte *Metakognitive Training bei Zwangsstörungen* (Z-MKT) an, das insgesamt acht Module umfasst:

1. Mythen über Zwangsstörungen
2. Perfektionismus
3. Reduzierte Unsicherheitstoleranz
4. Magisches Denken
5. Gedankenkontrolle
6. Überschätzen von Gefahr
7. Übertriebenes Verantwortungsgefühl
8. Verzerrte Aufmerksamkeit und verzerrte kognitive Netzwerke

Tab. 6.6: Übersicht über dysfunktionale zwangsassoziierte Überzeugungen und Interventionsmöglichkeiten, die (ergänzend zur Exposition mit Reaktionsmanagement) eingesetzt werden können.

Dysfunktionale Überzeugungen	Interventionen
Überhöhte Bedeutsamkeit von Gedanken	• Kognitive Defusionstechniken
Anspruch auf Gedankenkontrolle	• Unterdrückungsparadox demonstrieren • Achtsames Beobachten der Gedanken, ohne sie verändern zu wollen
Perfektionismus	• Verhaltensexperimente • Vor- und Nachteile betrachten • Pareto-Prinzip anwenden
Unsicherheitsintoleranz	• Die Sicherheit, die der Zwang vorgaukelt, als Illusion enttarnen • Kosten-Nutzen-Rechnung • Akzeptieren, dass es niemals eine 100%ige Sicherheit geben kann
Überschätzung von Gefahren	• Emotionale Beweisführung erkennen • Auch die Gegenwahrscheinlichkeit eines Risikos betrachten • Befürchtungen zu Ende denken • Wahrscheinlichkeitsketten berechnen
Übermäßiges Verantwortungsgefühl	• Verantwortungskuchen • Verantwortungsgefühl als Gegenspieler von Ohnmachtsempfinden erkennen

Bisherige Studien deuten darauf hin, dass metakognitive Therapie Zwangssymptome verringern kann und die Akzeptanz des Ansatzes unter den Patienten gut ist (Voderholzer et al. 2022a). Wenngleich das Z-MKT als Gruppenprogramm konzipiert wurde, können die entsprechenden Lerninhalte auch im Einzelsetting vermittelt werden. Sie sind gegen eine Spendenzahlung zum Download unter https://clinical-neuropsychology.de/metakognitives-training-bei-zwangsstoerungen/ verfügbar.

Die acht Lernmodule des Z-MKT decken die von der OCCWG gelisteten sechs Domänen dysfunktionaler zwangsassoziierter Überzeugungen mit ab (▶ Kap. 2.4.2) und bauen somit auf der klassischen kognitiven Therapie auf. Nachfolgend werden kognitive, metakognitive sowie durch die Dritte Welle inspirierte Techniken vorgestellt, die zur Bearbeitung der verschiedenen zwangsassoziierten Denkverzerrungen herangezogen werden können. ▶ Tab. 6.6 fasst die wichtigsten Interventionen übersichtsartig zusammen.

Defusionstechniken zur Distanzierung von Gedanken

Zwangserkrankte neigen dazu, so sehr mit ihren eigenen Gedanken, Urteilen und Erinnerungen zu verschmelzen, dass eine Differenzierung zwischen den Denkinhalten und dem eigentlichen Ich kaum noch möglich ist. Dieser Zustand der völligen Identifikation mit den eigenen Gedanken wird als kognitive Fusion bezeichnet. Ein der ACT (▶ Kap. 4.1) entlehnter Behandlungsansatz zielt darauf ab, diese Verschmelzung zu lösen und mittels sogenannter Defusionstechniken zu lernen, dass Gedanken …

- … nur Worte, Geräusche und Sprachschnipsel sind.
- … nicht automatisch wahr sein müssen.
- … wichtig oder unwichtig sein können.
- … keine Befehle sein müssen.
- … nicht unbedingt weise sein müssen.
- … keine Bedrohung darstellen.
- … nicht automatisch gut oder schlecht sind.
- … einen Menschen nicht definieren.

Defusiontechniken dienen folglich der Modifikation dysfunktionaler Überzeugungen zur Überschätzung der Bedeutsamkeit von Gedanken. Eine erste simple Möglichkeit, Distanz zu den eigenen Denkinhalten aufzubauen, besteht darin, aus jedem »Ich bin …« oder »Ich könnte …« ein »Ich habe den (Zwangs-)Gedanken, dass …« zu machen. Beispielsweise fördert die Umformulierung von »Ich könnte eine Gefahr für meine Kinder sein« zu »Ich habe den Gedanken, dass ich eine Gefahr für meine Kinder sein könnte« die Einnahme einer Beobachterrolle: Aus einer vermeintlich bedrohlichen Tatsache wird eine objektivierte Beschreibung. Das Vorhandensein eines aufdringlichen Gedankens allein macht uns weder zu einem schlechten Menschen, noch folgt aus einem Gedanken unweigerlich eine Handlung. Dies lässt sich auch anhand verschiedener Beispiele demonstrieren:

- Nervige Ohrwürmer: Lieder, die uns eigentlich gar nicht gefallen (z. B. bestimmte Ballermann-Hits) und uns trotzdem unaufhörlich durch den Kopf kreisen, machen uns weder zum Fan noch handeln wir dem Songtext entsprechend.

- Werbe-Slogans: Dass uns spontan der McDonald's-Slogan »Ich liebe es« einfällt, bedeutet keinesfalls, dass wir das Essen dort tatsächlich lieben.
- Der bloße Gedanke daran, die Hälfte des eigenen Vermögens an eine gemeinnützige Organisation spenden zu können, macht uns ebenso wenig zu einem guten Menschen, wie der Gedanke, eine Person vor einen Zug stoßen zu können, uns zu einem schlechten Menschen macht.
- Im sozialen Miteinander kommt es tagtäglich vor, dass uns automatisch ein »böser« Gedanke durch den Kopf schießt (»Was für eine hässliche Kassiererin!«), wir aber trotzdem »gut« handeln (wir begrüßen sie freundlich, wünschen einen schönen Tag etc.).

Als Erinnerungsanker zur kognitiven Defusion eignet sich das Bild »La Trahison des Images« von René Magritte mit dem Schriftzug »Ceci n'est pas une pipe« – »das ist keine Pfeife«, das Patienten sich z. B. klein ausgedruckt ins Portmonee stecken können. Genau wie ein Gemälde nicht identisch mit dem abgebildeten Objekt ist, so ist auch unser Ich nicht identisch mit unseren Denkinhalten. Wir sind vielmehr deren Betrachter:

> »Ich habe einen Gedanken, aber ich bin nicht meine Gedanken.«

Die nachfolgende Liste umfasst durch verschiedene Quellen (Fricke 2016; Harris 2022; Wengenroth 2012) inspirierte und weiter ausgearbeitete Strategien, um sich von den eigenen Gedanken zu distanzieren und die kognitive Fusion zu lösen (▶ Handout 7):

- Den Zwang personifizieren: ihm eine Gestalt und einen Namen geben (z. B. »Hallo Rumpelstilzchen! Auf welche Gedanken kommst du denn heute wieder?«)
- Humorvolle Titel für die altbekannten Geschichten des Zwangs finden (z. B. »Ah, da ist ja wieder die Horrorherdstory!« oder »Ein zeitloser Klassiker: Die klebrige Klinke!«)
- Sich vorstellen, der Zwang wäre ein Radio im Kopf, das nur Katastrophennachrichten und entnervende Ohrwürmer sendet. Dabei ausprobieren, die Lautstärke leiser zu drehen oder die Sendung einfach im Hintergrund laufen zu lassen, ohne bewusst hinzuhören
- Bildliche Zwangsgedanken wie auf einem Fernseher oder einer Kinoleinwand betrachten und versuchen, den Film in veränderter Form ablaufen zu lassen, z. B.
  – vor- und zurückspulen
  – den Film in Zeitlupe oder Highspeed abspielen
  – den Film in Graustufen oder mit Signalrauschen visualisieren
  – das Genre oder Setting des Films ändern (Western, Space Opera, Slapstick, Anime …)
- Sich vorstellen, der Zwang wäre ein Papagei, der auf der Schulter sitzt und einem auswendig gelernte Sprüche ins Ohr krächzt
- Sich vorstellen, dass ein Zwangsgedanke ein lästiges, aber harmloses Insekt ist, das nur durch Mimikry bedrohlich wirkt – wie eine Schwebfliege, die optisch die

6.8 Ergänzende Interventionen

Gefährlichkeit einer Biene nachahmt, während sie einem vor der Nase herumfliegt
- Den Zwang wie eine nervige Großtante oder einen Vertreter an der Tür behandeln und ihn freundlich, aber bestimmt abweisen (z. B. »Vielen Dank für den Vorschlag, aber ich möchte gerade nicht.«)
- Sich vorstellen, Zwangsgedanken wären unliebsame Gäste, die hin und wieder in den Bus des Bewusstseins einsteigen, eine Weile mitfahren, aber auch von selbst wieder aussteigen, während man den Bus unbeirrt weiter dahin steuert, wo man hin will (Busfahrer-Metapher aus der ACT)
- Lernen, seine Zwangsgedanken zu beobachten, kommen und gehen zu lassen, ohne auf sie zu reagieren. Dazu kann es hilfreich sein, sie in die Vorstellung einer regelmäßigen, fließenden Bewegung einzubauen, die Gedanken z. B. auf Blätter zu schreiben, die auf einem Fluss an einem vorbeischwimmen, oder sie auf Züge zu setzen, die man von einer Brücke aus langsam unter sich herfahren sieht
- Zwangsgedanken durch die Sprechweise verfremden, z. B.
    - mit sehr hoher oder sehr tiefer Stimme sprechen
    - extrem langsam oder extrem schnell sprechen
    - mit einem Akzent/Dialekt sprechen (Amerikanisch, Bayerisch, Kölsch …)
    - mit der Stimme eines bekannten Film- und Fernsehcharakters sprechen (Miss Piggy, Spongebob, der Terminator, Yoda …)
    - alle Vokale durch einen einzigen Vokal ersetzen wie in dem Kinderlied »Drei Chinesen mit dem Kontrabass«
- Zwangsgedanken nach einer Melodie singen (z. B. »Happy Birthday«), sich vorstellen, die Zwangsgedanken würden von unterschiedlichen Künstlern interpretiert (AC/DC, Backstreet Boys, Beyoncé, Queen …) oder sich ein ganzes Musical aus Zwangsgedanken ausdenken
- Zwangsgedanken ganz oft hintereinander sagen (ein bis drei Wörter so oft wiederholen, bis ihre Bedeutung verschwindet)
- Ein Kärtchen mit den eigenen typischen Zwangsgedanken anfertigen und in der akuten Zwangssituation »Zwangsgedanken-Bingo« spielen
- Die Rolle eines Forschers einnehmen, der die Gedanken ganz genau betrachtet, ohne sie zu bewerten
- Für Harry-Potter-Fans: Der Zwang lässt sich gut mit der Figur des »Irrwichts« vergleichen, der immer genau die Form dessen annimmt, wovor ihr Betrachter sich am meisten fürchtet. Dabei geht von ihm keine reale Bedrohung aus; der Irrwicht ist lediglich ein Schreckgespenst, das die Gefahr täuschend echt nachahmt – genau wie ein Zwangsgedanke. In der Welt von Harry Potter kann der Irrwicht dadurch bekämpft werden, dass man ihn in der eigenen Vorstellung lächerlich macht und dabei den Zauberspruch »Riddikulus« (von lat. ridiculus = lächerlich) ausspricht. In ähnlicher Form kann die Strategie helfen, den Zwang als Schreckgespenst zu betrachten und ihn durch kreative Vorstellungen lächerlich zu machen.

Die genannten Techniken eignen sich übrigens nicht nur zur Defusion von Zwangsgedanken, sondern auch hinsichtlich Sorgen oder negativer Glaubenssätze (z. B. »Ich bin wertlos, wenn ich keine Leistung erbringe«).

Bearbeitung des Anspruchs, die eigenen Gedanken kontrollieren zu können

Neben der Überbewertung der inhaltlichen Bedeutsamkeit von Gedanken überschätzen viele Zwangserkrankte die Wichtigkeit, die eigenen Gedanken kontrollieren zu können. Einige befürchten regelrecht, »verrückt« oder schizophren werden zu können, weil sich ihre Gedanken nicht zu 100% willentlich kontrollieren lassen. Tatsächlich ist es jedoch vollkommen normal, dass täglich hunderte automatische Gedanken, Bilder und Impulse durch unser Bewusstsein strömen, ohne dass wir sie aktiv evozieren. Einige Beispiele lauten:

- Spontane Geistesblitze
- Situative Witze, die uns unwillentlich einfallen
- Plötzliche Erinnerungen an eine Person, einen Urlaub, ein peinliches Erlebnis etc.
- Durch assoziative Verknüpfungen aktivierte Gedanken (z.B. beim Haareföhnen Gedanken an Herbert Grönemeyer, weil wir kürzlich gelesen haben, dass er ein besonderes Faible fürs Föhnen habe)

Um zu demonstrieren, dass es unmöglich ist, Gedanken aktiv zu unterdrücken, eignet sich jede beliebige Variation des klassischen Gedankenexperiments »Denken Sie nicht an einen rosa Elefanten!« So sehr wir uns auch bemühen, es wird uns nicht gelingen, da unser Gehirn Negationen nicht als solche repräsentieren kann. Jeder Versuch, einen Gedanken explizit nicht zu denken, geht unweigerlich mit der Aktivierung genau dieses Gedankens im Gehirn einher. Und wie bei einem Wasserball, den wir unter die Wasseroberfläche zu drücken versuchen, fliegt uns der Gedanke mit einer umso stärkeren Vehemenz wieder entgegen, je mehr wir uns bemühen, ihn zu unterdrücken. Dies wird auch als Unterdrückungsparadox bezeichnet. Durch geleitetes Entdecken dieses Paradoxes können Zwangserkrankte erkennen, dass es ein aussichtloses Unterfangen ist, Zwangsgedanken unterdrücken zu wollen.

Darüber hinaus können Achtsamkeitstechniken helfen zu lernen, die eigenen Gedanken aus einer Beobachterperspektive zu betrachten, sie kommen und gehen zu lassen, ohne sie kontrollieren zu wollen (▶ Kap. 6.8.4). In der ACT spricht man in diesem Zusammenhang von *radikaler Akzeptanz*: der Bereitschaft, darauf zu verzichten, ungewollte Gedanken oder Empfindungen bekämpfen bzw. überhaupt in irgendeiner Art und Weise verändern zu wollen.

Bearbeitung von Perfektionismus

Wie in ▶ Kap. 2.3.2 und ▶ Kap. 2.4.2 erläutert, zeichnen sich viele Zwangserkrankte durch einen starken Perfektionismus und überhöhte Ansprüche an die eigenen Leistungen aus. Da Perfektionismus als wichtiger transdiagnostischer Prädiktor für Psychopathologie gilt (Limburg et al. 2017) und der Umgang mit extremen Leistungsansprüchen zudem eine mögliche Funktionalität des Zwangs darstellt, kann die Bearbeitung des Perfektionismus als ergänzender Therapieansatz zur

Symptomverbesserung beitragen. Hierzu eignen sich folgende Techniken und Übungen:

- Die Vor- und Nachteile des Perfektionismus einander gegenüberstellen: Rechtfertigen die Kosten den Nutzen?
- Im sokratischen Dialog erörtern, was den Wert eines Menschen ausmacht: Ist jemand, der unperfekt ist, weniger wert?
- Dysfunktionale Glaubenssätze (»Ich muss immer ...« »Ich darf auf keinen Fall ...«) identifizieren und modifizieren
- Hinterfragen, warum die überhöhten Ansprüche meist nur an die eigene Person, nicht aber an alle anderen (Familie, Freunde, Kollegen ...) gestellt werden
- Selbstvorwürfe erkennen, Selbstmitgefühl üben und mit sich selbst wie mit einem guten Freund sprechen (statt »Das hast du mal wieder richtig versemmelt!«: »Niemand ist perfekt. Fehler gehören zum Leben dazu.«)
- Verhaltensexperimente durchführen, in denen »unperfektes« Verhalten ausprobiert wird (z. B. kleine Rechtschreibfehler in E-Mails einbauen): Welche Erwartungen bestehen vorab? Sind die Befürchtungen tatsächlich eingetreten? Ist die »Unperfektheit« jemandem aufgefallen?
- Sich das Pareto-Prinzip bewusst machen: 80% eines Ergebnisses können mit 20% des Gesamtaufwandes erreicht werden. Die verbleibenden 20% des Ergebnisses benötigen hingegen 80% des Gesamtaufwandes.
- Sich vergegenwärtigen, dass vermeintliche Fehler auch positive Konsequenzen haben können (z. B. Entdeckung des Penicillins; »Hätte ich die Jobabsage damals nicht bekommen, hätte ich meine heutige Frau nie kennengelernt.«)

Abbau von Unsicherheitsintoleranz

Die reduzierte Toleranz für Unsicherheiten, die oftmals mit Zwangsstörungen einhergeht, lässt sich am besten durch subjektkonstituierende Erfahrungen im Rahmen von Expositionen mit Reaktionsmanagement bearbeiten. Unterstützend oder zur Erhöhung der Expositionsmotivation können folgende kognitive Interventionen herangezogen werden:

- Die wahrgenommene Unsicherheit als Zwangssymptom identifizieren und sich davon distanzieren
- Sich vergegenwärtigen, dass ein selbstbestimmtes Leben unweigerlich mit Risiken verbunden ist
- Kosten und Nutzen der Maßnahmen, die zur Reduktion des Unsicherheitsgefühls eingesetzt werden, einander gegenüberstellen
- Sich bewusst machen, dass Zwangshandlungen nur eine vermeintliche, aber keine echte Sicherheit verschaffen (▶ Kap. 6.3.4)

Reduktion der Überschätzung von Gefahr

Auch die Überschätzung von Gefahren lässt sich am wirkungsvollsten durch korrigierende Erfahrungen im Rahmen von Expositionen modifizieren. Ergänzend können folgende kognitive Techniken genutzt werden:

- Katastrophisieren als Symptom der Zwangsstörung identifizieren
- Emotionale Beweisführung als solche enttarnen: Dass ein Gefühl wahrnehmbar ist, bedeutet nicht, dass eine reale Gefahr besteht (▶ Kap. 6.3.4)
- In seriösen Quellen Informationen zu allen Seiten der potenziellen Gefahr einholen (positive wie negative Fallberichte durchlesen)
- Immer auch die Gegenwahrscheinlichkeit eines Risikos betrachten (wenn die Wahrscheinlichkeit zu erkranken z. B. 1 % beträgt, beträgt die Wahrscheinlichkeit nicht zu erkranken 99 %)
- Befürchtungen zu Ende denken

Einige Befürchtungen eignen sich zudem gut zur experimentellen Überprüfung. Die Angst, dass der Partner durch eine Plastiktüte unter dem Kopfkissen ersticken könnte, weil man das Bett vor dem Schlafengehen nicht daraufhin kontrolliert hat, lässt sich leicht entkräften, indem man dort absichtlich eine Plastiktüte platziert. Mit großer Wahrscheinlichkeit wird der Partner sie aufgrund des Knisterns bereits vor dem Einschlafen identifizieren und verwundert aus dem Bett entfernen – oder aber er schläft eine Nacht lang darauf und erwacht am nächsten Morgen zwar ggf. etwas unausgeruht, aber so lebendig wie eh und je. In ähnlicher Form kann man Patienten instruieren, doch einmal die Haustüre für eine längere Zeit offen stehen zu lassen, während sie selbst zuhause sind, und mit forscherischer Neugierde zu beobachten, was passiert.

Ist ein ausreichendes mathematisches Grundverständnis gegeben, können zudem Rechenbeispiele anhand von Wahrscheinlichkeitsketten hilfreich sein, um diffuse Risiken greifbarer zu machen und sich so von unkonkreten Befürchtungen zu distanzieren. Dazu muss zunächst erarbeitet werden, wovor der Patient in letzter Konsequenz Angst hat – was oftmals weniger klar ist, als es auf den ersten Blick erscheinen mag. Tatsächlich fürchten Zwangserkrankte weniger das schreckliche Ereignis an sich als vielmehr die Vorstellung, selbst für dessen Eintreten verantwortlich sein zu können. Im Rahmen des Rechenbeispiels sollen nun alle einzelnen Schritte, die zu der gefürchteten Konsequenz führen würden, aufgelistet und mit vom Patienten geschätzten Wahrscheinlichkeiten versehen werden. Durch Multiplikation aller bedingter Einzelwahrscheinlichkeiten kann dann das Risiko für die finale Konsequenz berechnet werden.

Beispiel

Zwangsgedanke:
»Ich könnte mein eigenes Baby mit Herpes anstecken.«

Wahrscheinlichkeitsberechnung:
p(Herpesvirus in sich zu tragen) × p(akuter Herpesausbruch im ersten Lebensjahr des Kindes) × p(Viren gelangen trotz gängiger Hygienemaßnahmen auf Kind) × p(Kind steckt sich an) × p(Kind erleidet Hirnhautentzündung) × p(Kind verstirbt)
= 0,9 × 0,5 × 0,25 × 0,5 × 0,1 × 0,1
= 0,0005625

Trotz relativ hoch geschätzter Einzelwahrscheinlichkeiten ist das Gesamtrisiko also sehr gering – und in der Realität mutmaßlich noch geringer. Ziel dieser Übung ist dabei nicht die exakte Berechnung von Wahrscheinlichkeiten, sondern die Konkretisierung der vagen Ängste und die Visualisierung der zahlreichen Zwischenschritte, die notwendig sind, bis die gefürchtete Konsequenz tatsächlich eintritt.

Reduktion des überhöhten Verantwortungsgefühls

Zur Bearbeitung des überhöhten Verantwortungsgefühls, das viele Zwangserkrankte aufweisen, empfehlen u. a. Lakatos und Reinecker (2007) oder Moritz und Hauschild (2012), sämtliche Einflussfaktoren (Personen, äußere Umstände, Zufall) auf eine vom Patienten gefürchtete Konsequenz im gemeinsamen Dialog zu identifizieren, ihren prozentualen Beitrag zu schätzen und diesen in einem Kuchendiagramm zu visualisieren.

Beispiel

Herr M. benennt den Zwangsgedanken und dessen Bewertung: »Wenn ich die korrekte Verschlossenheit und Temperatur des Kühlschranks nicht kontrolliere, könnten die Lebensmittel darin schlecht werden und ich wäre verantwortlich dafür, wenn meine Frau dadurch krank werden würde.«
Einflussfaktoren darauf, dass Frau M. erkrankt, selbst wenn der Kühlschrank von Herrn M. nicht korrekt verschlossen oder versehentlich zu warm eingestellt worden sein sollte:

- Frau M.: 50 % (dafür, dass sie beim Essen nicht auf ihre Sinne vertraut und trotz des komischen Geschmacks weitergegessen hat)
- Lebensmittelhersteller: 20 % (dafür, dass das Produkt nicht so lange haltbar war wie auf der Verpackung angegeben, obwohl der Kühlschrank nur kurzzeitig zu warm geworden ist)
- Supermarktmitarbeiter: 10 % (dafür, dass das Produkt ggf. schon vorher nicht ordnungsgemäß gelagert wurde, wenn es so schnell verdirbt)
- Herr M.: 10 % (dafür, dass er den Kühlschrank nicht korrekt verschlossen/ eingestellt hat)
- Zufall: 10 %

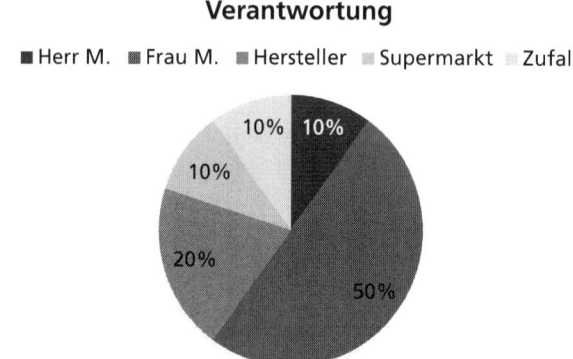

Abb. 6.9: Diagramm zu den Einflussfaktoren im obigen Beispiel.

Einige Behandelnde begehen hierbei den Fehler, dass sie magische Einflüsse auf dieselbe Ebene wie reale Einflüsse stellen. Sie lassen einen Zwangserkrankten beispielsweise anhand eines Kuchendiagramms einschätzen, wie stark der Einfluss verschiedener Faktoren auf die Möglichkeit ist, dass die Mutter des Patienten verstirbt, und differenzieren dabei nicht klar genug zwischen wahrhaft kausalen Einflüssen (körperliche Risikofaktoren der Mutter wie Übergewicht und genetische Vorbelastungen, die Regelmäßigkeit ihrer Arztbesuche, ein unfallverhütender Lebensstil etc.) und dem magischen Einfluss, den der Zwang dem Patienten zuschreibt (»Wenn ich schlechte Gedanken nicht neutralisiere, könnte meine Mutter versterben«). Der magische Einfluss ist faktisch nonexistent und sollte nicht mit einer Prozentzahl versehen werden, egal wie gering diese auch sein mag. Der primäre therapeutische Nutzen des Kuchendiagramms besteht zudem nicht darin, die Verantwortung des Patienten am Ende möglichst genau beziffern zu können, sondern in der Visualisierung der zahlreichen Einflüsse, die außerhalb der Kontrolle des Patienten liegen – inklusive des Zufalls. Auf Basis dessen kann mit dem Patienten durch geleitetes Entdecken erarbeitet werden, dass der Zwang einen Versuch darstellt, Unkontrollierbares kontrollierbar zu machen. Das überhöhte Verantwortungsgefühl stellt entsprechend den Preis dar, der für den Gewinn der vermeintlichen Kontrolle zu zahlen ist. Neben der kognitiven Reflexion dieser Aspekte können Patienten in Verhaltensexperimenten (auch außerhalb des eigentlichen Zwangskontextes) üben, Verantwortung an andere Menschen abzugeben. Zusätzlich sollten nach Möglichkeit Expositionen mit Reaktionsmanagement durchgeführt werden, um die Symptomatik am wirkungsvollsten zu reduzieren.

6.8.3 Assoziationsspaltung

Die Assoziationsspaltung ist eine weitere von Moritz und Jelinek (2009) entwickelte kognitive Behandlungstechnik, die sich an Patienten mit Zwangsgedanken richtet, welche zumindest eine teilweise Einsicht in die Übertriebenheit ihrer Gedanken haben. Der Ansatz zielt darauf ab, negative mentale Verknüpfungen zwischen Denkinhalten zu schwächen und gleichzeitig positive bzw. neutrale Assoziationen zu stärken. Denkinhalte können dabei Erinnerungen, Wörter oder auch Handlungsimpulse sein, die oftmals mit spezifischen Gefühlen verbunden sind. Zwei Denkinhalte sind umso stärker miteinander verknüpft, je häufiger sie gemeinsam oder im selben Zusammenhang verwendet werden. Entsprechend sind Assoziationen überwiegend gelernt und erfahrungsabhängig. Die Inhalte eines mentalen Netzwerkes pflanzen sich mit Hilfe von Assoziationsausbreitung fort, d. h., ein Denkinhalt aktiviert den nächsten, welcher den Impuls dann zum nächsten weiterträgt etc. (Jelinek et al. 2009). Ein beispielhaftes vereinfachtes assoziatives Netzwerk um die Farbe »rot« ist in ▶ Abb. 6.10 dargestellt.

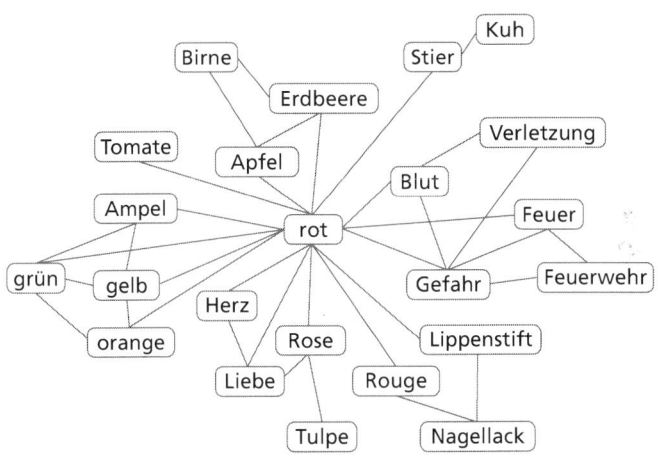

Abb. 6.10: Ausschnitt aus einem beispielhaften assoziativen Netzwerk einer Person aus der Allgemeinbevölkerung um die Farbe »rot«.

Menschen, die unter Zwängen leiden, weisen häufig idiosynkratrische, kontextunabhängige und sehr einseitig ausgeprägte gedankliche Verknüpfungen auf. Beispielsweise wird eine Person, die unter dem Zwangsgedanken leidet, sich in der Öffentlichkeit mit HIV infizieren zu können, beim Anblick eines bräunlichen Flecks eher an getrocknetes Blut als an Schokolade oder Kaffee denken – selbst wenn sich der Fleck auf einem Café-Tisch befindet, was die Assoziation mit den letztgenannten Denkinhalten bei den meisten Menschen zusätzlich erhöhen würde. Solche neutralen Assoziationen können bei Zwangserkrankten zwar bestehen, sind jedoch meist »verschüttet« bzw. die Verknüpfungsstärke ist abgeschwächt (Jelinek et al. 2009). Der Denkinhalt »brauner Fleck auf Café-Tisch« aktiviert beim genannten Zwangserkrankten stattdessen die Inhalte »Blut«, »HIV« sowie zwangsbezogene Befürchtungen und negative Bewertungen. Dadurch, dass das mentale Netzwerk von Zwangserkrankten kaum noch alternative Assoziationen umfasst, dreht sich das Denken im Kreis.

Die Methode der Assoziationsspaltung macht sich nun zunutze, dass das Knüpfen neuer Denkinhalte an eine bestehende oder die Stärkung vorhandener alter Assoziationen automatisch zu einer Schwächung anderer Assoziationen führt. Entsprechend zielt der Ansatz darauf ab, dass Zwangserkrankte lernen, neutrale und positive

Assoziationen zu stärken, wodurch zwangsbezogene Inhalte gleichzeitig geschwächt werden – wohlgemerkt ohne aktive Unterdrückungsversuche.

Eine von Jelinek et al. (2009) konzipierte Übung zur Assoziationsspaltung umfasst folgende Schritte, die entweder eigenständig oder gemeinsam mit dem Behandelnden erarbeitet werden können:

1. Aufschreiben aller Begriffe, die Teil des persönlichen Zwangssystems sind
2. Auswählen von mindestens zwei dieser Begriffe
3. Aufschreiben von mindestens drei Assoziationen, die sowohl neutral oder positiv sind als auch semantisch, phonetisch (z. B. Reime) oder persönlich (z. B. eine eigene schöne Erinnerung) Sinn ergeben
4. Einschleifen der Assoziationen, indem das Kernelement des Zwangsgedankens im Geiste vorgesprochen wird und gleich hinterher eines der ausgewählten assoziierten neutralen Wörter (anschließend dasselbe für alle weiteren neuen Assoziationen durchführen)

Da sich neue Assoziationen umso leichter bilden, je mehr Sinne miteinbezogen werden, können Patienten gerne kleine Zeichnungen anfertigen oder passende Bilder aus dem Internet heraussuchen sowie eventuell Klänge, Geschmäcke oder Gerüche imaginieren. Die Übung sollte am besten mehrfach täglich für ca. 10 min wiederholt werden.

Beispiel

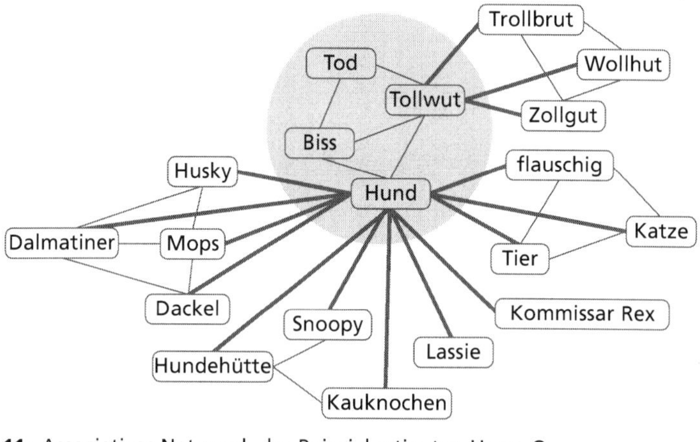

Abb. 6.11: Assoziatives Netzwerk des Beispielpatienten Herrn O.

Herr O. leidet unter dem Zwangsgedanken, er könnte sich durch einen Hundebiss mit tödlich verlaufender Tollwut infizieren, und nennt als Kernelemente seines Zwangssystems die Begriffe »Hund«, »Biss«, »Tollwut« und »Tod« (▶ Abb. 6.11; grauer Kreis). Für die Assoziationsspaltung hat er die Begriffe »Hund« und »Tollwut« ausgewählt, zu denen er verschiedene neue positive bzw. neutrale Assoziationen aufgeschrieben hat (fette graue Verbindungen).

Wichtig ist dabei, dass diese Methode außerhalb einer akuten Zwangssituation angewandt wird und Zwangserkrankte die neuen Assoziationen nicht nutzen, um Zwangsgedanken zu neutralisieren (▶ Kap. 6.6). Denn das bewusste Einsetzen der neuen Assoziationen zur Beruhigung entspräche einer Zwangshandlung, was das Auftreten von Zwangsgedanken wiederum verstärken würde.

6.8.4 Achtsamkeitstechniken

»Die beste Weise, sich um die Zukunft zu kümmern, besteht darin, sich sorgsam der Gegenwart zuzuwenden.« – Thich Nhat Hanh

Achtsamkeitstechniken stellen eine wertvolle Ergänzung in der Behandlung der Zwangsstörung dar (Külz et al. 2019). Nach Jon Kabat-Zinn (1990) ist Achtsamkeit eine Form der Aufmerksamkeit, die

- absichtsvoll ist,
- sich auf den gegenwärtigen Moment bezieht
- und nicht wertend ist.

Achtsamkeit zu praktizieren bedeutet also bewusst wahrzunehmen, ohne das Wahrgenommene verändern zu wollen. Achtsamkeitsübungen können Zwangserkrankte schulen, ihre Wahrnehmung mehr auf das Hier und Jetzt zu richten, negative Bewertungen von Zwangsgedanken zu reduzieren (▶ Kap. 2.4) und sich besser von aversiven emotionalen Zuständen zu distanzieren. Das absichtsvolle Wahrnehmen und Handeln entspricht zudem dem Prinzip der Subjektkonstituierung. Zwangshandlungen laufen zumeist hochautomatisiert ab. Hier kann Achtsamkeit helfen, den dysfunktionalen Kreislauf (im Verhalten sowie auf der Ebene der fronto-striatalen Schleifen) zu durchbrechen. Um Achtsamkeit zu üben, können sowohl formelle (Sitz- und Gehmeditationen) als auch informelle Praktiken (Alltagsroutineaufgaben, z. B. Spülen, Zähneputzen) herangezogen werden.

Erste randomisierte kontrollierte Studien weisen darauf hin, dass achtsamkeitsbasierte Techniken bei Patienten mit unzureichender Therapie-Response auf KVT zu einer signifikanten Reduktion der Zwangssymptomatik führen können (Voderholzer et al. 2022a). Der Erfahrung nach können insbesondere Patienten mit starken Zwangsgedanken und einer ausgeprägten Erlebensvermeidung vom achtsamen Beobachten des eigenen Gedankenflusses profitieren. Ziel der Achtsamkeitspraxis ist es, alle Gedanken und Empfindungen, auch die mit dem Zwang assoziierten, anzunehmen, wie sie sind, ohne sie als negativ zu bewerten, Widerstand gegen sie zu leisten oder sie durch Zwangshandlungen verändern zu wollen. Hierzu kann die nachfolgend abgedruckte Übung verwendet werden (▶ Handout 8). Es empfiehlt sich, dass der Behandelnde den Text nach einer kurzen Einführung in das Thema Achtsamkeit mit langsamer, ruhiger Stimme und vielen Pausen vorliest. Parallel zur Durchführung kann der Patient via Handy einen Audiomitschnitt machen, sodass er die Übung jederzeit im häuslichen Setting wiederholen kann.

Gedanken achtsam beobachten

Nehmen Sie eine bequeme Sitzposition ein und stellen die Füße auf den Boden, sodass Sie eine feste Verbindung mit dem Untergrund spüren. Richten Sie Ihren Rücken gerade auf und lassen die Schultern leicht fallen. Lenken Sie Ihre Aufmerksamkeit auf die Stellen, mit denen Ihr Körper den Stuhl berührt, auf dem Sie sitzen: Die Schulterblätter, den Rücken, das Gesäß, die Oberschenkel. Und die Fußsohlen, die Sie mit dem Boden verankern. Schließen Sie nun Ihre Augen oder fixieren einen Punkt am Boden vor Ihnen – je nachdem, was Ihnen lieber ist. Richten Sie Ihre Aufmerksamkeit auf Ihre Atmung. Spüren Sie, wie die Luft durch Ihre Nasenlöcher und den Hals bis hin zu Ihren Lungen fließt. Wie sich Ihre Brust langsam hebt – und wieder senkt. Wie sich Ihr Bauch wölbt – und wieder senkt. Mit dem Ausatmen strömt die Luft langsam durch Ihre leicht geöffneten Lippen. Ein – und wieder aus. Ein – und aus. Richten Sie Ihre Aufmerksamkeit nun auf Ihre Gedanken. Beobachten Sie jeden Gedanken mit der Neugier eines Naturfilmers, der zuvor noch nie einen solchen Gedanken vor die Kameralinse bekommen hat. Lassen Sie Ihre Gedanken fließen, ohne an ihnen festzuhalten und ohne sie zu bewerten. Erlauben Sie ihnen genauso zu sein, wie sie sind – ohne den Versuch, sie kontrollieren zu wollen. Beobachten Sie das Kommen und Gehen Ihrer Gedanken wie am Himmel vorbeiziehende Wolken – oder wie Laubblätter, die langsam einen Bachlauf hinabtreiben. Wenn da etwas ist, das Ihre Gedanken beobachten kann, dann kann dieses Wesen – Ihr Ich – nicht mit Ihren Gedanken identisch sein. Gedanken sind Ereignisse in Ihrem Kopf. Das Ich kann Gedanken wahrnehmen, doch es kann einen automatischen Gedanken niemals wirkungsvoll unterdrücken. Welche Gedanken nimmt Ihr Ich gerade wahr? Lassen Sie diese Gedanken einfach sein, ohne über sie zu urteilen. Und wenn Sie doch bemerken, dass Sie einen Gedanken negativ bewertet haben, lassen Sie auch das entstehende Gefühl einfach da sein, ohne es verändern zu wollen. Und kommen achtsam zurück in die Beobachterperspektive. Betrachten Sie Ihre Gedanken aus der Distanz – wie vorbeiziehende Wolken am Himmel. Ohne zu bewerten – wie durch ein Kameraobjektiv.
(längere Pause)
Achten Sie nun noch einmal auf Ihre Atmung. Spüre Sie, wie der Atem ein- und wieder ausströmt. Ein – und aus. Richten Sie Ihre Aufmerksamkeit nun auf die Stellen, mit denen Ihr Körper den Stuhl berührt, auf dem Sie sitzen: Die Schulterblätter, den Rücken, das Gesäß, die Oberschenkel. Nehmen Sie nun wahr, wie Ihre Fußsohlen fest auf dem Boden stehen. Und wenn Sie möchten, öffnen Sie langsam die Augen. Strecken Sie sich – und kommen mit Ihrer Aufmerksamkeit zurück in den Raum, in dem Sie sitzen. Was hat Ihnen diese Übung gezeigt?

Bei der Vermittlung der Achtsamkeitspraxis sollte von Beginn an betont werden, dass – abgesehen von einigen Zen-Mönchen mit jahrzehntelanger Erfahrung – niemand über mehrere Minuten hinweg seine Aufmerksamkeit vollkommen achtsam und wertfrei auf das Hier und Jetzt richten kann, ohne gelegentlich abzuschweifen. Das Praktizieren von Achtsamkeitsübungen besteht also tatsächlich in großen Teilen darin, achtsam wahrzunehmen, dass man gerade gedanklich abgedriftet ist, und die Aufmerksamkeit absichtsvoll, aber ohne Druck zurück auf das Hier und Jetzt zu lenken.

Wenngleich Achtsamkeitspraktiken für viele Zwangserkrankte eine geeignete Ergänzung zur Expositionstherapie darstellen, gilt es zu beachten, dass der fehlgeleitete Anspruch, jedwede Handlung möglichst »achtsam« auszuführen, auch selbst zum Zwang werden kann. Diese Verkennung des Achtsamkeitsprinzips ist durch eine selektive Aufmerksamkeitsfokussierung gekennzeichnet und geht zumeist mit Unvollständigkeitserleben in Form von Nicht-genau-richtig-Erleben einher (z. B. »Wenn ich meinen Rucksack nicht vollkommen bewusst und achtsam einräume, fühlt es sich einfach nicht richtig an«). Sie stellt somit eine Form der primären zwanghaften Langsamkeit dar (▶ Kap. 6.7.4: Ordnungs- und Symmetriezwänge). Auch manche Betroffene von Kontroll- oder Waschzwängen neigen dazu, ihre Handlungen extrem zu fragmentieren und jeden einzelnen Schritt möglichst bewusst auszuführen. Patienten mit derartigen Zwangscharakteristika können anhand von Achtsamkeitsübungen lernen, ihre Aufmerksamkeit aktiv umzulenken – weg von Gefühl und Bewertung (»Das Schnappen des Türschlosses beim Abschließen hat sich noch nicht richtig angefühlt«) hin zu subjektkonstituierenden Kognitionen und Affirmationen (»Ich lasse mich vom Zwang nicht weiter drangsalieren! Die Tür ist zu«). In Vorbereitung auf die Exposition können *Übungen zum Ich-Erleben und zur Verhaltenssteuerung* helfen, sich wieder als selbstbestimmtes Subjekt zu »etablieren« (Hoffmann und Hofmann 2011). Die Patienten üben dabei, ihren Körper ganz bewusst als »zu ihnen gehörend« und »unter ihrer Kontrolle stehend« wahrzunehmen. Derartige Übungen fördern den Aufbau von Kontrollerleben und dem Empfinden, das eigene Verhalten selbst zu steuern. Nachfolgend ist eine beispielhafte Instruktion dazu abgedruckt, die sich auch für den Gruppenkontext eignet (▶ Handout 9).

Spür- und Steuerungsübung

Suchen Sie sich eine Position im Raum und stellen sich dort mit hüftbreit geöffneten Beinen hin. Richten Sie Ihren Oberkörper auf, ziehen die Schultern etwas nach hinten unten, heben leicht das Kinn und blicken nach vorn. Wippen Sie ein wenig auf den Fußballen hin und her, bevor Sie Ihre Knie durchdrücken, einen festen Stand finden und Ihre Füße mit dem Boden verankern. Bauen Sie mit der körperlichen auch eine geistige Spannkraft auf. Ihr Körper ist fest, Ihr Kopf ist klar. Richten Sie nun Ihre Aufmerksamkeit darauf, wie sich Ihre rechte Hand anfühlt. Nehmen Sie sie intensiv als Teil Ihres Körpers wahr. Sie ist über Ihren Arm mit Ihrem Rumpf verbunden. Beugen Sie nun Ihren Arm und heben die rechte Hand auf Brusthöhe an, sodass Sie sie gut sehen können. Jetzt steuern Sie Ihre Hand bewusst an und lassen sie die Bewegungen ausführen, die Sie möchten: Ballen Sie sie zur Faust, fächern Sie alle Finger auf oder führen Zeigefinger und Daumen zusammen. Sie selbst bestimmen, was Ihre Hand tun soll. Probieren Sie die verschiedensten Dinge aus. Wie fühlt es sich an, Ihrer Hand zu befehlen, sich zu drehen? Wie fühlt es sich an, jeden einzelnen Finger anzusteuern? Wählen Sie nun einen unbelebten Gegenstand im Raum aus, auf den Sie zugehen möchten. Treffen Sie die Entscheidung spontan und gehen ohne Zaudern auf den Gegenstand zu. Befehlen Sie Ihrer rechten Hand, den Gegenstand anzufassen. Nehmen Sie genau wahr, wo die Grenze zwischen Ihrer Hand und dem Gegenstand verläuft. Fassen Sie nun den Plan zu einer kurzen Handlung mit dem Gegenstand, die Ihnen beliebt. Sie können z. B. auf den Gegenstand klopfen oder seine Position verändern. Wenn Sie bereit sind, geben Sie Ihrer Hand ein deutliches Signal zum Beginn und führen die Handlung aus. Ihre Hand gehorcht Ihrem Befehl, die Handlung unterliegt Ihrer Steuerung. Nehmen Sie das Ergebnis Ihrer Handlung ganz bewusst wahr und wenden Sie sich dann wieder von dem Gegenstand ab.

Versuchen Sie den Aufbau der inneren Spannkraft und des Steuerungsempfindens auch im Alltag zu üben, indem Sie zunächst unkomplizierte Handlungen auf die oben beschriebene Weise innerlich begleiten. Später können Sie im Rahmen von Expositionen mit Reaktionsmanagement auch bis dato zwangsassoziierte Handlungen bewusst und selbstgesteuert gemäß Ihrem neu definierten Normalstandard ausführen.

6.9 Rückfallprophylaxe und Nachsorge

Um Rückfällen wirkungsvoll vorzubeugen, sollte vor Abschluss der Behandlung eine Rezidivprophylaxe erfolgen. Eine wesentliche Empfehlung besteht darin, die Behandlung erst dann abzuschließen, wenn eine Remission (Y-BOCS < 12) erreicht ist, da verschiedene Studien gezeigt haben, dass ein fehlender Remissionsstatus mit mehr Rückfällen assoziiert ist (Braga et al. 2005; Eisen et al. 2013; Elsner et al. 2020). Darüber hinaus sollten Patienten unbedingt über das mögliche Auftreten von Rückfällen in Stress-, Erschöpfungs- oder Depressionsphasen aufgeklärt werden. Tatsächlich ist es ganz normal, dass das Gehirn unter anhaltender Belastung in altbekannte Muster, die eine kurzfristige Erleichterung versprechen (langfristig jedoch problematisch sind), zurückfallen kann. Die neu gelernten Strategien sind weiterhin im Gedächtnis gespeichert, unter Stress jedoch weniger zugänglich, da sie sich noch verfestigen müssen. Durch die Vorwegnahme und Normalisierung von Rückfällen lernen Patienten, sich nicht entmutigen zu lassen und die Erfolgsorientierung aufrechtzuerhalten. Dies ist insofern wichtig, als eine innere Haltung der Furcht vor Misserfolgen den Zwang aktivieren und wie eine selbsterfüllende Prophezeiung wirken kann. Ein gutes Rückfallmanagement besteht also nicht darin, den Patienten darauf zu trimmen, bloß keinerlei Rückfälle aufkommen zu lassen; stattdessen geht es um die Antizipation konkreter Rückfallsituationen und ihrer Bewältigung. Patienten sollten instruiert werden, das erneute Auftreten von Symptomen wachsam wahrzunehmen und zeitnah auf die Techniken zurückzugreifen, die sich in der Behandlung als effektiv herausgestellt haben. Daher sollten die im Rahmen der Therapie erlernten Strategien zum Ende der Behandlung hin rekapituliert und (stichwortartig oder bildlich) so zusammengefasst werden, dass der Patient sie in schwierigen Situationen sowohl physisch als auch mental schnell griffbereit hat. Auch soziale Ressourcen wie Partner und enge Freunde können miteinbezogen werden, z. B. indem der Patient sie bittet, ihn freundlich, aber bestimmt darauf hinzuweisen, falls sie zukünftig ein erneutes Auftreten seiner Zwangssymptomatik wahrnehmen sollten.

Sofern eine Medikation beendet werden soll, wird empfohlen, diese nach sorgfältiger Erklärung möglicher Konsequenzen, wie Absetzsymptomatik und Rückfallrisiko, graduell zu reduzieren (Fineberg et al. 2020). Das Ausschleichen eines SSRI sollte möglichst über mehrere Monate erfolgen, um so das Risiko für Absetzsymptome sowie Rückfälle zu reduzieren (Horowitz und Taylor 2019; Voderholzer et al. 2022a).

Weitere konkrete Maßnahmen zur Rückfallprophylaxe umfassen Boostersitzungen zur Verstärkung und Wiederauffrischung von Therapieinhalten, Selbsthilfegruppen sowie den Übergang in eine ambulante Psychotherapie im Anschluss an eine stationäre Behandlung. Derzeit wird oft so vorgegangen, dass Boostersitzungen angeboten werden, falls erneut eine klinisch relevante Symptomatik sowie Beeinträchtigungen im Alltag vorliegen und die letzte KVT weniger als ein Jahr zurückliegt (Voderholzer et al. 2022a).

Die Teilnahme an Selbsthilfegruppen sollten mit dem Ziel der gegenseitigen Stützung und der Stabilisierung der Therapieergebnisse angeregt werden. Zwar fehlen hierzu bislang empirische Befunde, jedoch besteht ein hoher klinischer Konsens über ihren Nutzen (Voderholzer et al. 2022a). Der regelmäßige Austausch in der Gruppe schafft ein Gefühl von Verbundenheit (»wir gegen den Zwang«), regt zur Reflexion der eigenen Gedanken, Gefühle und Verhaltensweisen an und erhöht die Motivation, in der Bewältigung des Zwangs am Ball zu bleiben. Darüber hinaus werden soziale Fähigkeiten gestärkt und den Teilnehmenden die Möglichkeit geboten, sich im Gespräch als kompetentes Gegenüber wahrzunehmen. Auch zu Beginn einer Einzel- oder Gruppentherapie können positive Erfahrungsberichte ehemals Erkrankter helfen, die Motivation zur Exposition mit Reaktionsmanagement zu erhöhen. Der Austausch mit anderen Erkrankten sollte daher vom Behandelnden empfohlen werden. Informationen bezüglich des Angebots von Selbsthilfegruppen im deutschsprachigen Raum können bei der Deutschen Gesellschaft Zwangserkrankungen e. V. (DGZ; zwaenge.de) telefonisch oder per E-Mail angefordert werden. Eine weitere empfehlenswerte Online-Ressource stellt OCD Land dar (ocd land.com). Die Internetseite umfasst fundierte Informationen zur Zwangsstörung, bewältigungsorientierte Betroffenenberichte sowie Expertenbeiträge im Blog-, Podcast- und Videoformat. Zudem bietet OCD Land den Zugang zu einer Selbsthilfe-App und einer Online-Community von akut sowie ehemals Betroffenen.

Kontaktdaten der DGZ

Telefon: 040 689 13 700 (montags bis freitags von 10:00 bis 12:00 Uhr)
Fax: 040 689 13 702
E-Mail: zwang@t-online.de

6.9.1 Abschiedsbrief an den Zwang

Viele Patienten profitieren davon, im Verlauf der Therapie einen Abschiedsbrief an ihren Zwang zu formulieren. Die persönliche Anrede des Zwangs trägt einerseits zur Distanzierung bei, andererseits kann der Schreibprozess dabei helfen, die potenziellen Funktionalitäten des Zwangs zu reflektieren (▶ Kap. 2.5). Im Sinne einer Rückfallprophylaxe eignet sich der fertige Brief zudem als motivationaler Anker, den der Patient bei Bedarf auch nach Abschluss der Therapie zur Hand nehmen kann. Hinsichtlich der konkreten Gestaltung des Briefes sind der Kreativität keine Grenzen gesetzt. Oft wundern sich Patienten selbst darüber, wie viel Wut oder auch Milde sie im Angesicht des Abschieds vom Zwang empfinden. Einige Ideen für den Brief sind nachfolgend gelistet:

- den Zwang in Altersrente entlassen
- den Zwang auf eine Karibikinsel auswandern lassen
- den Zwang in einer Rakete ins All schießen
- den Zwang in ein Hochsicherheitsgefängnis schicken
- ein Symbol für die ausgeführten Zwangshandlungen mit in den Umschlag legen (z. B. einen Gummihandschuh)

7 Mögliche Schwierigkeiten und Fehler in der Behandlung

In Abhängigkeit von spezifischen Patienten- und Therapeutenmerkmalen bzw. deren Interaktion kann es zu Schwierigkeiten und Fehlern in der Behandlung kommen, die zu einer ausbleibenden Symptomverbesserung oder zum Therapieabbruch beitragen können. Vermittelt werden diese Effekte maßgeblich durch die Patientenadhärenz, welche einen relativ konsistenten, evidenzbasierten Prädiktor des Therapieerfolgs darstellt (Voderholzer et al. 2022a). Die Patientenadhärenz beschreibt, inwieweit der Patient die in den Sitzungen erarbeiteten Strategien, Übungen und Expositionen umsetzt. Nachfolgend werden verschiedene Faktoren, die die Patientenadhärenz und darüber auch den Therapieerfolg negativ beeinflussen können, sowie Hinweise zur Vermeidung von Behandlungsfehlern vorgestellt.

7.1 Fehlende Einsicht und überwertige Ideen

Bei etwa 4–6 % aller Zwangsstörungen liegt eine fehlende Einsicht in die Irrationalität der Zwänge vor (Eisen und Rasmussen 1993; DSM-5). Dies betrifft vornehmlich männliche Patienten und ist mit einem chronischen, sich verschlechternden Krankheitsverlauf sowie ungünstigen Therapieergebnissen assoziiert (Eisen und Rasmussen 1993). Um Patienten mit reduzierter Einsicht bzw. überwertigen Ideen adäquat zu behandeln, sollte der Therapeut keinesfalls versuchen, die Überzeugungen des Patienten argumentativ zu widerlegen. Denn überwertige Ideen sind gerade dadurch gekennzeichnet, dass sich aus ihnen keine kurzfristigen Vorhersagen ableiten lassen, die durch die Realität widerlegt werden könnten (z. B. »Wenn ich nach einem gotteslästerlichen Zwangsgedanken kein Neutralisierungsritual vornehme, komme ich in die Hölle«). Entsprechend schlägt auch das rigide Festhalten an den verhaltenstherapeutischen Prinzipien der Habituation und der korrigierenden Erfahrung fehl. Stattdessen empfehlen Hoffmann und Hofmann (2018) Strategien, die Flexibilität im Denken und Handeln, Werteorientierung sowie das Agieren auf der »Lebensbühne« (▶ Kap. 2.5) fördern. Darüber sollen sich die überwertigen Ideen allmählich abschwächen und auflösen.

7.2 Der Zwang kann identitätsstiftend sein

Eine fehlende Patientenadhärenz kann weiterhin daraus resultieren, dass der Behandelnde nicht hinreichend berücksichtigt, dass der Zwang einen wesentlichen Teil der Identität eines Betroffenen ausmachen kann. Gerade bei jahrzehntelang Erkrankten wird der Zwang oftmals zum wesentlichen Lebensinhalt, der viele Stunden des Tages in Anspruch nimmt. Auch wenn die Betroffenen massiv unter ihrem Zwang leiden, können sie sich ein Leben ohne ihn kaum noch vorstellen. Wenn die meisten Sozialkontakte über die Jahre hinweg eingebrochen sind, Hobbys und Interessen nicht mehr verfolgt werden konnten, stellt die Beantwortung der Frage »Wer bin ich eigentlich ohne meinen Zwang?« eine nicht zu vernachlässigende Herausforderung dar. Motivationale Klärung, Aktivitätsaufbau und Wertearbeit sind daher unerlässlich, bevor übereilt mit Expositionen begonnen wird. Darüber hinaus ist zu berücksichtigen, dass Zwangserkrankte – bei allem, was ihnen der Zwang genommen hat – immens viel in den Aufbau des Zwangssystems investiert haben. Die Vorstellung, dieses System (womöglich noch auf Drängen des Therapeuten hin) einreißen zu müssen, stellt nicht nur eine Bedrohung für ihr Kontrollempfinden, sondern auch für ihren Selbstwert dar. Insbesondere, wenn vormals eine reduzierte bzw. fehlende Einsicht in die Unsinnigkeit der Zwänge bestand (▶ Kap. 7.1), müsste der Patient sich eingestehen, dass er Jahre seines Lebens an den Zwang verloren hat. Es ist ein weit verbreitetes allgemeinpsychologisches Phänomen, dass Menschen an einer Entscheidung bzw. einem Verhalten festhalten, in das sie bereits viel Zeit, Mühe und Geld investiert haben, obwohl sich herausstellt, dass die Kosten den Nutzen überwiegen (Versunkene-Kosten-Falle; engl. sunk cost fallacy). Die gemeinsame Reflexion darüber, ob sich der Patient in diesem Phänomen wiederfindet, sollte bei ausbleibender Therapie-Response unbedingt Berücksichtigung finden. Auch die oftmals aufkommende Trauer um die an den Zwang verlorenen Jahre muss vom Behandelnden empathisch aufgefangen werden.

7.3 Alltägliche Situationen für Expositionen wählen

Expositionen sollten sich stets am angestrebten Normalverhalten und der realen Lebenssituationen des Patienten orientieren (▶ Kap. 6.6). Reine Mutproben, wie das Ablecken von Schuhsohlen oder der buchstäbliche Griff ins Klo, sind wenig erfolgversprechend, da sie die Therapiemotivation und Patientenadhärenz drastisch reduzieren, die Grenzen des Patienten missachten und selbst dann, wenn sie tatsächlich umgesetzt werden, schlecht generalisieren.

7.4 Patienten nicht überfordern

Wie bereits an anderer Stelle betont, sollte die Therapie den Patienten zwar fordern, jedoch nicht überfordern. Zu forsches Drängen des Behandelnden kann einerseits zu Widerstand und einer reduzierten Adhärenz, andererseits aber auch zu Erschöpfung oder einer therapiebedingten Depression beitragen (Hoffmann und Hofmann 2018). Diese Gefahr besteht insbesondere bei Patienten, die sich vor dem Hintergrund dysfunktionaler Glaubenssätze wie »Nur wenn ich Leistung erbringe, bin ich liebenswert« in der Therapie hochmotiviert präsentieren, um die Anerkennung des Behandelnden zu gewinnen. Hier sollte neben der expositionsbasierten Behandlung auch eine Bearbeitung des Perfektionismus (▶ Kap. 6.8.2: Bearbeitung von Perfektionismus) sowie ggf. der Funktionalität des Zwangs hinsichtlich überhöhter Leistungsansprüche (▶ Kap. 2.5) erfolgen.

7.5 Experimentierhaltung statt verhaltenstherapeutischer Alles-oder-nichts-Haltung

Die Haltung des Behandelnden sollte ebenso wenig rigide sein wie das angestrebte Zielverhalten des Patienten. Hoffmann und Hofmann (2018, S. 219) betonen, dass »durch eine therapeutisch verordnete Alles-oder-nichts-Haltung (›Aushalten ist gut, Vermeiden ist schlecht‹) […] auch jede innere Experimentierhaltung beim Patienten verhindert« wird. Gerade diese ermögliche ihm jedoch erst, seinen »Probierraum« nachhaltig auszuweiten.

8 Umsetzung des Behandlungsplans im Gruppensetting

Der dargestellte modulare Behandlungsplan lässt sich sowohl im Einzel- als auch im Gruppensetting anwenden. Am Universitätsklinikum Bonn wurden in Zusammenarbeit mit Dr. Andrea Vogeley und Dr. Leonhard Lennertz langjährige positive Erfahrungen mit ambulanten expositionsbasierten Gruppentherapien bei Zwangsstörungen gesammelt, deren Struktur nachfolgend kurz dargestellt wird. Die Gruppen sind geschlossen, um eine vetrauensvolle Basis zu schaffen und den aufeinander aufbauenden Inhalten gerecht zu werden. Nach Möglichkeit sollten die Sitzungen zweimal wöchentlich stattfinden; oftmals erlaubt der organisatorische Rahmen jedoch nur eine Sitzung pro Woche. In jedem Fall ist eine Sitzungsdauer von 120 min, ggf. inklusive kurzer Pause, zu empfehlen, um ausreichend viel Zeit für therapeutenbegleitete Expositionen zur Verfügung zu haben. Die Gruppengröße stellt einen Kompromiss aus den beiden Ansprüchen dar, jedem individuellen Patienten gerecht werden zu können und den hohen Bedarf an Therapieplätzen zu decken. Entsprechend umfasst eine Gruppe etwa acht bis zehn Teilnehmende und möglichst zwei Behandelnde. Die Anzahl der Sitzungen sollte so bemessen sein, dass die Betroffenen zu Beginn erst einmal eine sichere Basis finden und in der Gruppe »ankommen« dürfen, gleichzeitig aber kein großer Raum zur Vermeidung der Expositionen offensteht (z. B. insgesamt 25 Sitzungen).

Vor Beginn der Gruppentherapie wird mit jedem Interessenten ein individuelles Erstgespräch geführt, in dessen Rahmen Indikationen (Vorliegen einer Zwangsstörung, hinreichende Motivation zur Exposition) und Kontraindikationen (akute Psychose oder Manie, fehlende Absprachefähigkeit bzgl. Suizidalität und selbstverletzendem Verhalten, zu niedriges Gewicht bei komorbider Anorexie, Substanzabhängigkeit) geprüft, wesentliche Symptome und Hintergründe des Zwangs erfragt sowie der Ablauf der Gruppentherapie erläutert werden. Der Gruppenverlauf setzt sich aus zwei Therapiephasen zusammen: In der ersten Phase (Sitzung 1 bis 5) stehen der Aufbau einer vertrauensvollen Basis sowie die Vermittlung psychoedukativer Inhalte im Fokus; in der zweiten Phase (Sitzung 6 bis 25) werden die Zwänge anhand von Expositionen mit Reaktionsmanagement und ergänzenden kognitiven Interventionen gezielt bearbeitet. Alle Termine werden durch ein kurzes »Blitzlicht« der Teilnehmenden eröffnet und beendet (Wie geht es mir zu Beginn bzw. zum Ende der Sitzung? Was bringe ich mit in die Sitzung bzw. was nehme ich aus ihr mit?). In der zweiten Therapiephase wird das Anfangsblitzlicht um eine Sammlung der Anliegen (z. B. Expositionsplanung oder Bitte um Rückmeldungen aus der Gruppe zu einem zwangsassoziierten Thema) für die aktuelle Sitzung ergänzt. Die Blitzlicher zu Beginn und am Ende einer jeden Sitzung rahmen die Arbeitsphase ein, welche die Vermittlung psychoedukativer Inhalte (vorrangig in der ersten Therapiephase), die Adressierung spezifischer Anliegen, die Planung und Durchführung von Expositionen (in der zweiten Therapiephase) sowie die Anleitung zu und Besprechung von Hausaufgaben umfasst. Die einzelnen Punkte auf der Tagesordnung werden strukturiert nacheinander abgearbeitet. Es wird eine offene und unterstützende Gesprächsatmosphäre angestrebt, in der die Teilnehmenden sich aktiv und eigenständig austauschen. Auch wenn Therapeuten häufig fachlich »richtigere« Antworten geben können, sollten wichtige Fragen von Teilnehmenden zunächst in die Gruppe gegeben werden. Die Therapeuten können die Äußerungen dann ergänzen.

Nachfolgend ist der Verlauf der einzelnen Sitzungen übersichtsartig dargestellt:

1. Sitzung:

- Begrüßung durch die Behandelnden
- Organisatorisches: Termine, Ablauf, Gruppenregeln, kognitiv-verhaltenstherapeutische Ausrichtung der Gruppe
- Vorstellungsrunde (sowohl des Zwangs als auch des eigentlichen Ichs mit seinen Hobbys und Interessen)
- Psychoedukation: Definition von Zwangsgedanken und -handlungen
- Sammeln von Beispielen aus der Gruppe
- Anleitung zur Hausaufgabe: Selbstbeobachtung der eigenen Zwangsgedanken und -handlungen
- Blitzlicht

2. Sitzung:

- Blitzlicht
- Besprechung der Hausaufgabe
- Psychoedukation: Ätiologische Faktoren (Genetik, Neurobiologie, Erziehung, kritische Lebensereignisse) und mögliche Funktionalitäten der Zwangsstörung
- Austausch zu eigenen Erfahrungen hinsichtlich der Ursachen
- Anleitung zur Hausaufgabe: Reflexion des Zwei-Bühnen-Modells anhand der Liste möglicher Funktionalitäten des Zwangs
- Blitzlicht

3. Sitzung:

- Blitzlicht
- Besprechung der Hausaufgabe
- Psychoedukation: Kognitiv-behaviorales Modell und aufrechterhaltende Mechanismen; typische Denkverzerrungen bei Zwangsstörungen; Motivdimensionen
- Gemeinsame Einordnung beispielhafter Zwänge der Teilnehmenden in das Modell

- Anleitung zur Hausaufgabe: Eigenes Modell erstellen
- Blitzlicht

4. Sitzung:

- Blitzlicht
- Besprechung der Hausaufgabe
- Distale und proximale Ziele: Gemeinsam überlegen, wo die Teilnehmenden langfristig hinwollen und wie ein »normales« bzw. »gesundes« Zielverhalten hinsichtlich verschiedener Zwangsbereiche aussehen könnte
- Psychoedukation: Herleitung des Expositionsrationals
- Anleitung zur Hausaufgabe: Eigene Ziele schriftlich festhalten
- Blitzlicht

5. Sitzung:

- Blitzlicht
- Besprechung der Hausaufgabe
- Erstellung beispielhafter Zwangshierarchien zu je einer Symptomdimension von zwei bis drei Teilnehmenden
- Gemeinsame Planung einer Exposition, die beim nächsten Termin im Rahmen der Gruppensitzung durchgeführt werden soll (mit einem oder mehreren Patienten bei ähnlichem Zwangsthema)
- Anleitung zur Hausaufgabe: Eigene Zwangshierarchie erstellen bzw. fertigstellen
- Blitzlicht

6. Sitzung:

- Blitzlicht
- Besprechung der Hausaufgabe
- Exposition in der Gruppe inklusive Vor- und Nachbesprechung
- Planung weiterer Expositionen: Bei bereits expositionserfahrenen Patienten für das häusliche Umfeld, bei unerfahrenen für die nächste Gruppensitzung
- Blitzlicht

7. bis 24. Sitzung:

- Blitzlicht
- Planung, Durchführung und Besprechung von Expositionen
- Je nach individueller Zusammensetzung und Bedürfnissen der Gruppe Ergänzung durch kognitive Techniken und Achtsamkeitsübungen
- Blitzlicht

25. Sitzung:

- Blitzlicht
- Rückfallprophylaxe: Zusammenfassung der wesentlichen Therapieinhalte durch die Teilnehmenden, Antizipation von Rückfällen unter Stress, Notfallplan, ggf. Angliederung an Selbsthilfegruppe
- »Warme Dusche« für jeden Teilnehmenden durch die anderen (Inwiefern hat die Person die Gruppe bereichert? Was wünsche ich der Person?)
- Blitzlicht

9 Statt eines Schlusswortes …

… möchte ich an dieser Stelle ehemalige Teilnehmende der ambulaten Gruppentherapien am Universitätsklinikum Bonn zu Wort kommen lassen, die zusammengefasst haben, was ihnen in der Therapie besonders geholfen hat:

- Expos, Expos, Expos!
- Durch die Angst/Anspannung durchgehen
- Detailliertes, konkretes Planen von Übungen
- Distanzieren (Zwangsmännchen/Kobold vs. gesundes Ich; von außen auf die Situation schauen)
- Gedanken ≠ Verhalten
- Selbstinstruktionen und Skripte
- Das Wissen, dass auch andere Zwänge haben (auch extreme Zwangsgedanken)
- Den Zwang verstehen
- Keine Rückversicherungen!
- Den Zwang lächerlich machen (alberne Stimme, singen …)
- Befürchtungen prüfen
- Kognitive Neubewertung
- Kosten-Nutzen-Rechnung
- Sich fragen, was Freunde tun würden
- Nicht googlen
- Psychopath vs. Zwangserkrankter (frontale Über-/Unteraktivierung)
- Wahrscheinlichkeiten ausrechnen
- Verantwortungskuchen
- Abwarten, was passiert
- Neue Erfahrungen sammeln
- Auf sich selbst vertrauen
- Fokussierung auf das, was man tut
- Selbstbewusste Körperhaltung einnehmen
- Wütend auf den Zwang sein (»kein Bock«)
- Sich Erfolge vor Augen führen
- Gegenseitige Motivation und Ansporn
- Angst auf Skala einschätzen mit Vorher-Nachher-Vergleich
- Akzeptanz von negativen Gefühlen
- Aussprechen der Zwangsgedanken (Tabu durchbrechen)
- Kreative Strategien gegen den Zwang (Experimente)
- Humor

Danksagung

An erster Stelle möchte ich meinen Patientinnen und Patienten danken. Alles theoretische Wissen über die Erkrankung bleibt eindimensional ohne die praktische Erfahrung in der Arbeit mit den Betroffenen. Durch ihre Offenheit, ihr Vertrauen und ihre Anregungen habe ich ungemein viel lernen dürfen, das Eingang in dieses Manual gefunden hat. Ebenso danke ich Prof. Alexandra Philipsen und Prof. Anil Batra für die Möglichkeit, das Manual im Rahmen der Reihe »Störungsspezifische Psychotherapie« zu verfassen. Gleichermaßen danke ich dem Kohlhammer Verlag, insbesondere Anita Brutler und Julius Jansen, für die gute Zusammenarbeit. Prof. Norbert Kathmann, Dr. Leonhard Lennertz und Dr. Judith Koppehele-Gossel möchte ich für ihre wertvollen Rückmeldungen während des Schreibprozesses danken. Maßgeblich zur Entstehung des Manuals beigetragen hat schließlich auch meine wundervolle Familie, der ich von Herzen für ihre Unterstützung in allen Belangen danke.

Weiterführende Literatur

Ecker W (2014) Die Behandlung von Zwängen in der kognitiven Verhaltenstherapie. PiD – Psychotherapie im Dialog 15: 16–22.
Fricke S (2016) Therapie-Tools Zwangsstörungen. Weinheim: Beltz.
Hoffmann N, Hofmann B (2018) Expositionszentrierte Verhaltenstherapie bei Ängsten und Zwängen. Praxishandbuch. 4. Aufl. Weinheim: Beltz.
Külz AK, Lumpp A, Herbst N et al. (2010). Welche Funktionen erfüllen Zwangssymptome? – Ergebnisse einer Analyse im stationären Setting. Verhaltenstherapie 20: 101–108.
Lakatos A, Reinecker H (2007) Kognitive Verhaltenstherapie bei Zwangsstörungen. Ein Therapiemanual. 3. Aufl. Göttingen: Hogrefe.
Lakatos-Witt A, Schneider T (2014) Beziehungsgestaltung in der Therapie mit Zwangskranken. PiD – Psychotherapie im Dialog 15: 30–34.
Mataix-Cols D, do Rosario-Campos MC, Leckman JF (2005) A multidimensional model of obsessive-compulsive disorder. Am J Psychiatry 162: 228–238.
Moritz S, Hauschildt M (2012) Erfolgreich gegen Zwangsstörungen. Heidelberg: Springer.
Oelkers C, Hautzinger M, Bleibel M (2007) Zwangsstörungen: Ein kognitiv-verhaltenstherapeutisches Behandlungsmanual. Weinheim: Beltz.
Olatunji BO, Davis ML, Powers MB et al. (2013) Cognitive-behavioral therapy for obsessive-compulsive disorder: A meta-analysis of treatment outcome and moderators. J Psychiatry Res 47: 33–41.
Pauls DL, Abramovitch A, Rauch SL et al. (2014) Obsessive–compulsive disorder: An integrative genetic and neurobiological perspective. Nat Rev Neurosci 15: 410–424.
Skapinakis P, Caldwell DM, Hollingworth W et al. (2016) Pharmacological and psychotherapeutic interventions for management of obsessive-compulsive disorder in adults: A systematic review and network meta-analysis. Lancet Psychiatry 3: 730–739.
Voderholzer U, Rubart A, Favreau M et al. (2022a) S3-Leitlinie Zwangsstörungen – Langversion. (https://register.awmf.org/assets/guidelines/038_017l_S3_Zwangsst%C3%B6run gen_2022-07.pdf, Zugriff am 29.10.2022).

Literatur

Abramowitz JS, Deacon BJ, Olatunji BO et al. (2010) Assessment of obsessive-compulsive symptom dimensions: Development and evaluation of the Dimensional Obsessive-Compulsive Scale. Psychol Assess 22: 180–198.
Achim AM, Maziade M, Raymond É et al. (2011) How prevalent are anxiety disorders in schizophrenia? A meta-analysis and critical review on a significant association. Schizophr Bull 37: 811–821.
Adams Jr TG, Riemann BC, Wetterneck CT et al. (2012) Obsessive beliefs predict cognitive behavior therapy outcome for obsessive compulsive disorder. Cogn Behav Ther 41: 203–211.
Alonso P, Cuadras D, Gabriëls L et al. (2015) Deep brain stimulation for obsessive-compulsive disorder: A meta-analysis of treatment outcome and predictors of response. PloS One 10: e0133591.
Anderson RA, Rees CS (2007) Group versus individual cognitive-behavioural treatment for obsessive-compulsive disorder: A controlled trial. Behav Res Ther 45: 123–137.
Angelakis I, Pseftogianni F (2021) Association between obsessive-compulsive and related disorders and experiential avoidance: A systematic review and meta-analysis. J Psychiatr Res 138: 228–239.
Anholt GE, Aderka IM, Van Balkom AJLM et al. (2014) Age of onset in obsessive–compulsive disorder: Admixture analysis with a large sample. Psychol Med 44: 185–194.
Arndt A, Patzelt J, Andor T (2011) Psychometrische Gütekriterien des Metakognitionsfragebogens (Kurzversion, MKF-30). Z Klin Psychol Psychother 40: 107–114.
Arnsten AF, Rubia K (2012) Neurobiological circuits regulating attention, cognitive control, motivation, and emotion: disruptions in neurodevelopmental psychiatric disorders. J Am Acad Child Adolesc Psychiatry 51: 356–367.
Bey K, Campos-Martin R, Klawohn J et al. (2022) Hypermethylation of the oxytocin receptor gene (OXTR) in obsessive-compulsive disorder: Further evidence for a biomarker of disease and treatment response. Epigenetics 17: 642–652.
Bloch MH, Landeros-Weisenberger A, Rosario MC et al. (2008) Meta-analysis of the symptom structure of obsessive-compulsive disorder. Am J Psychiatry 165: 1532–1542.
Bottas A, Cooke RG, Richter MA (2005) Comorbidity and pathophysiology of obsessive–compulsive disorder in schizophrenia: Is there evidence for a schizo-obsessive subtype of schizophrenia? J Psychiatry Neurosci 30: 187–195.
Braga DT, Cordioli AV, Niederauer K et al. (2005) Cognitive-behavioral group therapy for obsessive-compulsive disorder: A 1-year follow-up. Acta Psychiatr Scand 112: 180–186.
Brakoulias V, Starcevic V, Belloch A et al. (2017) Comorbidity, age of onset and suicidality in obsessive–compulsive disorder (OCD): An international collaboration. Compr Psychiatry 76: 79–86.
Cabedo E, Belloch A, Carrió C et al. (2010) Group versus individual cognitive treatment for obsessive-compulsive disorder: Changes in severity at post-treatment and one-year follow-up. Behav Cogn Psychother 38: 227–232.
Calamari JE, Wiegartz PS, Riemann BC et al. (2004) Obsessive–compulsive disorder subtypes: An attempted replication and extension of a symptom-based taxonomy. Behav Res Ther 42: 647–670.
Cervin M, Perrin S (2021) Incompleteness and disgust predict treatment outcome in pediatric obsessive-compulsive disorder. Behav Ther 52: 53–63.

Cervin M, Perrin S, Olsson E et al. (2020) Incompleteness, harm avoidance, and disgust: A comparison of youth with OCD, anxiety disorders, and no psychiatric disorder. J Anxiety Disord 69: 102175.

Cloninger CR, Svrakic DM, Przybeck TR (1993) A psychobiological model of temperament and character. Arch Gen Psychiatry 50: 975–990.

Coles ME, Frost RO, Heimberg RG et al. (2003) »Not just right experiences«: Perfectionism, obsessive–compulsive features and general psychopathology. Behav Res Ther 41: 681–700.

Costa PT, McCrae RR (1985) The NEO Personality Inventory manual. Odessa: Psychological Assessment Resources.

Craske MG, Kircansk K, Zelikowsky M et al. (2008) Optimizing inhibitory learning during exposure therapy. Behav Res Ther 46: 5–27.

da Conceição Costa DL, de Campos AP, de Bragança Pereira CA et al. (2022) Latency to treatment seeking in patients with obsessive-compulsive disorder: Results from a large multicenter clinical sample. Psychiatry Res 312: 114567.

De Leeuw AS, van Megen HJGM, Kahn RS et al. (2017) D-cycloserine addition to exposure sessions in the treatment of patients with obsessive-compulsive disorder. Eur Psychiatry 40: 38–44.

Del Casale A, Kotzalidis GD, Rapinesi C et al. (2011) Functional neuroimaging in obsessive-compulsive disorder. Neuropsychobiology 64: 61–85.

Del Casale A, Sorice S, Padovano A et al. (2019). Psychopharmacological treatment of obsessive-compulsive disorder (OCD). Curr Neuropharmacol 17: 710–736.

Destree L, Brierley MEE, Albertella L et al. (2021) The effect of childhood trauma on the severity of obsessive-compulsive symptoms: A systematic review. J Psychiatr Res 142: 345–360.

Dèttore D, Pozza A, Andersson G (2015) Efficacy of technology-delivered cognitive behavioural therapy for OCD versus control conditions, and in comparison with therapist-administered CBT: Meta-analysis of randomized controlled trials. Cogn Behav Ther 44: 190–211.

Dold M, Aigner M, Lanzenberger R et al. (2015) Antipsychotic augmentation of serotonin reuptake inhibitors in treatment-resistant obsessive-compulsive disorder: An update meta-analysis of double-blind, randomized, placebo-controlled trials. Int J Neuropsychopharmacol 18: pyv047.

Dutton DG, Aron AP (1974) Some evidence for heightened sexual attraction under conditions of high anxiety. J Pers Soc Psychol 30: 510.

Ecker W (2014) Die Behandlung von Zwängen in der kognitiven Verhaltenstherapie. PiD – Psychotherapie im Dialog 15: 16–22.

Ecker W (2015) Die Krankheit des Zweifelns: Wege zur Überwindung von Zwangsgedanken und Zwangshandlungen. Lippstadt: Verlag für Psychologie und Lebenshilfe.

Ecker W, Gönner S (2017) Aktueller Forschungsstand zum Unvollständigkeitserleben bei Zwangsstörungen. Verhaltenstherapie 27: 120–128.

Ecker W, Kupfer J, Gönner S (2013) Selbstbezogenes Unvollständigkeitserleben bei Zwangsstörungen. Verhaltenstherapie 23: 12–21.

Eisen JL, Rasmussen SA (1993) Obsessive compulsive disorder with psychotic features. J Clin Psychiatry 54: 373–379.

Eisen JL, Sibrava NJ, Boisseau CL et al. (2013) Five-year course of obsessive-compulsive disorder: Predictors of remission and relapse. J Clin Psychiatry 74: 233–239.

Elsner B, Wolfsberger F, Srp J et al. (2020) Long-term stability of benefits of cognitive behavioral therapy for obsessive compulsive disorder depends on symptom remission during treatment. Clin Psychol Eur 2: 1–18.

Ertle A, Wahl K, Bohne A et al. (2008) Dimensionen zwangsspezifischer Einstellungen: Der Obsessive-Beliefs Questionnaire (OBQ) für den deutschen Sprachraum analysiert. Z Klin Psychol Psychother 37: 263–271.

Ettelt S, Grabe HJ, Ruhrmann S et al. (2008) Harm avoidance in subjects with obsessive-compulsive disorder and their families. J Affect Disord 107: 265–269.

Falkai P, Wittchen HU, Döpfner M et al. (2015) Diagnostisches und statistisches Manual psychischer Störungen DSM-5. Göttingen: Hogrefe.

Fals-Stewart W, Schafer J (1992) The treatment of substance abusers diagnosed with obsessive-compulsive disorder: An outcome study. J Subst Abuse Treat 9: 365–370.

Fawcett EJ, Power H, Fawcett JM (2020) Women are at greater risk of OCD than men: A meta-analytic review of OCD prevalence worldwide. J Clin Psychiatry 81: 13085.

Fergus TA, Carmin CN (2014) The validity and specificity of the short-form of the Obsessive Beliefs Questionnaire (OBQ). J Psychopathol Behav Assess 36: 318–328.

Fineberg NA, Apergis-Schoute AM, Vaghi MM et al. (2017) Mapping compulsivity in the DSM-5 obsessive compulsive and related disorders: Cognitive domains, neural circuitry, and treatment. Int J Neuropsychopharmacol 21: 42–58.

Fineberg NA, Hollander E, Pallanti S et al. (2020) Position statement, developed by The International College of Obsessive-Compulsive Spectrum Disorders, a group of international experts responds to recent developments in the evidence-based management of obsessive-compulsive disorder (OCD). Int Clin Psychopharmacol 35: 173–193.

Fineberg NA, Roberts A (2001) Obsessive Compulsive Disorder: A twenty-first century perspective. In: Fineberg NA, Marazziti D, Stein D (Hrsg.) Obsessive Compulsive Disorder: a practical guide. London: Martin Dunitz, 1–13.

Fink-Lamotte J, Jahn I, Stierle C et al. (2021) Die Validierung der Dimensional Obsessive-Compulsive Scale (DOCS) an einer deutschsprachigen Stichprobe. Verhaltenstherapie 31,2: 119–131.

Foa EB, Huppert JD, Leiberg S et al. (2002) The Obsessive-Compulsive Inventory: Development and validation of a short version. Psychol Assess 14: 485–496.

First MB (2013) DSM-5 handbook of differential diagnosis. American Psychiatric Pub.

Fricke S (2016) Therapie-Tools Zwangsstörungen. Weinheim: Beltz.

Fullana MÀ, Mataix-Cols D, Trujillo JL et al. (2004) Personality characteristics in obsessive-compulsive disorder and individuals with subclinical obsessive-compulsive problems. Br J Clin Psychol 43: 387–398.

Geller DA, Wieland N, Carey K et al. (2008) Perinatal factors affecting expression of obsessive compulsive disorder in children and adolescents. J Child Adolesc Psychopharmacol 18: 373–379.

Giele CL, van den Hout MA, Engelhard IM et al. (2014) Paradoxical effects of compulsive perseveration: Sentence repetition causes semantic uncertainty. J Obsessive Compuls Relat Disord 3: 35–38.

Goodman WK, Price LH, Rasmussen SA et al. (1989) The Yale-Brown obsessive compulsive scale: I. Development, use, and reliability. Arch Gen Psychiatry 46: 1006–1011.

Gönner S, Leonhart R, Ecker W (2007) Das Zwangsinventar OCI-R – die deutsche Version des Obsessive-Compulsive Inventory-Revised. Ein kurzes Selbstbeurteilungsinstrument zur mehrdimensionalen Messung von Zwangssymptomen. Psychother Psychosom Med Psychol 57: 395–404.

Göttlich M, Krämer UM, Kordon A et al. (2014) Decreased limbic and increased fronto-parietal connectivity in unmedicated patients with obsessive-compulsive disorder. Hum Brain Mapp 35: 5617–5632.

Grabe HJ, Parschau A, Thiel A et al. (2002) The »AMDP-rating scale for obsessive-compulsive symptoms«: The 2nd version. Fortschr Neurol Psychiatr 70: 227–233.

Grabe HJ, Ruhrmann S, Ettelt S et al. (2006) Familiality of obsessive-compulsive disorder in nonclinical and clinical subjects. Am J Psychiatry 163: 1986–1992.

Hand I, Büttner-Westphal H (1991) Die Yale-Brown Obsessive Compulsive Scale (Y-BOCS): Ein halbstrukturiertes Interview zur Beurteilung des Schweregrades von Denk- und Handlungszwängen. Verhaltenstherapie 1: 223–233.

Hansen B, Hagen K, Öst LG et al. (2018) The Bergen 4-day OCD treatment delivered in a group setting: 12-month follow-up. Front Psychol 9: 639.

Hansen B, Kvale G, Hagen K et al. (2019) The Bergen 4-day treatment for OCD: Four years follow-up of concentrated ERP in a clinical mental health setting. Cogn Behav Ther 48: 89–105.

Harris R (2022) The happiness trap: How to stop struggling and start living. Boulder: Shambhala Publications.

Hilbert K, Jacobi T, Kunas SL et al. (2021) Identifying CBT non-response among OCD outpatients: A machine-learning approach. Psychother Res 31: 52–62.

Hiller W, Zaudig M, Mombour W (1995) IDCL – Internationale Diagnosen Checklisten für ICD-10 und DSM-IV. Bern: Huber Verlag.

Hirschtritt ME, Bloch MH, Mathews CA (2017) Obsessive-compulsive disorder: advances in diagnosis and treatment. JAMA 317: 1358–1367.

Hoffmann N, Hofmann B (2011) Wenn Zwänge das Leben einengen. Heidelberg: Springer.

Hoffmann N, Hofmann B (2018) Expositionszentrierte Verhaltenstherapie bei Ängsten und Zwängen. Praxishandbuch. 4. Aufl. Weinheim: Beltz.

Hofmann B, Hoffmann N (2014) Subjektkonstituierende Hilfen bei In-vivo-Expositionen von Zwangskranken. PiD – Psychotherapie im Dialog 15: 46–50.

Hohagen F, Wahl-Kordon A, Lotz-Rambaldi W et al. (Hrsg.) (2014) S3-Leitlinie Zwangsstörungen. Berlin/Heidelberg: Springer-Verlag.

Horowitz MA, Taylor D (2019) Tapering of SSRI treatment to mitigate withdrawal symptoms – authors' reply. Lancet Psychiatry 6: 562–563.

Hoyer J, Gloster AT (2013) Psychologische Flexibilität messen: Der Fragebogen zu Akzeptanz und Handeln II. Verhaltenstherapie 23: 42–44.

Hunsley J, Elliott K, Therrien Z (2014) The efficacy and effectiveness of psychological treatments for mood, anxiety, and related disorders. Can Psychol 55: 161–176.

Janowitz D, Grabe HJ, Ruhrmann S et al. (2009) Early onset of obsessive–compulsive disorder and associated comorbidity. Depress Anxiety 26: 1012–1017.

Jelinek L, Hottenrott B, Moritz S (2009) Assoziationsspaltung – Eine neue Intervention zur Behandlung von Zwangsgedanken. Notfall & Hausarztmedizin 35: 86–89.

Jónsson H, Hougaard E (2009) Group cognitive behavioural therapy for obsessive–compulsive disorder: A systematic review and meta-analysis. Acta Psychiatr Scand 119: 98–106.

Kabat-Zinn, J (1990) Full catastrophe living: Using the wisdom of your body and mind to face stress, pain and illness. New York: Delacourt.

Kahneman D, Tversky A (1979) Prospect theory: An analysis of decision under risk. Econometrica 47,2: 263–291.

Katerberg H, Delucchi KL, Stewart SE et al. (2010) Symptom dimensions in OCD: Item-level factor analysis and heritability estimates. Behav Genet 40: 505–517.

Kathmann N, Jacobi T, Elsner B et al. (2022) Effectiveness of individual cognitive-behavioral therapy and predictors of outcome in adult patients with obsessive-compulsive disorder. Psychother Psychosom 91: 123–135.

Katz DE, Laposa JM, Hawley LL et al. (2019) Cognitive moderation of CBT: Disorder-specific or transdiagnostic predictors of treatment response. *Cogn Ther Res 43:* 803–818.

Kessler RC, Petukhova M, Sampson NA et al. (2012) Twelve-month and lifetime prevalence and lifetime morbid risk of anxiety and mood disorders in the United States. Int J Methods Psychiatr Res 21: 169–184.

Klepsch R, Zaworka W, Hand I et al. (1993) Hamburger Zwangsinventar-Kurzforrm. Weinheim: Beltz.

Knopp J, Knowles S, Bee P et al. (2013) A systematic review of predictors and moderators of response to psychological therapies in OCD: Do we have enough empirical evidence to target treatment? Clin Psychol Rev 33: 1067–1081.

Kohn R, Saxena S, Levav I et al. (2004) The treatment gap in mental health care. Bull World Health Organ 82: 858–866.

Kulla P, Schlegl S, Külz AK et al. (2015) Funktionalitäten von Zwangsstörungen – Entwicklung und Validierung eines Fragebogens (FFZ). PPmP-Psychother Psychosom Med Psychol 65: 213–222.

Külz AK (2014) Die Funktionsanalyse in der Verhaltenstherapie. Verhaltenstherapie 24: 211–220.

Külz AK, Landmann S, Cludius B et al. (2019) Mindfulness-based cognitive therapy (MBCT) in patients with obsessive–compulsive disorder (OCD) and residual symptoms after cognitive behavioral therapy (CBT): A randomized controlled trial. Eur Arch Psychiatry Clin Neurosci 269: 223–233.

Külz AK, Lumpp A, Herbst N et al. (2010) Welche Funktionen erfüllen Zwangssymptome? – Ergebnisse einer Analyse im stationären Setting. Verhaltenstherapie 20: 101–108.

Kvale G, Hansen B, Hagen K et al. (2020) Effect of D-Cycloserine on the effect of concentrated exposure and response prevention in difficult-to-treat obsessive-compulsive disorder. A randomized clinical trial. JAMA Netw 3: e2013249.

Kyrios M, Hordern C, Fassnacht DB (2015) Predictors of response to cognitive behaviour therapy for obsessive-compulsive disorder. Int J Clin Health Psychol 15: 181–190.

Lakatos A, Reinecker H (2007) Kognitive Verhaltenstherapie bei Zwangsstörungen. Ein Therapiemanual. 3. Aufl. Göttingen: Hogrefe.

Lakatos-Witt A, Schneider T (2014) Beziehungsgestaltung in der Therapie mit Zwangskranken. PiD – Psychotherapie im Dialog 15: 30–34.

Linkovski O, Kalanthroff E, Henik A et al. (2016) Stop checking: Repeated checking and its effects on response inhibition and doubt. J Behav Ther Exp Psychiatry 53: 84–91.

Limburg K, Watson HJ, Hagger MS et al. (2017) The relationship between perfectionism and psychopathology: A meta-analysis. J Clin Psychol 73: 1301–1326.

Lovinger DM (2010) Neurotransmitter roles in synaptic modulation, plasticity and learning in the dorsal striatum. Neuropharmacology 58: 951–961.

Mahendran R, Liew E, Subramaniam M (2007) De novo emergence of obsessive-compulsive symptoms with atypical antipsychotics in Asian patients with schizophrenia or schizoaffective disorder: A retrospective, cross-sectional study. J Clin Psychiatry 68: 542–545.

Margraf J, Cwik JC, Pflug V et al. (2017) Strukturierte klinische Interviews zur Erfassung psychischer Störungen über die Lebensspanne: Gütekriterien und Weiterentwicklungen der DIPS-Verfahren. Z Klin Psychol Pychother 46: 176–186.

Margraf J, Cwik JC, von Brachel R et al. (2021) DIPS Open Access 1.2: Diagnostisches Interview bei psychischen Störungen. Bochum: Mental Health Research and Treament Center, Ruhr-Universität Bochum.

Mataix-Cols D, do Rosario-Campos MC, Leckman JF (2005) A multidimensional model of obsessive-compulsive disorder. Am J Psychiatry 162: 228–238.

Mathes BM, McDermott KA, Okey SA et al. (2019) Mental contamination in obsessive-compulsive disorder: Associations with contamination symptoms and treatment response. Behav Ther 50: 15–24.

McGrath CA, Abbott MJ (2019) Family-based psychological treatment for obsessive compulsive disorder in children and adolescents: A meta-analysis and systematic review. Clin Child Fam Psychol Rev 22: 478–501.

Meißner C, Weck F, Kühne F (2020) Screening for dysfunctional beliefs in obsessive-compulsive disorders: Scoping review of current survey instruments. Psychotherapeut 65: 181–189.

Miegel F, Moritz S, Hottenrott B et al. (2021) Metacognitive Training for obsessive-compulsive disorder: A randomized controlled trial. J Obsessive Compuls Relat Disord 30: 100647.

Moll G, Hüther G, Rothenberger A (1999) Neurobiologische Modellvorstellungen zu Entstehung und Aufhebung von Zwängen/Zwangsstörungen. In: Reinecker H, Halla R, Rothenberg H (Hrsg.) Zwangsstörungen. Grundlagen, Zwänge bei Kindern, Psychotherapie. Lengerich: W. Pabst.

Moritz S, Hauschildt M (2012) Erfolgreich gegen Zwangsstörungen. Heidelberg: Springer.

Moritz S, Jelinek L (2009) Assoziationsspaltung – Leitfaden zur Reduktion von Zwangsgedanken. Hamburg: VanHam Campus Verlag.

Moritz S, Jelinek L, Hauschildt M et al. (2010) How to treat the untreated: Effectiveness of a self-help metacognitive training program (myMCT) for obsessive-compulsive disorder. Dialogues Clin Neurosci 12: 209–220.

Murphy TK, Patel PD, McGuire JF et al. (2015) Characterization of the pediatric acute-onset neuropsychiatric syndrome phenotype. J Child Adolesc Psychopharmacol 25: 14–25.

National Collaborating Centre for Mental Health (NICE) (2006) Obsessive-compulsive disorder: Core interventions in the treatment of obsessive-compulsive disorder and body dysmorphic disorder. National Clinical Practice Guideline, 31. Leicester: British Psychological Society und The Royal College of Psychiatrists.

Nestadt G, Samuels J, Riddle M et al. (2000) A family study of obsessive-compulsive disorder. Arch Gen Psychiatry 57: 358–363.

Oberhummer I (2001) Stellenwert von Lebensereignissen für Entwicklung und Ausprägung von Zwangssyndromen. Verhaltenstherapie & Verhaltensmedizin 22: 263–284.

Obsessive Compulsive Cognition Working Group (1997) Cognitive assessment of obsessive-compulsive disorder. Behav Res Ther 35: 667–681.

Oelkers C, Hautzinger M, Bleibel M (2007) Zwangsstörungen: Ein kognitiv-verhaltenstherapeutisches Behandlungsmanual. Weinheim: Beltz.

Olatunji BO, Davis ML, Powers MB et al. (2013) Cognitive-behavioral therapy for obsessive-compulsive disorder: A meta-analysis of treatment outcome and moderators. J Psychiatry Res 47: 33–41.

Öst LG, Havnen A, Hansen B et al. (2015) Cognitive behavioral treatments of obsessive–compulsive disorder: A systematic review and meta-analysis of studies published 1993–2014. Clin Psychol Rev 40: 156–169.

Pauls DL, Abramovitch A, Rauch SL et al. (2014) Obsessive–compulsive disorder: An integrative genetic and neurobiological perspective. Nat Rev Neurosci 15: 410–424.

Pearcy CP, Anderson RA, Egan SJ et al. (2016) A systematic review and meta-analysis of self-help therapeutic interventions for obsessive-compulsive disorder: Is therapeutic contact key to overall improvement? J Behav Ther Exp Psychiatry 51: 74–83.

Philipp R, Kriston L, Lanio J et al. (2019) Effectiveness of metacognitive interventions for mental disorders in adults: A systematic review and meta-analysis (METACOG). Clin Psychol Psychother 26: 227–240.

Poyurovsky M, Weizman A, Weizman R (2004) Obsessive-compulsive disorder in schizophrenia: Clinical characteristics and treatment. CNS Drugs 18: 989–1010.

Raffin AL, Fachel JMG, Ferrao YA et al. (2009) Predictors of response to group cognitive-behavioral therapy in the treatment of obsessive-compulsive disorder. Eur Psychiatry 24: 297–306.

Rasmussen SA, Eisen JL (1988) Clinical and epidemiologic findings of significance to neuropharmacologic trials in OCD. Psychopharmacol Bull 24: 466–470.

Rector NA, Richter MA, Katz D et al. (2019) Does the addition of cognitive therapy to exposure and response prevention for obsessive compulsive disorder enhance clinical efficacy? A randomized controlled trial in a community setting. Br J Clin Psychol 58: 1–18.

Reid JE, Laws KR, Drummond L et al. (2021) Cognitive behavioural therapy with exposure and response prevention in the treatment of obsessive-compulsive disorder: A systematic review and meta-analysis of randomised controlled trials. Compr Psychiatry 106: 152223.

Reinecker H. (2005) Grundlagen der Verhaltenstherapie. 3. Aufl. Weinheim: Beltz.

Reznik I, Mester R, Kotler M et al. (2001) Obsessive-compulsive schizophrenia: A new diagnostic entity? The Journal of Neuropsychiatry and Clinical Neurosciences 13: 115–116.

Richter J, Eisemann M, Richter G (2000) German version of the temperament and character inventory. Z Klin Psychol Psychother 29: 117–126.

Robbins TW, Gillan CM, Smith DG et al. (2012) Neurocognitive endophenotypes of impulsivity and compulsivity: towards dimensional psychiatry. Trends Cogn Sci 16: 81–91.

Rotge JY, Langbour N, Guehl D et al. (2010) Gray matter alterations in obsessive–compulsive disorder: An anatomic likelihood estimation meta-analysis. Neuropsychopharmacology 35: 686–691.

Ruscio A, Stein D, Chiu W et al. (2010) The epidemiology of obsessive-compulsive disorder in the National Comorbidity Survey Replication. Mol Psychiatry 15: 53–63.

Salkovskis PM (1985) Obsessional-compulsive problems: A cognitive-behavioural analysis. Behav Res Ther 25: 571–583.

Schiele MA, Thiel C, Kollert L et al. (2021) Oxytocin receptor gene DNA methylation: A biomarker of treatment response in obsessive-compulsive disorder? Psychother Psychosom 90: 57–63.

Schienle A, Walter B, Vaitl D (2002) Ein Fragebogen zur Erfassung der Ekelempfindlichkeit (FEE). Z Klin Psychol Psychother 31: 110–120.

Schienle A, Dietmaier G, Leutgeb V et al. (2010) Eine Skala zur Erfassung der Ekelsensitivität (SEE). Z Klin Psychol Psychother 39: 80–86.

Sharma E, Sharma LP, Balachander S et al. (2021) Comorbidities in obsessive-compulsive disorder across the lifespan: A systematic review and meta-analysis. Front Psychiatry 12: 703701.

Sibrava NJ, Boisseau CL, Eisen JL et al. (2016) An empirical investigation of incompleteness in a large clinical sample of obsessive compulsive disorder. J Anxiety Disord 42: 45–51.

Simpson HB, Foa EB, Wheaton MG et al. (2021) Maximizing remission from cognitive-behavioral therapy in medicated adults with obsessive-compulsive disorder. Behav Res Ther 143: 103890.

Siwiec SG, Riemann BC, Lee HJ (2019) Predictors of acute outcomes for intensive residential treatment of obsessive-compulsive disorder. Clin Psychol Psychother 26: 661–672.

Skapinakis P, Caldwell DM, Hollingworth W et al. (2016) Pharmacological and psychotherapeutic interventions for management of obsessive-compulsive disorder in adults: A systematic review and network meta-analysis. Lancet Psychiatry 3: 730–739.

Sookman D, Abramowitz JS, Calamari JE et al. (2005) Subtypes of obsessive-compulsive disorder: Implications for specialized cognitive behavior therapy. Behav Ther 36: 393–400.

Soomro GM, Altman DG, Rajagopal S et al. (2008) Selective serotonin re-uptake inhibitors (SSRIs) versus placebo for obsessive compulsive disorder (OCD). Cochrane database of systematic reviews 2008: CD001765.

Stewart EK, Sumantry D, Bailee L et al. (2020) Family and couple integrated cognitive-behavioural therapy for adults with OCD: A meta-analysis. J Affect Disord 277: 159–168.

Strauss C, Lea L, Hayward M et al. (2018) Mindfulness-based exposure and response prevention for obsessive compulsive disorder: Findings from a pilot randomised controlled trial. J Anxiety Disord 57: 39–47.

Strom NI, Karlsson EK, Mattheisen M et al. (2021) Genome-wide association study identifies new locus associated with OCD. MedRxiv [preprint].

Summerfeldt LJ (2004) Understanding and treating incompleteness in obsessive-compulsive disorder. J Clin Psychol 60: 1155–1168.

Suppiger A, In-Albon T, Hendriksen S et al. (2009) Acceptance of structured diagnostic interviews for mental disorders in clinical practice and research settings. Behav Ther 40: 272–279.

Swets M, Dekker J, van Emmerik-van Oortmerssen K et al. (2014) The obsessive compulsive spectrum in schizophrenia, a meta-analysis and meta-regression exploring prevalence rates. Schizophr Res 152: 458–468.

Taylor S, McKay D, Crowe KB et al. (2014) The sense of incompleteness as a motivator of obsessive-compulsive symptoms: An empirical analysis of concepts and correlates. Behav Ther 45: 254–262.

Teismann T, Margraf J (2017) Exposition und Konfrontation (Vol. 3). Göttingen: Hogrefe.

Thayer KK, DeRiso M, Warren J et al. (2021) What therapists need to know about the treatment of OCD when disgust is part of the clinical presentation. J Affect Disord Rep 6: 100209.

Thorsen AL, Kvale G, Hansen B et al. (2018) Symptom dimensions in obsessive-compulsive disorder as predictors of neurobiology and treatment response. Curr Treat Options Psychiatry 5: 182–194.

Toftdahl NG, Nordentoft M, Hjorthøj C (2016) Prevalence of substance use disorders in psychiatric patients: A nationwide Danish population-based study. Soc Psychiatry Psychiatr Epidemiol 51: 129–140.

Tolin DF, Abramowitz JS, Kozak MJ et al. (2001) Fixity of belief, perceptual aberration, and magical ideation in obsessive–compulsive disorder. J Anxiety Disord 15: 501–510.

Torres AR, Prince MJ, Bebbington PE et al. (2007) Treatment seeking by individuals with obsessive-compulsive disorder from the British psychiatric morbidity survey of 2000. Psychiatr Serv 58: 977–982.

Twohig MP, Abramowitz JS, Smith BM et al. (2018) Adding acceptance and commitment therapy to exposure and response prevention for obsessive-compulsive disorder: A randomized controlled trial. Behav Res Ther 108: 1–9.

van den Heuvel OA, van der Werf YD, Verhoef KM et al. (2010) Frontal–striatal abnormalities underlying behaviours in the compulsive–impulsive spectrum. J Neurol Sci 289: 55–59.

van den Hout MA, Engelhard IM, Smeets M et al. (2009) Uncertainty about perception and dissociation after compulsive-like staring: Time course of effects. Behav Res Ther 47: 535–539.

van den Hout M, Kindt M (2003) Repeated checking causes memory distrust. Behav Res Ther 41: 301–316.

van Grootheest DS, Cath DC, Beekman AT et al. (2005) Twin studies on obsessive–compulsive disorder: A review. Twin Res Hum Gen 8: 450–458.

Vellozo AP, Fontenelle LF, Torresan RC et al. (2021) Symmetry dimension in obsessive–compulsive disorder: Prevalence, severity and clinical correlates. J Clin Med 10: 274.

Voderholzer U, Favreau M, Rubart A et al. (2022b) Therapie der Zwangsstörungen: Empfehlungen der revidierten S3-Leitlinie Zwangsstörungen. Nervenarzt 93: 678–687.

Voderholzer U, Rubart A, Favreau M et al. (2022a) S3-Leitlinie Zwangsstörungen – Langversion. (https://register.awmf.org/assets/guidelines/038_017l_S3_Zwangsst%C3%B6rungen_2022-07.pdf, **Zugriff am 29.10.2022**)

Wahl K, Kordon A, Kuelz AK et al. (2010) Obsessive-Compulsive Disorder (OCD) is still an unrecognised disorder: A study on the recognition of OCD in psychiatric outpatients. Eur Psychiatry 25: 374–377.

Wengenroth M. (2012) Therapie-Tools Akzeptanz- und Commitmenttherapie (ACT). Weinheim: Beltz.

Wheaton MG, Abramowitz JS, Berman NC et al. (2010) The relationship between obsessive beliefs and symptom dimensions in obsessive-compulsive disorder. Behav Research Ther 48: 949–954.

Wittchen HU, Lachner G, Wunderlich U et al. (1998) Test-retest reliability of the computerized DSM-IV version of the Munich-Composite International Diagnostic Interview (M-CIDI). Soc Psychiatry Psychiatr Epidemiol 33: 568–578.

Wittchen HU, Semmler G (1990) Composite International Diagnostic Interview (CID, Version 1.0). Weinheim: Beltz.

Woody SR, Steketee G, Chambless DL (1995) Reliability and validity of the Yale-Brown obsessive-compulsive scale. Behav Res Ther 33: 597–605.

World Health Organization. (2019) International statistical classification of diseases and related health problems (11th ed.).

Xiong A, Lai X, Wu S et al. (2021) Relationship between cognitive fusion, experiential avoidance, and obsessive–compulsive symptoms in patients with obsessive–compulsive disorder. Front Psychol 12: 655154.

Yang Y, Raine A (2009) Prefrontal structural and functional brain imaging findings in antisocial, violent, and psychopathic individuals: A meta-analysis. Psychiatry Res: Neuroimaging 174: 81–88.

Zhou D-D, Zhou X-X, Li Y et al. (2019) Augmentation agents to serotonin reuptake inhibitors for treatment-resistant obsessive-compulsive disorder: A network meta-analysis. Prog Neuropsychopharmacol Biol Psychiatry 90: 277–287.

Stichwortverzeichnis

A

Abschiedsbrief an den Zwang 128
Absetzsymptomatik 127
Achtsamkeit 40, 109, 112, 116, 123
– Achtsamkeitsübung 124
ACT 40, 41, 113, 115, 116, 163
Affektbrücke 88, 99, 103
Affirmation 125
Akzeptanz 38, 40, 66, 80, 89, 116
AMDP-System 36
Angehörige 41, 109
Angst 14, 27, 59, 64, 68, 118
– Angst als sekundäre Emotion 29, 30, 91, 92
– Angstreaktion 68, 69, 106
– Angstverlaufskurve 68
Angststörung 86
– Generalisierte Angststörung 16
– Spezifische Phobie 19
– Zwangsstörung als ehemalige Angststörung 14
Anorexia nervosa 17, 85, 86, 132
Assoziationsnetzwerk 27, 30, 121
Assoziationsspaltung 39, 109, 120
Ätiologie 20, 57, 84, 89, 106
Atypische Neuroleptika 41, 49
Aufrechterhaltende Mechanismen 26, 30, 60, 111
Autismusspektrumsstörung 20, 84, 86, 89
Automatisierung 60, 63, 123
Autonomie 24, 32, 52, 65

B

Basalganglien 22, 58, 63
Bedeutsamkeit von Gedanken 31, 112, 113
Bedürfnis zu Wissen 97
Bedürfnisse 53, 57, 65, 71, 73, 79, 97
Behandlungsfehler 129
Behandlungsfrequenz 47
Belohnung 80, 93
Bergen 4-Day Treatment 47
Bewältigung 66, 79
Beziehungsgestaltung 53, 81
Biographie 44, 46, 59, 64, 88, 89, 92, 97, 101, 106
Busfahrer-Metapher 115, 163

C

Clomipramin 41, 48, 49
Cortico-striato-thalamo-corticale Schleifen 22, 23, 28, 95

D

D-Cycloserin 49
Defusion 107, 112–114, 163
Depression 17, 43, 46, 48, 65, 72, 84, 85, 126, 131
Dermatillomanie 14
Deutsche Gesellschaft Zwangserkrankungen e. V. 127
Diagnostik 34
– Diagnosekriterien 13
– Differenzialdiagnostik 16
Dissoziation 28, 62, 88
Distanzierung 79, 92, 100, 107, 113
Dopamin 23
Dritte Welle 40, 41
Dysfunktionale Glaubenssätze 115, 117, 131
Dysfunktionale Überzeugungen 31, 38, 89, 111

E

Eigengeruchswahn 14
Einsichtsfähigkeit 13, 36, 109, 129
Ekel 24, 29, 42, 60, 61, 87, 89, 91
– Ekelmaterie 91
– Ekelreaktion 91
– Ekelsensitivität 38, 42
Emotionale Beweisführung 63, 112, 118
Emotionsregulation 32, 40, 65, 88

Epidemiologie 11, 53, 56
Epigenetik 20
Ergotherapie 41
Erlebensvermeidung 21, 38, 109, 123
Erweitertes kognitiv-behaviorales Modell 29, 30, 60
Erziehungsverhalten 52, 57, 59, 89, 108
Experimentierhaltung 131
Exploration 16, 29, 36, 54, 59
Exposition 11, 39, 40, 43, 47, 64, 71, 76, 81, 97, 107, 132
- Blockexposition 41, 48, 71
- Ende der Exposition 80
- Exposition in Eigenregie 83
- Expositionsplanung 78, 80
- Expositionsrational 66, 70
- Graduierte Exposition 47
- Massierte Exposition 47
- Nachbesprechung der Exposition 83
- Neuverschmutzungsübung 80
- Therapeutenbegleitete Exposition 41, 82, 101

F

Fragebogen
- DOCS 36
- FAH-II 38
- FEE 38
- FFZ 38, 64
- FSU-12 38
- HZI-K 37
- MKF-30 38
- NJRE-QR 38
- OBQ-D 38
- OCI-R 36
- OCTCDQ-R 37
- SEE 38
- TCI 37
Fragmentierung 95, 99, 125
Funktionalität 32, 38, 42, 64, 88, 89, 131

G

Gedächtnis 38, 62, 94, 126
Gedanken-Ereignis-Fusion 111
Gedanken etikettieren 114, 163
Gedanken-Handlungs-Fusion 111
Gedanken-Objekt-Fusion 111
Gedankenkontrolle 31, 111, 112, 116
Gefahrenwahrnehmung 31, 111, 112, 118
Gehirn 58, 68, 69, 78
Generalisierung 30, 47
Genetik 20, 57
Glutamat 23

Gruppentherapie 40, 46, 57, 75, 77, 96, 132

H

Habituation 68, 69, 91, 129
Hängebrückenexperiment 107
Hausaufgaben 60, 71, 133
Homosexualität 106
Humor 115, 164
Hypochondrie 14, 18

I

Ichintegrität 106
Identität 130
Impulskontrollstörung 19
Indikation 45, 109, 132
Inhibitionslernen 69
Interview
- CIDI 35
- DIPS 35
- SCID-I 35
- Y-BOCS 35, 168
Intuition 73, 95

K

Katastrophenbefürchtung 88, 118
Klebenbleiben 99
Kognitiv-behaviorales Modell 26, 60
Kognitive Fusion 113
Kognitive Therapie 109, 113, 120
Kognitive Verhaltenstherapie 39
Komorbidität 42, 83, 84
Konflikt
- Interpersoneller Konflikt 31, 32
- Intrapsychischer Konflikt 31, 32
Kontaminationsgedanken 90, 121
Kontraindikation 109, 132
Kontrollverlusterleben 24, 85, 88, 92, 100
Kontrollzwang 15, 62, 75, 79, 89, 93
Körperbezogene repetitive Verhaltensstörung 14
Körperdysmorphe Störung 14
Korrigierende Erfahrung 27, 30, 47, 95, 107, 110, 118, 129

L

Limbisches System 63

M

Magisches Denken   15, 55, 89, 99, 120
Medienbasierte Therapie   50
Metakognition   111
Metakognitive Therapie   39, 107, 109, 112
Modelllernen   24
Moral   32, 65, 105, 107
Motivationsaufbau   72, 81, 88, 109, 127, 130
Motivdimensionen   28, 29, 42, 83, 87
Mutprobe   47, 130

N

Neurobiologie   22
Neurotizismus   20, 21
Neurotransmitter   23
Normalisierung   46, 53, 66
Normalverhalten   73, 76, 79, 95, 130
Normalverteilung   74

O

Ohnmachtsempfinden   85, 88, 112
Online-Therapie   40, 49
Orbitofrontaler Cortex   22, 28, 58
Ordnungs- und Symmetriezwang   15, 89, 97

P

Pädophilie   106
Pareto-Prinzip   112, 117
Pathologischer Zweifel   36, 95
Pathologisches Horten   14
Patientenadhärenz   129
Perfektionismus   16, 24, 31, 52, 65, 86, 112, 116, 131
Personifizierung des Zwangs   79, 114, 128, 163
Persönlichkeit   21
– Zwanghafte Persönlichkeit   88
Persönlichkeitsstörung   87
– Zwanghafte Persönlichkeitsstörung   16
Pharmakotherapie   41, 48
Post hoc ergo propter hoc   27
Posttraumatische Belastungsstörung   46, 65, 84, 85
Primäre zwanghafte Langsamkeit   91, 99, 125
Psychoedukation   53, 91, 94, 106, 110
Psychopathie   58
Psychose   18, 87, 132

R

Reinheitsgefühl   91
Remission   41, 48, 126
Ressource   25, 74, 127
Revidierte S3-Leitlinie Zwangsstörungen   40
Rosa Elefant   116
Rückfallprophylaxe   49, 69, 126–128
Rückversicherungsverhalten   55, 65, 75, 76, 78, 82, 94, 105, 109

S

Schadensvermeidung   21, 28, 29, 37, 60, 61, 64, 79, 89, 91, 94, 95, 99, 109
Scham   11, 24, 51, 52, 75, 105
Schizophrenie   18, 116
Schuld   24, 64, 88, 96, 99, 101, 103
Screening   34
Selbstbeobachtung   57, 60, 71, 76, 82
Selbstfürsorge   80
Selbsthilfe   50, 127
– Selbsthilfegruppe   111, 127
Selbstinstruktion   82, 92, 107
Selbstmitgefühl   117
Selbstwert   21, 32, 57, 65, 107, 130
Selbstwirksamkeitserleben   24, 47, 48, 62
Selektive Serotonin-Wiederaufnahmehemmer   23, 41, 48, 49, 127
Serotonin   23
Sicherheit   32, 52, 62, 65, 85, 90, 94
Skript   81
Soziale Kompetenz   46, 65
Sport   41
Spür- und Steuerungsübung   125
Starren   62
Stationäre Therapie   45
Störungsmodell   60, 84
Stress   25, 111, 126
Subjektkonstituierung   44, 64, 71, 81, 88, 89, 95, 97, 99, 123, 125
Substanzabhängigkeit   87, 132
Suizidalität   45, 132
Symptomdimensionen   15, 36, 42, 76, 83

T

Tabuisierte Gedanken   89, 105
Therapeutische Maximen   51
Therapeutisches Vorgehen   51
Therapie-Response   42, 129
Ticstörung   14, 19, 28, 89
Tourette-Syndrom   19
Trauer   30, 32, 59

149

Trauma 24, 85, 89
Trichotillomanie 14

U

Übertragungskette 91
Überwertige Ideen 129
Unsicherheitsintoleranz 31, 73, 112, 117
Unterdrückungsparadox 27, 106, 112, 116
Unvollständigkeit 28, 29, 37, 42, 60, 61, 87, 89, 94
- Nicht-genau-richtig-Erleben 28, 38, 88, 93, 97, 125
- Selbstbezogenes Unvollständigkeitserleben 28, 38, 88, 97

V

Verantwortung 24, 31, 59, 65, 96, 112
Verantwortungskuchen 112, 119
Verhaltensbasierte Beweisführung 63
Verhaltensexperiment 71, 86, 96, 112, 117
Vermeidungsverhalten 52, 55, 76, 90, 105
Versunkene-Kosten-Falle 130
Vertrauensverlust 62, 63
Vulnerabilität 24
Vulnerabilitäts-Stress-Modell 25

W

Wahrscheinlichkeitskette 112, 118
Waschzwang 15, 89, 90
Wertearbeit 129, 130
Wut 30, 59, 65, 108

Y

Y-BOCS Symptom-Checkliste 36, 180

Z

Zählen 95, 98
ZF-OCS 34
Ziele
- Distale Ziele 72
- Proximale Ziele 73, 75
- SMART-Prinzip 73
- Übergeordnete Therapieziele 71
Zwanghaftes Rekapitulieren 54, 62, 66, 94, 97, 99
Zwangsgedanke 13, 54, 106, 109, 123
Zwangshandlung 13, 26, 54
Zwangshierarchie 76–78
Zwangsverwandte Störungen 14
Zwei-Bühnen-Modell 32, 33, 64, 71, 88, 90, 100

Anhang

Die im Anhang abgedruckten Handouts umfassen Informationen für Patienten, Arbeitsblätter sowie Übungsinstruktionen. Als weitere Zusatzmaterialien sind ein Interviewleitfaden und eine Symptomcheckliste beigefügt.

Die Handouts und Zusatzmaterialien[5] können Sie unter folgendem Link herunterladen:

 https://dl.kohlhammer.de/978-3-17-041785-4

Handouts

1. Entstehungsfaktoren der Zwangsstörung
2. Auffälligkeiten im Gehirn bei Menschen mit Zwangsstörung
3. Selbstbeobachtungsprotokoll
4. Individuelles Entstehungsmodell der Zwangsstörung
5. Mögliche Funktionalitäten des Zwangs
6. Beobachtungsprotokoll während der Exposition mit Reaktionsmanagement
7. Defusionstechniken
8. Achtsames Beobachten der Gedanken
9. Spür- und Steuerungsübung

---

5 Wichtiger urheberrechtlicher Hinweis: Alle zusätzlichen Materialien, die im Download-Bereich zur Verfügung gestellt werden, sind urheberrechtlich geschützt. Ihre Verwendung ist nur zum persönlichen und nichtgewerblichen Gebrauch erlaubt. Jede Verwendung außerhalb der engen Grenzen des Urheberrechts ist ohne Zustimmung des Verlags unzulässig und strafbar. Das gilt insbesondere für Vervielfältigungen, Übersetzungen, Mikroverfilmungen und für die Einspeicherung und Verarbeitung in elektronischen Systemen.

Zusatzmaterialien

1. Y-BOCS Interview
2. Y-BOCS Symptom-Checkliste

Handout 1 – Entstehungsfaktoren der Zwangsstörung

Genetik. Familienstudien haben gezeigt, dass das Risiko, an einer Zwangsstörung zu erkranken, für erstgradig Verwandte von Zwangserkrankten, d. h. Kinder, Eltern oder Geschwister, im Vergleich zu Personen aus der Allgemeinbevölkerung etwa 5-fach erhöht ist. Auf Basis von Zwillingsstudien lässt sich eine Erblichkeit von ca. 40% berechnen. Welche konkreten Gene einen Beitrag zur Entstehung der Zwangsstörung leisten, ist jedoch noch weitgehend unbekannt. Als sicher gilt nur, dass es sich nicht um eine einzige Risikogenvariante handelt, sondern dass die Summe einer Vielzahl von häufig vorkommenden Variationen im Erbgut das Erkrankungsrisiko erhöht. Wichtig bleibt dabei zu betonen, dass eine genetische Vorbelastung das Risiko für die Entstehung einer Zwangsstörung zwar steigert, jedoch keinesfalls zwingend bedingt. Sind hinreichend viele positive Umweltfaktoren vorhanden, kommt die genetische Belastung nicht zwingend zum Tragen. Dies lässt sich unter anderem durch die sogenannte *Epigenetik* erklären. Wenngleich unser Erbgut von der Zeugung an festgelegt und unveränderlich ist, können epigenetische Mechanismen beeinflussen, in welchem Ausmaß einzelne Erbinformationen abgelesen und in Zellbausteine umgewandelt werden. Die Epigenetik trägt also zu Änderungen in der Genfunktion bei, ohne dass die DNA selbst verändert wird. Zwar liegen bisher erst wenige Studien dazu vor, ihre Befunde weisen jedoch darauf hin, dass auch epigenetische Mechanismen, wie die sogenannte DNA-Methylierung, eine Rolle in der Entstehung der Zwangsstörung spielen könnten. Die Veränderlichkeit der genetischen Belastung durch Epigenetik zeigt, dass auch ein scheinbar unveränderliches genetisches Risiko durch positive äußere Faktoren, wie z. B. Psychotherapie, beeinflussbar ist.

Kindheitstraumata. Neben der Genetik können auch Umweltfaktoren eine Rolle in der Entstehung von Zwangsstörungen spielen. Zu diesen Umwelteinflüssen zählen u. a. kindheitliche Traumata, wie sexueller und körperlicher, aber auch emotionaler Missbrauch. Derartige Traumata stellen einerseits ein massives Kontrollverlusterlebnis, andererseits eine drastische Gefährdung für das Vertrauen in zwischenmenschliche Bindungen dar. Darüber hinaus machen Betroffene dabei die Erfahrung, dass die von ihnen gesetzten Grenzen gänzlich missachtet werden, wodurch das Selbstwirksamkeitserleben bzgl. der eigenen Abgrenzungsfähigkeit sinkt. Ein Waschzwang kann in diesem Falle die kompensatorische Funktion übernehmen, andere Menschen auf Abstand zu halten, sowie mit Gefühlen von Scham, Schuld und Ekel umzugehen.

Erziehungsstil. Das Umfeld, in dem ein Kind aufwächst, kann dessen Entwicklung wesentlich prägen. Insbesondere die Vermittlung von strengen Regeln und Normen, eine Überbetonung von Ordnung, Sauberkeit und sozialer Anpassung sowie perfektionistische Leistungsansprüche können die Entwicklung von Zwängen begünstigen. Ein stark kontrollierender oder überbehütender Erziehungsstil kann dabei auf Seiten des Kindes zu einer reduzierten Selbstständigkeitsentwicklung und einem fehlenden Aufbau von Vertrauen in die eigenen Fähigkeiten beitragen, was wiederum einen guten Nährboden für den Zwang bildet. Ebenso kann ein besonders wertender und strafender Erziehungsstil mit Überbetonung von Schuld und Verantwortung das Risiko für die Entstehung einer Zwangsstörung begünstigen. Bei der Feststellung solcher Einflüsse in der eigenen Biographie soll es jedoch keinesfalls darum gehen, den Eltern die Schuld für die Zwangserkrankung zuzuweisen. Vielmehr liegt das Ziel darin, verstehen zu lernen, welche Bedürfnisse in der Kindheit nicht hinreichend erfüllt wurden (Kontrolle, Autonomie, Selbstwerterhaltung) und welche möglichen Funktionen des Zwangs sich daraus ableiten lassen.

Stressvolle Lebensereignisse. Zu den stressvollen Lebensereignissen, die zum Ausbruch einer Zwangsstörung beitragen können, zählen sowohl negative Erlebnisse, wie der Tod einer nahen Bezugsperson, als auch positiv bewertete Ereignisse, wie z. B. eine Hochzeit oder die Geburt eines Kindes. Übersteigen die emotionalen Anforderungen, die diese Ereignisse stellen, die aktuellen Bewältigungsfähigkeiten der betroffenen Person, können sie – in Kombination mit den zuvor genannten Faktoren – Zwänge mitbedingen.

Handout 2 – Auffälligkeiten im Gehirn bei Menschen mit Zwangsstörung

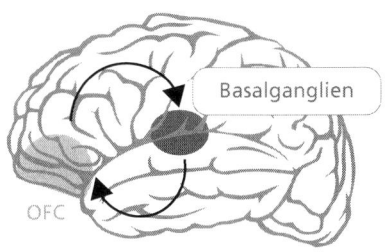

Auf globaler Ebene. In verschiedenen bildgebenden Studien hat sich gezeigt, dass Zwangserkrankte verglichen mit Menschen ohne Zwangserkrankung bestimmte Auffälligkeiten im Gehirn aufweisen. Insbesondere sind hiervon zwei Hirnregionen sowie die nervlichen Verbindungen zwischen ihnen betroffen: der sogenannte orbitofrontale Cortex (OFC) und die Basalganglien. Der OFC ist eine vorne, direkt hinter der Stirn gelegene Hirnregion, die eine wichtige Rolle für Kontroll- und Bewertungsprozesse spielt. Die Basalganglien sind hingegen evolutionär älter, tiefer im Gehirn verortet und vorrangig an der Ausführung von automatisierten Verhaltensweisen beteiligt. Beide Gehirnbereiche kommunizieren über neuronale Verbindungspfade miteinander. Verglichen mit Personen aus der Allgemeinbevölkerung weisen Zwangserkrankte eine Überaktivierung im OFC auf. Vereinfacht gesagt ist diese Gehirnregion bei Menschen mit Zwängen also permanent damit beschäftigt zu bewerten, ob ein bestimmter Gedanke, eine Situation oder eine Handlung als richtig oder falsch, bedrohlich oder sicher einzustufen ist. Der »innere Kontrolleur« im OFC kommt dabei schnell ins Zweifeln und sendet übermäßig viele »Alarmsignale« zu den Basalganglien, welche daraufhin ein automatisiertes Verhaltensprogramm, die Zwangshandlung, abspielen. Das Rückkopplungssignal »Handlung ausgeführt« kommt bei Zwangserkrankten allerdings nur in abgeschwächter Form wieder beim OFC an oder wird als »noch nicht zufriedenstellend« bewertet, sodass dieser weiterhin Alarm schlägt (»etwas ist nicht richtig«) und wiederholt anordnet, dass eine Zwangshandlung ausgeführt werden soll, was zu einer Art »Heißlaufen« der Schleife zwischen OFC und Basalganglien führt. Tatsächlich lässt sich anhand eines individuellen Hirnscans jedoch keine Aussage darüber treffen, ob eine Person unter Zwängen leidet oder nicht. Die beschriebenen Auffälligkeiten basieren vielmehr auf der Beobachtung, dass sich eine untersuchte Gruppe von Zwangserkrankten im Durchschnitt statistisch signifikant von einer Kontrollgruppe unterscheidet. Die veränderte Hirnaktivität scheint zudem reversibel zu sein:

Studienergebnisse weisen darauf hin, dass sowohl eine erfolgreiche Verhaltenstherapie als auch die medikamentöse Behandlung der Zwänge zu einer Normalisierung der Überaktivität beitragen kann.

Auf Ebene der Synapsen. Eine Synapse ist die Verbindungsstelle zwischen zwei Nervenzellen, auch Neuronen genannt. Während Signale innerhalb eines Neurons elektrisch übertragen werden, funktioniert die Kommunikation am Übergang von der einen zur nächsten Nervenzelle über chemische Moleküle, die sogenannten Neurotransmitter. Sie werden vom vorderen Neuron ausgeschüttet, bewegen sich durch den synaptischen Spalt und docken auf der anderen Seite an spezifischen Rezeptoren in der Zellwand des hinteren Neurons an. Je nachdem, wie viele Neurotransmitter im synaptischen Spalt vorhanden sind, wird das Signal gut oder weniger gut weitergegeben. Die ausgeschütteten Transmitter werden anschließend wieder in die vordere Nervenzelle aufgenommen. Dies geschieht über eine Wiederaufnahmepumpe. Einer der wichtigsten Neurotransmitter im Gehirn ist das Serotonin. Es scheint auch bei Zwangserkrankten eine bedeutsame Rolle zu spielen. Dies wissen wir insbesondere aus der Beobachtung, dass die Einnahme von *selektiven Serotonin-Wiederaufnahmehemmern* (engl. selective serotonin reuptake inhibitors, SSRIs) bei der Behandlung von Zwängen helfen kann. Wie der Name schon sagt, hemmen diese die Wiederaufnahme des Serotonins in das vordere Neuron, sodass mehr Serotonin im synaptischen Spalt verbleibt. Meist setzt die gewünschte Wirkung dieser Medikamente aber nicht sofort, sondern erst nach sechs bis acht Wochen ein, was darauf hinweist, dass die erhöhte Menge des Serotonins im synaptischen Spalt allein nicht ausschlaggebend für die Symptomverbesserung durch die SSRIs ist. Vielmehr scheint die Einnahme des Medikaments zu einer Anpassung des gesamten neuronalen Systems zu führen. Wenn mehr Serotonin im synaptischen Spalt vorhanden ist, nimmt auf Dauer die Anzahl der Rezeptoren auf dem hinteren Neuron ab. Auch andere neuronale Prozesse scheinen sich durch die SSRI-Einnahme zu verändern. Diese sind jedoch sehr komplex und noch nicht hinreichend erforscht. Wir wissen z. B. auch, dass das Serotoninsystem mit anderen Neurotransmittersystemen interagiert. Serotonin allein scheint daher nicht für die veränderten Gehirnfunktionen von Zwangserkrankten verantwortlich zu sein. Neuere Forschungsergebnisse weisen ebenfalls auf die Beteiligung des Dopamin- und Glutamatsystems hin.

Handout 3 – Selbstbeobachtungsprotokoll

Datum	Uhrzeit	Situation	Zwangs-gedanke	Gefühl	Zwangs-handlung	Konsequenz

Handout 4 – Individuelles Entstehungsmodell der Zwangsstörung

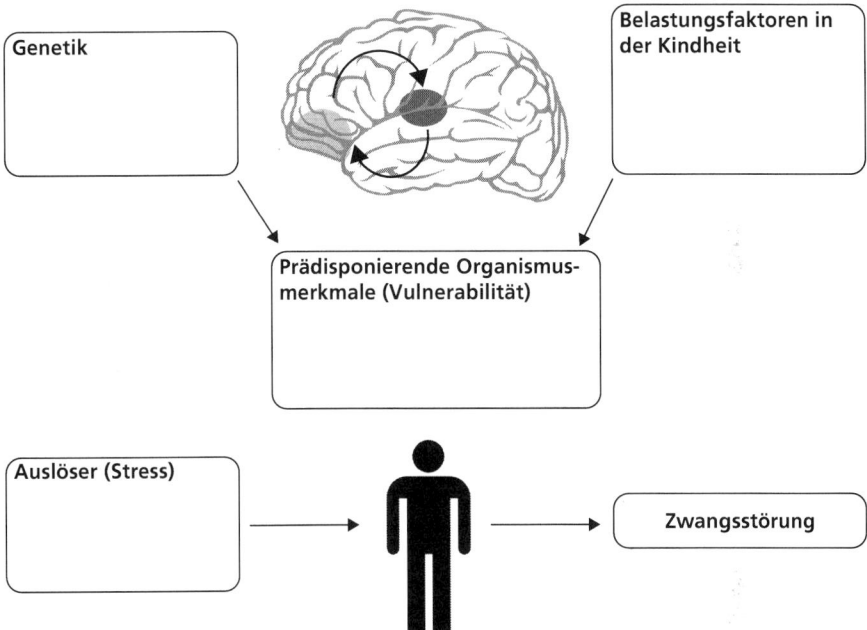

Handout 5 – Mögliche Funktionalitäten des Zwangs

Konflikt auf der Lebensbühne	Umgang auf der Zwangsbühne	Funktionale Alternativstrategie
Defizite in der Emotionsregulation, z. B. Unterdrückung von Wut oder mangelnde emotionale Verarbeitung schwieriger biographischer Ereignisse	Neutralisierung aggressiver Zwangsgedanken oder Wiederholungszwänge mit ausgeprägtem selbstbezogenen Unvollständigkeitserleben	Emotionsregulationsstrategien lernen; Wut und Ärger als normale menschliche Emotionen zulassen; dissoziative Trance durch Subjektkonstituierung lösen
Fehlendes Erleben von Sicherheit und Kontrolle	Verhinderung von Unglücken durch Zwangshandlungen; übermäßige Verantwortungsübernahme	Erlernen einer akzeptierenden Haltung bzgl. der unvermeidlichen Unwägbarkeiten des Lebens
Reduzierter Selbstwert	Zwangsstörung wird als wichtiger Teil der eigenen Persönlichkeit betrachtet	Selbstwertstabilisationsübungen
Überhöhte Leistungsanforderungen	Kontrollzwänge bei der Arbeit aus dem perfektionistischen Anspruch heraus, keine Fehler machen zu dürfen	Verhaltensexperimente bzgl. »unperfekten« Verhaltens; Pareto-Prinzip
Überhöhte moralische Vorstellungen	Zwangshandlungen aus der Befürchtung heraus, jemand anderem geschadet haben oder schaden zu können	Abgrenzung vom Ursprung der überhöhten Moral (z. B. internalisierte elterliche Normen)
Ausfüllen leerer Zeit	Verstärkung der Zwänge bei Zugewinn an Zeit	Aufbau positiver Aktivitäten
Bewältigung einer anderen psychiatrischen Erkrankung	Abwehr depressiver Symptome oder Verhinderung von Intrusionen bei PTBS	Spezifische Therapie der komorbiden Erkrankung
Defizite in Abgrenzung, Ablösung und Autonomie	Zwang macht anderen Personen Vorschriften, wie sie sich zu verhalten haben	Training sozialer Kompetenzen, z. B. Gewaltfreie Kommunikation

Konflikt auf der Lebensbühne	Umgang auf der Zwangsbühne	Funktionale Alternativstrategie
Fehlende Zuwendung und Anerkennung, Defizite im Herstellen von Nähe und Geborgenheit	Umfangreiches Rückversicherungsverhalten	Schulung der Wahrnehmung und der Bitte um Erfüllung eigener Bedürfnisse
Vermeidung von Anforderungen aus der Umwelt	Inhalte müssen durch den Zwang immer wieder auf Fehler überprüft werden, wodurch Abgabefristen nicht eingehalten werden	Zeitweilige Reduktion der Anforderungen sowie Erlernen der erforderlichen Bewältigungskompetenzen

(modifiziert nach Külz et al. 2010)

Handout 6 – Beobachtungsprotokoll während der Exposition mit Reaktionsmanagement

Datum und Uhrzeit: _____

Kurzbeschreibung der Exposition: _____
_____
_____
_____

Gefühle:

```
100
 90
 80
 70
 60
 50
 40
 30
 20
 10
  0
    0  5  10 15 20 25 30 35 40 45 50 55 60 65 70 75 80 85 90
                         Zeit (min)
```

Bemerkungen zum Verlauf der Exposition: _____
_____
_____
_____

Handout 7 – Defusionstechniken

Die nachfolgende Liste umfasst durch verschiedene Quellen (Fricke 2016; Harris 2008; Wengenroth 2012) inspirierte und weiter ausgearbeitete Strategien, um sich von den eigenen Gedanken zu distanzieren und die kognitive Fusion zu lösen:

- Den Zwang personifizieren: ihm eine Gestalt und einen Namen geben (z. B. »Hallo Rumpelstilzchen! Auf welche Gedanken kommst du denn heute wieder?«)
- Humorvolle Titel für die altbekannten Geschichten des Zwangs finden (z. B. »Ah, da ist ja wieder die Horrorherdstory!« oder »Ein zeitloser Klassiker: Die klebrige Klinke!«)
- Sich vorstellen, der Zwang wäre ein Radio im Kopf, das nur Katastrophennachrichten und entnervende Ohrwürmer sendet. Dabei ausprobieren, die Lautstärke leiser zu drehen oder die Sendung einfach im Hintergrund laufen zu lassen, ohne bewusst hinzuhören
- Bildliche Zwangsgedanken wie auf einem Fernseher oder einer Kinoleinwand betrachten und versuchen, den Film in veränderter Form ablaufen zu lassen, z. B.
  – vor- und zurückspulen
  – den Film in Zeitlupe oder Highspeed abspielen
  – den Film in Graustufen oder mit Signalrauschen visualisieren
  – das Genre oder Setting des Films ändern (Western, Space Opera, Slapstick, Anime …)
- Sich vorstellen, der Zwang wäre ein Papagei, der auf der Schulter sitzt und einem auswendig gelernte Sprüche ins Ohr krächzt
- Sich vorstellen, dass ein Zwangsgedanke ein lästiges, aber harmloses Insekt ist, das nur durch Mimikry bedrohlich wirkt – wie eine Schwebfliege, die optisch die Gefährlichkeit einer Biene nachahmt, während sie einem vor der Nase herumfliegt
- Den Zwang wie eine nervige Großtante oder einen Vertreter an der Tür behandeln und ihn freundlich, aber bestimmt abweisen (z. B. »Vielen Dank für den Vorschlag, aber ich möchte gerade nicht.«)
- Sich vorstellen, Zwangsgedanken wären unliebsame Gäste, die hin und wieder in den Bus des Bewusstseins einsteigen, eine Weile mitfahren, aber auch von selbst wieder aussteigen, während man den Bus unbeirrt weiter dahin steuert, wo man hin will (Busfahrer-Metapher aus der ACT)
- Lernen, seine Zwangsgedanken zu beobachten, kommen und gehen zu lassen, ohne auf sie zu reagieren. Dazu kann es hilfreich sein, sie in die Vorstellung einer regelmäßigen, fließenden Bewegung einzubauen, die Gedanken z. B. auf Blätter

zu schreiben, die auf einem Fluss an einem vorbeischwimmen, oder sie auf Züge zu setzen, die man von einer Brücke aus langsam unter sich herfahren sieht
- Zwangsgedanken durch die Sprechweise verfremden, z. B.
  – mit sehr hoher oder sehr tiefer Stimme sprechen
  – extrem langsam oder extrem schnell sprechen
  – mit einem Akzent/Dialekt sprechen (Amerikanisch, Bayerisch, Kölsch ...)
  – mit der Stimme eines bekannten Film- und Fernsehcharakters sprechen (Miss Piggy, Spongebob, der Terminator, Yoda ...)
  – alle Vokale durch einen einzigen Vokal ersetzen wie in dem Kinderlied »Drei Chinesen mit dem Kontrabass«
- Zwangsgedanken nach einer Melodie singen (z. B. »Happy Birthday«), sich vorstellen, die Zwangsgedanken würden von unterschiedlichen Künstlern interpretiert (AC/DC, Backstreet Boys, Beyoncé, Queen ...) oder sich ein ganzes Musical aus Zwangsgedanken ausdenken
- Zwangsgedanken ganz oft hintereinander sagen (ein bis drei Wörter so oft wiederholen, bis ihre Bedeutung verschwindet)
- Ein Kärtchen mit den eigenen typischen Zwangsgedanken anfertigen und in der akuten Zwangssituation »Zwangsgedanken-Bingo« spielen
- Die Rolle eines Forschers einnehmen, der die Gedanken ganz genau betrachtet, ohne sie zu bewerten
- Für Harry-Potter-Fans: Der Zwang lässt sich gut mit der Figur des »Irrwichts« vergleichen, der immer genau die Form dessen annimmt, wovor ihr Betrachter sich am meisten fürchtet. Dabei geht von ihm keine reale Bedrohung aus; der Irrwicht ist lediglich ein Schreckgespenst, das die Gefahr täuschend echt nachahmt – genau wie ein Zwangsgedanke. In der Welt von Harry Potter kann der Irrwicht dadurch bekämpft werden, dass man ihn in der eigenen Vorstellung lächerlich macht und dabei den Zauberspruch »Riddikulus« ausspricht (von lat. ridiculus = lächerlich). In ähnlicher Form kann die Strategie helfen, den Zwang als Schreckgespenst zu betrachten und ihn durch kreative Vorstellungen lächerlich zu machen.

Handout 8 – Achtsames Beobachten der Gedanken

Nehmen Sie eine bequeme Sitzposition ein und stellen die Füße auf den Boden, sodass Sie eine feste Verbindung mit dem Untergrund spüren. Richten Sie Ihren Rücken gerade auf und lassen die Schultern leicht fallen. Lenken Sie Ihre Aufmerksamkeit auf die Stellen, mit denen Ihr Körper den Stuhl berührt, auf dem Sie sitzen: Die Schulterblätter, den Rücken, das Gesäß, die Oberschenkel. Und die Fußsohlen, die Sie mit dem Boden verankern. Schließen Sie nun Ihre Augen oder fixieren einen Punkt am Boden vor Ihnen – je nachdem, was Ihnen lieber ist. Richten Sie Ihre Aufmerksamkeit auf Ihre Atmung. Spüren Sie, wie die Luft durch Ihre Nasenlöcher und den Hals bis hin zu Ihren Lungen fließt. Wie sich Ihre Brust langsam hebt – und wieder senkt. Wie sich Ihr Bauch wölbt – und wieder senkt. Mit dem Ausatmen strömt die Luft langsam durch Ihre leicht geöffneten Lippen. Ein – und wieder aus. Ein – und aus. Richten Sie Ihre Aufmerksamkeit nun auf Ihre Gedanken. Beobachten Sie jeden Gedanken mit der Neugier eines Naturfilmers, der zuvor noch nie einen solchen Gedanken vor die Kameralinse bekommen hat. Lassen Sie Ihre Gedanken fließen, ohne an ihnen festzuhalten und ohne sie zu bewerten. Erlauben Sie ihnen genauso zu sein, wie sie sind – ohne den Versuch, sie kontrollieren zu wollen. Beobachten Sie das Kommen und Gehen Ihrer Gedanken wie am Himmel vorbeiziehende Wolken – oder wie Laubblätter, die langsam einen Bachlauf hinabtreiben. Wenn da etwas ist, das Ihre Gedanken beobachten kann, dann kann dieses Wesen – Ihr Ich – nicht mit Ihren Gedanken identisch sein. Gedanken sind Ereignisse in Ihrem Kopf. Das Ich kann Gedanken wahrnehmen, doch es kann einen automatischen Gedanken niemals wirkungsvoll unterdrücken. Welche Gedanken nimmt Ihr Ich gerade wahr? Lassen Sie diese Gedanken einfach sein, ohne über sie zu urteilen. Und wenn Sie doch bemerken, dass Sie einen Gedanken negativ bewertet haben, lassen Sie auch das entstehende Gefühl einfach da sein, ohne es verändern zu wollen. Und kommen achtsam zurück in die Beobachterperspektive. Betrachten Sie Ihre Gedanken aus der Distanz – wie vorbeiziehende Wolken am Himmel. Ohne zu bewerten – wie durch ein Kameraobjektiv.

(längere Pause)

Achten Sie nun noch einmal auf Ihre Atmung. Spüre Sie, wie der Atem ein- und wieder ausströmt. Ein – und aus. Richten Sie Ihre Aufmerksamkeit nun auf die Stellen, mit denen Ihr Körper den Stuhl berührt, auf dem Sie sitzen: Die Schulterblätter, den Rücken, das Gesäß, die Oberschenkel. Nehmen Sie nun wahr, wie Ihre Fußsohlen fest auf dem Boden stehen. Und wenn Sie möchten, öffnen Sie langsam die Augen. Strecken Sie sich – und kommen mit Ihrer Aufmerksamkeit zurück in den Raum, in dem Sie sitzen. Was hat Ihnen diese Übung gezeigt?

Handout 9 – Spür- und Steuerungsübung

Suchen Sie sich eine Position im Raum und stellen sich dort mit hüftbreit geöffneten Beinen hin. Richten Sie Ihren Oberkörper auf, ziehen die Schultern etwas nach hinten unten, heben leicht das Kinn und blicken nach vorn. Wippen Sie ein wenig auf den Fußballen hin und her, bevor Sie Ihre Knie durchdrücken, einen festen Stand finden und Ihre Füße mit dem Boden verankern. Bauen Sie mit der körperlichen auch eine geistige Spannkraft auf. Ihr Körper ist fest, Ihr Kopf ist klar. Richten Sie nun Ihre Aufmerksamkeit darauf, wie sich Ihre rechte Hand anfühlt. Nehmen Sie sie intensiv als Teil Ihres Körpers wahr. Sie ist über Ihren Arm mit Ihrem Rumpf verbunden. Beugen Sie nun Ihren Arm und heben die rechte Hand auf Brusthöhe an, sodass Sie sie gut sehen können. Jetzt steuern Sie Ihre Hand bewusst an und lassen sie die Bewegungen ausführen, die Sie möchten: Ballen Sie sie zur Faust, fächern Sie alle Finger auf oder führen Zeigefinger und Daumen zusammen. Sie selbst bestimmen, was Ihre Hand tun soll. Probieren Sie die verschiedensten Dinge aus. Wie fühlt es sich an, Ihrer Hand zu befehlen, sich zu drehen? Wie fühlt es sich an, jeden einzelnen Finger anzusteuern? Wählen Sie nun einen unbelebten Gegenstand im Raum aus, auf den Sie zugehen möchten. Treffen Sie die Entscheidung spontan und gehen ohne Zaudern auf den Gegenstand zu. Befehlen Sie Ihrer rechten Hand, den Gegenstand anzufassen. Nehmen Sie genau wahr, wo die Grenze zwischen Ihrer Hand und dem Gegenstand verläuft. Fassen Sie nun den Plan zu einer kurzen Handlung mit dem Gegenstand, die Ihnen beliebt. Sie können z. B. auf den Gegenstand klopfen oder seine Position verändern. Wenn Sie bereit sind, geben Sie Ihrer Hand ein deutliches Signal zum Beginn und führen die Handlung aus. Ihre Hand gehorcht Ihrem Befehl, die Handlung unterliegt Ihrer Steuerung. Nehmen Sie das Ergebnis Ihrer Handlung ganz bewusst wahr und wenden Sie sich dann wieder von dem Gegenstand ab.

Versuchen Sie den Aufbau der inneren Spannkraft und des Steuerungsempfindens auch im Alltag zu üben, indem Sie zunächst unkomplizierte Handlungen auf die oben beschriebene Weise innerlich begleiten. Später können Sie im Rahmen von Expositionen mit Reaktionsmanagement auch bis dato zwangsassoziierte Handlungen bewusst und selbstgesteuert gemäß Ihrem neu definierten Normalstandard ausführen.

Zusatzmaterial 1 – Y-BOCS Interview[6]

Gesamtscore (Summe Items 1-10) ☐

Name des Patienten _____ Datum _____
Lfd. Nummer _____ Interviewer _____

1. Zeitaufwand für Denkzwänge	nicht vorhanden 0	wenig 1	mäßig 2	hoch 3	extrem 4

1b. Zeitintervall ohne Denkzwänge (nicht zum Gesamt- od. Teilscore hinzurechnen)	keine Symptome 0	lang 1	mäßig lang 2	kurz 3	extrem kurz 4

2. Beeinträchtigung durch Denkzwänge	0	1	2	3	4
3. Leidensdruck durch Denkzwänge	0	1	2	3	4
4. Widerstand	0	1	2	3	4
5. Kontrolle über Denkzwänge	völlige Kontrolle 0	hohe Kontrolle 1	mäßige Kontrolle 2	wenig Kontrolle 3	keine Kontrolle 4

Teilscore: Denkzwänge (Summe 1 - 5) ☐

6. Zeitaufwand für Handlungszwänge	nicht vorhanden 0	wenig 1	mäßig 2	hoch 3	extrem 4

6b. Zeitintervall ohne Handlungszwänge (nicht zum Gesamt- od. Teilscore hinzurechnen)	keine Symptome 0	lang 1	mäßig lang 2	kurz 3	extrem kurz 4

7. Beeinträchtigung durch Handlungszwänge	0	1	2	3	4
8. Leidensdruck durch Handlungszwänge	0	1	2	3	4
9. Widerstand	0	1	2	3	4
10. Kontrolle über Handlungszwänge	völlige Kontrolle 0	hohe Kontrolle 1	mäßige Kontrolle 2	wenig Kontrolle 3	keine Kontrolle 4

Teilscore: Handlungszwänge (Summe 6 - 10) ☐

11. Einsicht in die Zwangssymptomatik	ausgezeichnet 0	1	2	nicht vorhanden 3	4	
	keine	wenig	mäßig	hoch	extrem	
12. Vermeidung	0	1	2	3	4	
13. Entscheidungsschwierigkeiten	0	1	2	3	4	
14. Übertriebenes Verantwortungsgefühl	0	1	2	3	4	
15. Langsamkeit	0	1	2	3	4	
16. Pathologisches Zweifeln	0	1	2	3	4	
17. Schwere der Gesamtstörung	0	1	2	3	4	5	6
18. Ausmaß der Gesarntverbesserung	0	1	2	3	4	5	6

19. Reliabilität	Hervorragend = 0	Gut = 1	Ausreichend = 2	Schlecht = 3

---

6 aus: Goodman W, Rasmussen S, Price L, Mazure L, Heninger G, Charney D: Yale-Brown Obsessive Compulsive Scale (Y-BOCS). Verhaltenstherapie 1991;1:226–233. doi: 10.1159/000257973. © S. Karger AG, Basel, Abdruck mit freundlicher Genehmigung.

»Ich werde Ihnen jetzt verschiedene Fragen über Ihre Zwangsgedanken stellen.« (Beziehen Sie sich dabei vor allem auf die Hauptsymptome des Patienten)

1. Zeitaufwand für die Beschäftigung mit Zwangsgedanken

»Wie viel Zeit nimmt die Beschäftigung mit Zwangsgedanken in Anspruch?«

(Wenn die Zwangsgedanken als kurze, wiederkehrende, sich aufdrängende Gedanken auftreten, kann es schwierig sein, die Zeit in Stunden anzugeben. In diesem Falle erfragen Sie sowohl die Häufigkeit der Zwangsgedanken und die Anzahl der Stunden, die pro Tag davon betroffen sind. Fragen Sie dann: »Wie häufig treten die Zwangsgedanken auf?« Achten Sie darauf, dass Sie Grübeleien und Vorstellungen, die – im Gegensatz zu Zwangsgedanken – ich-synton und rational sind, aber übertrieben wirken, ausschließen.)

0 = keine Beschäftigung mit Zwangsgedanken
1 = leichtes (weniger als eine Stunde pro Tag) oder gelegentliches Aufdrängen von Gedanken
2 = mäßiges (ein bis drei Stunden täglich) oder häufiges Aufdrängen von Gedanken, wobei die meisten Stunden des Tages nicht betroffen sind
3 = starkes (mehr als drei und bis zu acht Stunden täglich) oder sehr häufiges Aufdrängen von Gedanken und während der meisten Stunden des Tages
4 = extremes (mehr als acht Stunden täglich) oder fast ständiges Aufdrängen von Gedanken.

1b. Intervalle, in denen keine Zwangsgedanken auftreten

(für den Gesamtscore nicht berücksichtigen)

»Welches ist im Durchschnitt die längste zusammenhängende Anzahl von Stunden pro Tag, in der Sie völlig frei von Zwangsgedanken sind?«

(Falls nötig, fragen Sie: »Was ist der längste Zeitabschnitt, über den keine Zwangsgedanken auftreten?«)

0 = keine Symptome
1 = langes symptomfreies Intervall, mehr als acht zusammenhängende Stunden pro Tag Symptomfreiheit
2 = mäßig langes symptomfreies Intervall, mehr als drei und bis zu acht zusammenhängende Stunden pro Tag Symptomfreiheit
3 = kurzes symptomfreies Intervall, ein bis drei zusammenhängende Stunden pro Tag Symptomfreiheit
4 = extrem kurzes symptomfreies Intervall, weniger als eine zusammenhängende Stunde pro Tag Symptomfreiheit.

2. Beeinträchtigungen durch Zwangsgedanken

»Wie stark werden Sie durch Ihre Zwangsgedanken im Umgang mit anderen Menschen oder bei der Arbeit beeinträchtigt? Gibt es irgendetwas, das Sie deswegen nicht tun?«

(Wenn Patient z. Z. nicht berufstätig ist, ist festzustellen, inwieweit bei Berufstätigkeit Beeinträchtigung vorliegen würde)

0 = keine Beeinträchtigung
1 = leichte oder wenig Beeinträchtigung im Umgang mit anderen oder bei der Arbeit, Aufgaben können aber noch voll erfüllt werden
2 = mäßige, aber doch schon deutliche Beeinträchtigung im Umgang mit anderen bzw. am Arbeitsplatz, Aufgaben können jedoch noch ausreichend erfüllt werden
3 = starke Beeinträchtigung im Umgang mit anderen bzw. am Arbeitsplatz, Aufgaben können nicht mehr ausreichend erfüllt werden
4 = extreme Beeinträchtigung im Alltagsleben.

3. Leidensdruck in Verbindung mit Zwangsgedanken

»Wie stark werden Sie durch Ihre Zwangsgedanken geplagt?«

(In den meisten Fällen korreliert der Leidensdruck mit dem Ausmaß der begleitenden Ängste; einige Patienten berichten jedoch, dass ihre Zwänge »störend« seien, und verneinen zugleich das Vorliegen von »Angst«. Es soll nur solche Angst berücksichtigt werden, die durch die Zwangsgedanken hervorgerufen wird, keine generalisierte oder Angst, die anderen Symptomen zugeordnet werden kann.)

0 = gar nicht
1 = leicht, nicht allzu störend
2 = mäßig, störend, aber noch zu bewältigen
3 = stark, sehr störend
4 = extremer, nahezu kontinuierlicher und lähmender Leidensdruck.

4. Widerstand gegen Zwangsgedanken

»Wie stark bemühen Sie sich, den Zwangsgedanken zu widerstehen? Wie oft versuchen Sie, diese Gedanken nicht zu beachten bzw. sich abzulenken, wenn sie sich Ihnen aufdrängen?«

(Nur die Bemühung um Widerstand einschätzen, nicht das Gelingen oder Misslingen des Versuches, Kontrolle über die Zwangsgedanken zu bekommen. Wie sehr der Patient gegen seine Zwangsgedanken Widerstand leistet, kann, muss aber nicht mit seiner Fähigkeit, diese zu kontrollieren, zusammenhängen. Beachten Sie, dass dieses Item nicht direkt die Ausprägung der sich aufdrängenden Gedanken misst; vielmehr beurteilt es das Ausmaß der noch vorhandenen gesunden Anteile des Patienten, d. h. die Anstrengung, die er unternimmt, um gegen die Zwangsgedanken anzugehen, ohne Vermeidungshandlungen oder Zwangshandlungen abzuwickeln. Je mehr der Patient versucht, Widerstand zu leisten, desto weniger ist folglich dieser Bereich seiner Funktionsfähigkeit beeinträchtigt. Es gibt »aktive« und »passive« Formen des Widerstandes. In einer Verhaltenstherapie können Patienten z. B. ermutigt werden, ihre Zwangsgedanken dadurch zu überwinden, dass sie nicht gegen sie ankämpfen – z. B. »lassen Sie Ihre Gedanken einfach zu« i. S. einer passiven Opposition – oder indem die Zwangsgedanken absichtlich gedacht werden. Um Item 4 richtig beurteilen zu können, berücksichtigen Sie die Anwendung solcher verhaltenstherapeutischer Techniken als Sonderformen von Widerstand. Wenn Zwangsgedanken nur minimal ausgeprägt sind, könnte der Patient keine Notwendigkeit sehen, ihnen zu widerstehen. In diesem Falle sollte eine »0« angekreuzt werden.)

- 0 = strengt sich an, immer zu widerstehen bzw. die Symptome sind so minimal, dass es nicht nötig ist, dagegen Widerstand zu leisten
- 1 = versucht, fast immer zu widerstehen
- 2 = macht einige Anstrengungen zu widerstehen
- 3 = lässt alle Zwangsgedanken zu, ohne den Versuch, diese zu kontrollieren, tut dies jedoch mit einigem Widerstreben
- 4 = lässt die Zwangsgedanken vollständig und bereitwillig zu.

5. Grad der Kontrolle über die Zwangsgedanken

»Wie viel Kontrolle haben Sie über Ihre Zwangsgedanken? Wie erfolgreich sind Sie dabei, Ihre Zwangsgedanken zu beenden bzw. sich davon abzulenken? Können Sie Ihre Zwangsgedanken einfach übergehen?«

(Im Gegensatz zu dem vorangegangenen Item zum Widerstand, ist die Fähigkeit des Patienten, seine Zwangsgedanken zu kontrollieren, enger mit dem Ausprägungsgrad der sich aufdrängenden Gedanken verbunden.)

- 0 = völlige Kontrolle
- 1 = starke Kontrolle, die normalerweise mit einigem Aufwand und Konzentration die Zwangsgedanken beendet oder davon ablenkt
- 2 = mäßige Kontrolle, die manchmal die Zwangsgedanken beendet bzw. ablenkt
- 3 = wenig Kontrolle, Patient ist selten erfolgreich im Beenden der Zwangsgedanken, kann die Aufmerksamkeit nur unter Schwierigkeiten ablenken
- 4 = keine Kontrolle, Zwangsgedanken werden als völlig unkontrollierbar erfahren. Patient ist selten fähig, die Gedanken auch nur kurzfristig zu ändern.

6. Dauer der Ausführung von Zwangshandlungen

»Wie viel Zeit nimmt die Ausführung von Zwangshandlungen in Anspruch?«

(Wenn hauptsächlich Rituale vorliegen, die Aktivitäten des täglichen Lebens betreffen, fragen Sie: »Wie viel länger brauchen Sie wegen Ihrer Rituale im Vergleich zu den meisten Menschen, um Routinetätigkeiten auszuführen?« Wenn die Zwangshandlungen als kurze, wiederkehrende Verhaltensweisen auftreten, kann es unmöglich sein, die Zeit in Stunden anzugeben. In diesem Falle ist die Häufigkeit des Auftretens zu eruieren, um daraus die Zeitdauer abzuschätzen. Sowohl die Häufigkeit des Auftretens wie auch die Anzahl der täglichen Stunden, die dadurch beeinträchtigt werden, soll letztlich ermittelt werden. Dabei soll die Häufigkeit des Auftretens von Zwangshandlungen, nicht die Anzahl der Wiederholungen einzelner Handlungen erfragt werden; wenn ein Patient z. B. 20-mal pro Tag in das Badezimmer geht, um sich fünfmal sehr schnell die Hände zu waschen, so führt er 20-mal pro Tag Zwangshandlungen aus, nicht fünfmal oder 5-mal 20 = 100-mal. Fragen Sie: »Wie oft führen Sie Zwangshandlungen aus?« In den meisten Fällen sind Zwangshandlungen beobachtbare Verhaltensweisen, wie Händewaschen, aber es gibt auch Beispiele von nicht beobachtbaren Zwangshandlungen, etwa leises Kontrollieren.)

0 = kein Zeitaufwand
1 = leichte (weniger als eine Stunde pro Tag) oder gelegentliche Ausführung von Zwangshandlungen
2 = mäßige (ein bis drei Stunden täglich) oder häufige Ausführung von Zwangshandlungen
3 = starke (mehr als drei und bis zu acht Stunden täglich) oder sehr häufige Ausführung von Zwangshandlungen
4 = extreme (mehr als acht Stunden täglich) oder fast durchgängige Ausführung von Zwangshandlungen.

6b. Intervalle, in denen keine Zwangshandlungen auftreten

(für den Gesamtscore nicht berücksichtigen)

»Welches ist im Durchschnitt die längste zusammenhängende Anzahl von Stunden pro Tag, in denen Sie völlig frei von Zwangshandlungen sind?« Falls nötig, fragen Sie: »Was ist der längste Zeitabschnitt, über den keine Zwangshandlungen auftreten?«

0 = keine Symptome
1 = langes symptomfreies Intervall, mehr als acht zusammenhängende Stunden pro Tag Symptomfreiheit
2 = mäßig langes symptomfreies Intervall, mehr als drei und bis zu acht zusammenhängende Stunden pro Tag Symptomfreiheit

3 = kurzes symptomfreies Intervall, eine bis drei zusammenhängende Stunden pro Tag Symptomfreiheit
4 = extrem kurzes symptomfreies Intervall, weniger als eine zusammenhängende Stunde pro Tag Symptomfreiheit.

7. Beeinträchtigung durch Zwangshandlungen

»Wie stark werden Sie durch Ihre Zwangshandlungen im Umgang mit anderen Menschen oder bei der Arbeit beeinträchtigt? Gibt es irgendetwas, das Sie deswegen nicht tun?«

(Wenn Patient z. Z. nicht berufstätig ist, ist festzustellen, inwieweit bei Berufstätigkeit eine Beeinträchtigung vorliegen würde.)

0 = keine Beeinträchtigung
1 = leichte oder wenig Beeinträchtigung im Umgang mit anderen Menschen oder am Arbeitsplatz, dabei insgesamt keine Funktionsverminderung
2 = mäßige, aber doch auch deutliche Beeinträchtigung im Umgang mit anderen Menschen oder am Arbeitsplatz, jedoch noch zu bewältigen
3 = starke Beeinträchtigung im Umgang mit anderen Menschen bzw. am Arbeitsplatz
4 = extreme Behinderung in der täglichen Lebensführung.

8. Leidensdruck in Verbindung mit Zwangshandlungen

»Wie ginge es Ihnen, wenn Sie an der Ausführung Ihrer Zwangshandlungen gehindert würden?« Pause. »Wie ängstlich oder beunruhigt würden Sie dann werden?«

(Beurteilen Sie, wie stark der Leidensdruck sein würde, wenn die Ausführung einer Zwangshandlung plötzlich und ohne Rückversicherung unterbrochen würde. In den meisten, wenn auch nicht allen, Fällen werden Angst/Unruhe/Missempfindungen durch die Ausführung von Zwangshandlungen reduziert. Wenn dagegen, nach Einschätzung des Interviewers, Angst aber gerade dadurch reduziert wird, dass die Zwangshandlungen in der oben beschriebenen Form verhindert werden, dann fragen Sie: »Wie ängstlich/beunruhigt werden Sie, während Sie Zwangshandlungen ausführen und zu einem für Sie befriedigenden Abschluss bringen?«)

0 = gar nicht ängstlich, beunruhigt
1 = wenig, nur leicht ängstlich/beunruhigt, wenn Zwangshandlungen verhindert werden oder nur leichte Angst/Unruhe/Missempfindungen während ihrer Ausführung
2 = mäßig, Patient berichtet, dass Angst/Unruhe/Missempfindungen ansteigen, aber zugleich noch zu bewältigen sein würden, wenn Zwangshandlungen verhindert würden bzw., dass sie während der Ausführung von Zwangshandlungen zwar ansteigen, aber noch zu bewältigen sein würden

3 = starke, vorherrschende und als sehr störend empfundene Zunahme der Angst/Unruhe/Missempfindungen, wenn die Zwangshandlungen unterbrochen werden würden, oder vorherrschende und als sehr störend empfundene Zunahme derselben während der Ausführung von Zwangshandlungen
4 = extreme, behindernde Angst/Unruhe/Missempfindungen, die entweder durch Interventionen, die versuchen das Zwangsverhalten zu verhindern, provoziert werden oder die auch während der Durchführung einer Zwangshandlung entstehen würden.

9. Widerstand gegen die Zwangshandlungen

»Wie stark bemühen Sie sich, den Zwangshandlungen zu widerstehen?«

(Nur den versuchten Widerstand einschätzen, nicht das Gelingen oder Misslingen des Versuches, Kontrolle über die Zwangshandlungen zu bekommen. Wie stark der Patient den Zwangshandlungen widersteht, kann, muss aber nicht mit seiner Fähigkeit, diese zu kontrollieren, zusammenhängen. Beachten Sie, dass dieses Item nicht direkt den Ausprägungsgrad der Zwangshandlungen misst, sondern den Gesundheitszustand des Patienten, d. h. die Anstrengung, die er unternimmt, um den Zwangshandlungen zu widerstehen. Je mehr der Patient versucht zu widerstehen, desto weniger ist er folglich in diesem Bereich seiner Funktionstüchtigkeit beeinträchtigt. Wenn die Zwangshandlungen in minimalem Umfange auftreten, kann es sein, dass der Patient kein Bedürfnis empfindet, diesen zu widerstehen. In diesem Falle sollte eine »0« angekreuzt werden.)

0 = bemüht sich, immer zu widerstehen, oder die Symptome sind so minimal, dass es nicht nötig ist, Widerstand zu leisten
1 = versucht, meistens zu widerstehen
2 = macht einige Anstrengungen, zu widerstehen
3 = führt fast alle Zwangshandlungen aus, ohne den Versuch, diese zu kontrollieren, tut dies aber mit einigem Widerstreben
4 = führt alle Zwangshandlungen voltständig und bereitwillig aus.

10. Ausmaß der Kontrolle über Zwangshandlungen

»Wie stark ist der Drang, die Zwangshandlungen auszuführen?« (Pause) »Wie viel Kontrolle haben Sie über die Zwangshandlungen?«

(Im Gegensatz zum vorhergehenden Item zum Widerstand, ist die Fähigkeit des Patienten, seine Zwangshandlungen zu kontrollieren, enger mit dem Ausprägungsgrad der Zwangshandlungen verbunden.)

0 = völlige Kontrolle
1 = starke Kontrolle, der Patient empfindet den Drang, die Handlungen auszuführen, ist jedoch gewöhnlich in der Lage, willkürliche Kontrolle darüber auszuüben
2 = mäßige Kontrolle, starker Drang zur Ausführung der Handlung, Patient kann sie nur unter Schwierigkeiten kontrollieren
3 = wenig Kontrolle, sehr starker Drang zur Ausführung der Handlung, Handlung muss bis zum Ende ausgeführt werden, Patient kann sie nur unter Schwierigkeiten hinauszögern
4 = keine Kontrolle, Drang zur Ausführung der Handlung wird als völlig unfreiwillig und unkontrollierbar empfunden, Patient ist selten fähig, die Handlung auch nur kurzfristig zu verzögern.

»Die weiteren Fragen beziehen sich sowohl auf Ihre Zwangsgedanken wie Ihre Zwangshandlungen. Einige beziehen sich auch auf damit verbundene Probleme.« Diese Items dienen vorerst der Hypothesenbildung und werden nicht in den Gesamtwert der Y-BOCS einbezogen, sie können aber hilfreich bei der Gesamtbeurteilung dieser Symptome sein.

11. Einsicht in die Zwangsgedanken und -handlungen

»Glauben Sie, dass Ihre Befürchtungen oder Verhaltensweisen berechtigt sind?« (Pause) »Was meinen Sie, würde passieren, wenn Sie die Zwangshandlung(en) nicht ausführen? Sind Sie überzeugt davon, dass tatsächlich etwas passieren würde?«

(Schätzen Sie die Einsicht des Patienten in die Sinnlosigkeit und Übertriebenheit seiner Zwangshandlung(en) ein, und zwar ausgehend von den Überzeugungen oder Annahmen, die der Patient während des Interviews äußert.)

0 = hervorragende Einsicht, völlig rational
1 = gute Einsicht; Patient gibt bereitwillig die Absurdität oder Übertriebenheit seiner (Zwangs-)Gedanken oder Verhaltensweisen zu; er scheint aber nicht völlig überzeugt davon zu sein, dass es neben der Angst nicht doch noch etwas gibt, über das man sich Sorgen machen müsste (d. h., er hat anhaltende Zweifel)
2 = mäßige Einsicht; Patient gibt widerwillig zu, dass seine Gedanken oder Verhaltensweisen unsinnig oder übertrieben scheinen, ist jedoch unschlüssig. Möglicherweise hat er einige unrealistische Ängste, jedoch keine dahinterstehenden festen Überzeugungen
3 = wenig Einsicht; Patient behauptet, dass seine Gedanken oder Verhaltensweisen nicht unsinnig oder übertrieben sind (d. h, er hat überwertige Ideen)
4 = keine Kontrolle, wahnhaft. Patient ist entschieden überzeugt, dass seine Befürchtungen und Verhaltensweisen berechtigt sind, er reagiert nicht auf Gegenbeweise.

12. Vermeidung

»Vermeiden Sie, irgendwelche Dinge zu tun, irgendwo hinzugehen oder aber mit jemandem zusammen zu sein, weil Zwangsgedanken auftreten könnten oder weil Sie befürchten, Zwangshandlungen ausführen zu müssen?« Wenn »Ja«-Antwort, fragen Sie: »Wie sehr vermeiden Sie?«

(Schätzen Sie das Ausmaß ein, in dem der Patient vorsätzlich versucht, Dinge zu vermeiden. Manchmal werden Zwangshandlungen ausgeführt, um den Kontakt mit etwas zu »vermeiden«, vor dem der Patient Angst hat. Z. B. werden Waschrituale mit Kleidungsstücken als Zwangshandlung bezeichnet, nicht als Vermeidungsverhalten. Wenn der Patient aber aufgehört hat, seine Kleidung überhaupt noch zu waschen, würde dies als Vermeidung gelten.)

0 = kein vorsätzliches Vermeidungsverhalten
1 = leicht; minimales Vermeidungsverhalten
2 = mäßig; etwas Vermeidungsverhalten; deutlich zu erkennen
3 = stark; häufiges Vermeidungsverhalten; Vermeidung steht im Vordergrund
4 = extrem; sehr ausgeprägtes Vermeidungsverhalten; der Patient bemüht sich in jeder Hinsicht zu vermeiden, dass Symptome ausgelöst werden.

13. Ausmaß von Entscheidungsschwierigkeiten

»Haben Sie Probleme, Entscheidungen über unbedeutende Dinge zu treffen, über die andere Leute nicht zweimal nachdenken würden? Z. B. darüber, welche Kleidung Sie morgens anziehen oder welche Müsli-Marke Sie kaufen wollen?«

(Schließen Sie Entscheidungsschwierigkeiten aus, die im Zusammenhang mit Zwangsgrübeleien stehen. Ferner sollten Sie eine Ambivalenz ausschließen, die sich auf eine tatsächlich als schwierig einzustufende Entscheidungssituation bezieht.)

0 = keine Entscheidungsschwierigkeiten
1 = leicht; einige Probleme, Entscheidungen über geringfügige Dinge zu treffen
2 = mäßig; Patient berichtet offen über erhebliche Schwierigkeiten, Entscheidungen zu treffen in Bereichen, in denen andere Menschen nicht zweimal nachdenken müssten
3 = stark; fortlaufendes Abwägen von Pro und Contra bei Nebensächlichkeiten
4 = extrem; unfähig, irgendwelche Entscheidungen zu treffen, mit entsprechender Behinderung.

14. Übertriebenes Verantwortungsgefühl

»Fühlen Sie sich sehr verantwortlich für die Konsequenzen Ihrer Handlungen? Geben Sie sich selbst die Schuld für die Konsequenzen von Ereignissen, die nicht völlig unter Ihrer Kontrolle sind?«

(Dies ist zu trennen von normalen Verantwortungsgefühlen, Gefühlen der Wertlosigkeit und pathologischen Schuldgefühlen. Eine von Schuldgefühlen gepeinigte Person erlebt sich selbst oder ihre Aktionen als schlecht oder des Teufels.)

- 0 = kein übertriebenes Verantwortungsgefühl
- 1 = leicht; wird nur auf Anfrage erwähnt
- 2 = mäßig; entsprechende Gedanken werden aber spontan geäußert, sind eindeutig vorhanden; der Patient erlebt ein beträchtliches Ausmaß an übertriebenem Verantwortungsgefühl für Ereignisse, die außerhalb seiner tatsächlichen Kontrolle liegen
- 3 = stark; entsprechende Gedanken sind vorherrschend und eindringlich; der Patient ist zutiefst besorgt, dass er für Ereignisse verantwortlich ist, die außerhalb seiner tatsächlichen Kontrolle liegen; er entwickelt Schuldgefühle in übertriebener und nahezu irrationaler Weise
- 4 = extrem; wahnhaft anmutendes Verantwortungsgefühl (wenn sich z. B. ein Erdbeben in 3000 Meilen Entfernung ereignet, fühlt die Patientin sich dafür verantwortlich, weil sie ihre Zwangshandlungen nicht ausgeführt hat.)

15. Anhaltende Langsamkeit/Trägheit

»Haben Sie Schwierigkeiten, Aufgaben anzufangen oder zu beenden? Dauern viele ihrer Routinetätigkeiten länger, als sie eigentlich dauern sollten?«

(Beachten Sie, dass eine psychomotorische Hemmung im Rahmen einer Depression vorliegen könnte. Raten Sie den erhöhten Zeitaufwand, der auf die Abwicklung von Routinetätigkeiten verwandt wird, auch, wenn spezifische, zugehörige Zwangsgedanken nicht identifiziert werden können.)

- 0 = keine anhaltende Langsamkeit/Trägheit
- 1 = leicht; gelegentliche Verzögerung beim Beginnen oder Beenden von Routinetätigkeiten
- 2 = mäßig; häufiges Ausdehnen von Routineaktivitäten, wobei die Handlungen normalerweise noch abgeschlossen werden. Häufiges Zuspätkommen
- 3 = stark; anhaltende und auffällige Schwierigkeiten beim Beginnen oder Beenden von Routinetätigkeiten; regelmäßiges Zuspätkommen
- 4 = extrem; Patient ist nicht in der Lage, ohne fremde Hilfe Routinetätigkeiten zu beginnen oder zu beenden.

16. Pathologisches Zweifeln

»Haben Sie am Ende einer Handlung Zweifel, ob Sie sie richtig ausgeführt haben? Zweifeln Sie daran, ob Sie sie überhaupt getan haben? Haben Sie den Eindruck, dass Sie Ihren eigenen Wahrnehmungen nicht trauen, wenn Sie Routineaktivitäten durchführen – z. B. im Hinblick auf das, was Sie sehen, hören oder berühren?«

0 = keine Zweifel
1 = leicht; wird nur auf Anfrage erwähnt, leichte pathologische Zweifel. Die angegebenen Beispiele könnten noch im Normalbereich liegen
2 = mäßig; Gedanken werden spontan zugegeben, sie sind eindeutig vorhanden und werden zumindest in einigen der Handlungen des Patienten deutlich; Patient wird von deutlichen pathologischen Zweifeln geplagt; diese haben einige Rückwirkungen auf das Verhalten, sind aber noch zu bewältigen
3 = stark; Unsicherheit in Bezug auf Wahrnehmung oder Gedächtnis steht im Vordergrund; pathologisches Zweifeln beeinträchtigt häufig das Verhalten
4 = extrem; Unsicherheit in Bezug auf Wahrnehmung ist durchgängig vorhanden; pathologisches Zweifeln beeinträchtigt nachhaltig nahezu alle Aktivitäten; schwere Beeinträchtigung (Patient trifft z.B. die Feststellung »Mein Verstand traut dem nicht, was meine Augen sehen«).

Items 17 und 18 beziehen sich auf den Gesamtgestörtheitsgrad des Patienten. Der Interviewer sollte daher die globale Funktionsfähigkeit und nicht nur die Schwere der Zwangssymptomatik berücksichtigen.

17. Gesamtschweregrad

(Einschätzung des Gesamtschweregrads der Störung des Patienten auf einer Skala von 0 »keine Störung« bis 6 »gehört zu den am schwersten gestörten Patienten«. Berücksichtigen Sie dabei das vom Patienten berichtete Ausmaß an Leidensdruck, die beobachteten Symptome und die berichtete Funktionsbeeinträchtigung im Alltagsleben. Ihre Einschätzung wird einerseits benötigt, um einen Durchschnittswert zu bekommen und andererseits, um die Reliabilität oder Genauigkeit der erhaltenen Informationen zu überprüfen. Diese Einschätzung basiert auf den im Interview erhaltenen Informationen.)

0 = keine Störung
1 = Störung geringfügig, zweifelhaft, vorübergehend; keine Funktionsbeeinträchtigung
2 = leichte Symptome; geringe Funktionsbeeinträchtigung
3 = mäßige Symptome; Funktionsfähigkeit nur noch mit Anstrengung aufrechterhalten
4 = mäßige bis schwere Symptome; eingeschränkte Funktionstüchtigkeit
5 = schwere Symptome; Patient im Alltag überwiegend auf fremde Hilfe angewiesen
6 = extrem schwere Symptome; völlige Funktionsunfähigkeit.

18. Gesamtverbesserung

(Schätzen Sie bitte die Gesamtverbesserung seit der ersten Beurteilung ein, unabhängig davon, ob dies nach Ihrer Meinung auf eine, z.B. medikamentöse, Behandlung zurückzuführen ist oder nicht.)

0 = sehr viel schlechter
1 = viel schlechter
2 = geringfügig schlechter
3 = keine Veränderung
4 = geringfügig besser
5 = viel besser
6 = sehr viel besser

19. Reliabilität

(Schätzen Sie bitte die Gesamtreliabilität der erhaltenen Informationen ein. Faktoren, die die Reliabilität beeinträchtigen könnten, sind z.B. die Kooperation des Patienten und seine Kommunikationsfähigkeit. Die Art und der Schweregrad der vorhandenen Zwangssymptome können die Konzentration, Aufmerksamkeit oder Spontaneität des Patienten beeinträchtigen – so kann z.B. der Inhalt einiger Zwangsgedanken den Patienten veranlassen, seine Worte sehr vorsichtig zu wählen.)

0 = ausgezeichnet, kein Anlass, den Wahrheitsgehalt der Informationen anzuzweifeln
1 = gut, Faktor(en) vorhanden, der (die) möglicherweise die Reliabilität ungünstig beeinflusst(en)
2 = befriedigend, Faktor(en) vorhanden, der (die) definitiv die Reliabilität verringerte(n)
3 = unzureichend, sehr niedrige Reliabilität

Zusatzmaterial 2 – Y-BOCS Symptom-Checkliste[7]

»Geben Sie alle Zwänge an, die genannt werden, aber heben Sie die Hauptsymptome mit einem zusätzlichen ›H‹ hervor.« (Der Interviewer muss klären, ob die angegebenen Verhaltensweisen tatsächlich Symptome einer Zwangsstörung und nicht Symptome einer anderen Störung, wie einfache Phobie oder Hypochondrie, darstellen. Die in der Checkliste mit einem »*« markierten Items können nicht eindeutig der Zwangsstörung bzw. einer anderen Störung zugeordnet werden.)

	gegenwärtig	früher
Aggressive Zwangsgedanken		
Befürchtungen, sich selbst zu verletzen	☐	☐
Befürchtungen, andere zu verletzen	☐	☐
Gewalttätige oder schreckenerregende Vorstellungen	☐	☐
Befürchtungen, obszöne Gedanken oder Beleidigungen laut von sich zu geben	☐	☐
Befürchtungen, etwas Peinliches zu tun*	☐	☐
Befürchtungen, aufgrund unkontrollierbarer Impulse zu handeln (z. B. auf eine nahestehende Person mit dem Messer einzustechen)	☐	☐
Befürchtungen, einen Diebstahl zu begehen	☐	☐
Befürchtungen, andere zu verletzen, weil man nicht aufmerksam genug ist (z. B. Befürchtung, jemand unbemerkt mit dem Auto angefahren zu haben und dann durch das Weiterfahren Fahrerflucht begangen zu haben)	☐	☐
Befürchtungen, dafür verantwortlich zu sein, dass etwas (anderes als oben bereits angegeben) Schreckliches passiert (z. B. Feuer, Einbruch)	☐	☐
Sonstiges: _____	☐	☐
Zwangsgedanken, die sich auf Verschmutzung beziehen		
Sorgen über oder Ekel in Bezug auf körperliche Ausscheidungen (z. B. Urin, Fäzes, Speichel)	☐	☐
Sorgen über Schmutz oder Keime	☐	☐

---

7 aus: Goodman W, Rasmussen S, Price L, Mazure L, Heninger G, Charney D: Yale-Brown Obsessive Compulsive Scale (Y-BOCS). Verhaltenstherapie 1991;1:226–233. doi: 10.1159/000257973.
© S. Karger AG, Basel, Abdruck mit freundlicher Genehmigung.

	gegenwärtig	früher
Exzessive Sorgen über Verunreinigungen in der Umgebung (z. B. Asbest, Strahlen, giftige Abfallstoffe)	☐	☐
Exzessive Sorgen über Dinge im Haushalt (z. B. Reinigungsmittel, Lösungsmittel)	☐	☐
Exzessive Sorgen über bestimmte Tiere (z. B. Insekten)	☐	☐
Sich durch klebrige Substanzen oder andere Rückstände beunruhigt fühlen	☐	☐
Sorgen darüber, aufgrund von Verschmutzung oder Verkeimung krank zu werden	☐	☐
Sorgen darüber, andere dadurch krank zu machen, dass man Keime oder Verschmutzungen weitergibt (aggressive Komponente)	☐	☐
Keine Sorgen über Konsequenzen einer Verschmutzung oder Verkeimung außer derjenigen, welche Gefühle dadurch ausgelöst werden	☐	☐
Sonstiges: _____	☐	☐
Zwangsgedanken mit sexuellem Inhalt		
Verbotene oder perverse sexuelle Gedanken, Bilder oder Impulse	☐	☐
Auf Kinder oder Inzest bezogene Inhalte	☐	☐
Auf Homosexualität bezogene Inhalte*	☐	☐
Sexuelles Verhalten anderen gegenüber (mit aggressiver Komponente)*	☐	☐
Sonstiges: _____	☐	☐
Zwangsgedanken, die sich auf das Sammeln und das Aufbewahren von Gegenständen beziehen		
(Abzugrenzen gegenüber Hobbys und Beschäftigung mit Objekten, die finanziell wertvoll sind oder einen besonderen persönlichen Erinnerungswert haben)	☐	☐
Zwangsgedanken mit religiösen oder solchen Inhalten, die ein schlechtes Gewissen erzeugen		
Befürchtung, Gotteslästerung zu begehen	☐	☐
Übermäßige Beschäftigung mit Fragen der Moral und richtigen oder falschen Handlungen	☐	☐
Sonstiges: _____	☐	☐
Zwangsgedanken, die sich auf Symmetrie oder Genauigkeit beziehen		
In Verbindung mit magischem Denken (z. B. Befürchtung, dass die Mutter einen Unfall haben wird, wenn Dinge nicht am richtigen Platz stehen)	☐	☐
Nicht in Verbindung mit magischem Denken	☐	☐
Verschiedene Zwangsgedanken		
Drang, Dinge wissen oder erinnern zu müssen	☐	☐
Furcht, bestimmte Dinge zu sagen	☐	☐

	gegenwärtig	früher
Furcht, nicht das Richtige zu sagen	☐	☐
Furcht, Dinge zu verlieren	☐	☐
Sich aufdrängende (nicht gewaltbezogene) Bilder	☐	☐
Sich aufdrängende unsinnige Geräusche, Wörter oder Musik	☐	☐
Sich belästigt fühlen durch bestimmte Töne oder Geräusche*	☐	☐
Glücks-/Unglückszahlen	☐	☐
Farben mit bestimmter Bedeutung	☐	☐
Abergläubische Befürchtungen	☐	☐
Sonstiges: _____	☐	☐
Zwangsgedanken in Bezug auf den eigenen Körper		
Besorgnis über Missempfindungen oder Krankheiten	☐	☐
Exzessive Sorgen hinsichtlich bestimmter Körperteile oder Besonderheiten des Aussehens (z. B. Dysmorphophobie)*	☐	☐
Sonstiges: _____	☐	☐
Reinigungs-Wasch-Zwänge		
Exzessives oder ritualisiertes Händewaschen	☐	☐
Exzessives oder ritualisiertes Duschen, Baden, Zähneputzen oder Körperpflege	☐	☐
Beschäftigung mit der Reinigung von Haushalts- oder anderen Gegenständen	☐	☐
Andere Maßnahmen, um Kontakt mit Verschmutzungen zu vermeiden oder zu beseitigen	☐	☐
Sonstiges: _____	☐	☐
Kontrollzwänge		
Kontrollieren von Schlössern, Herd, Elektrogeräten, usw.	☐	☐
Kontrollieren, ob man andere Menschen verletzt hat/Vorsichtsmaßnahmen, dass dies nicht passieren wird	☐	☐
Kontrollieren, ob man sich selbst verletzt hat/Vorsichtsmaßnahmen, dass dies nicht passieren wird	☐	☐
Kontrollieren, ob nichts Schreckliches passiert ist oder passieren wird	☐	☐
Kontrollieren, ob man keinen Fehler gemacht hat	☐	☐
Kontrollieren in Verbindung mit Befürchtungen hinsichtlich des eigenen Körpers	☐	☐
Sonstiges: _____	☐	☐
Wiederholungszwänge		
Mehrmaliges Lesen oder Schreiben	☐	☐
Notwendigkeit, Routineaktivitäten zu wiederholen (z. B. durch die Tür hinein- und hinausgehen, sich auf den Stuhl hinsetzen und aufstehen)	☐	☐

	gegenwärtig	früher
Sonstiges: _____	☐	☐
Zählzwänge		
Zählzwänge	☐	☐
Ordnungszwänge		
Ordnungszwänge	☐	☐
Sammel- und Aufbewahrungszwänge		
(Abgrenzen gegenüber Hobbys und Beschäftigung mit Objekten, die finanziell wertvoll sind oder einen besonderen persönlichen Erinnerungswert haben) z. B. sorgfältiges Durchlesen von Reklamesendungen, Aufeinanderstapeln alter Zeitungen, Durchwühlen von Abfall, Sammeln von nutzlosen Gegenständen	☐	☐
Verschiedene Zwangshandlungen		
Gedankliche Rituale (außer Kontrollieren, Zählen)	☐	☐
Exzessives Erstellen von Listen über Alltagsdinge	☐	☐
Drang zu reden, fragen oder bekennen	☐	☐
Drang, Dinge anzufassen, anzutippen oder zu reiben*	☐	☐
Rituale, die Blinzeln oder Anstarren beinhalten*	☐	☐
Maßnahmen (nicht kontrollieren) zur Verhinderung von:		
Selbstverletzungen	☐	☐
Verletzungen anderer Personen	☐	☐
schrecklichen Konsequenzen	☐	☐
Ritualisiertes Essverhalten*	☐	☐
Abergläubische Verhaltensweisen	☐	☐
Trichotillomanie*	☐	☐
Andere selbstschädigende oder selbstverletzende Verhaltensweisen*	☐	☐
Sonstiges: _____	☐	☐

Liste der Zielsymptome

Zwangsgedanken

1. _____
2. _____
3. _____

Anhang

Zwangshandlungen

1. _____
2. _____
3. _____

Vermeidung

1. _____
2. _____
3. _____